U0213481

资产与权利：健康数据银行

赵林度　著

科学出版社

北京

内 容 简 介

本书分为 3 部分，共 7 章，主要围绕资产与权利：健康数据银行问题，介绍了健康数据银行基本原理、健康数据银行基本结构、健康数据银行数据资产理论、健康数据银行数据价值理论、健康数据银行数据可视理论、个人健康数据银行运营模式、医学知识数据银行运营模式等内容。在"数据资产化、资产价值化、价值可视化"目标驱动下，本书从资产与权利理论创新的视角探索健康数据银行建设的新路径，创建健康医疗数据福利理论和无数承运人数据产权交易平台，试图为健康数据银行建设决策者提供一种可行的理论方法。

本书可以作为大专院校健康管理、医疗服务资源管理及相关专业，特别是管理科学与工程、工商管理等专业的教师、学生的教科书和参考书，也可以作为从事医疗服务产业、健康医疗大数据产业政策研究人员的工具书。

图书在版编目（CIP）数据

资产与权利：健康数据银行/赵林度著. —北京：科学出版社，2021.6
ISBN 978-7-03-068943-6

Ⅰ.①资… Ⅱ.①赵… Ⅲ.①医疗保健事业-数据管理-研究-中国
Ⅳ.①R199.2

中国版本图书馆 CIP 数据核字（2021）第 101198 号

责任编辑：邓 娟／责任校对：贾娜娜
责任印制：张 伟／封面设计：蓝正设计

科学出版社 出版
北京东黄城根北街 16 号
邮政编码：100717
http://www.sciencep.com

北京虎彩文化传播有限公司印刷

科学出版社发行 各地新华书店经销

*

2021 年 6 月第 一 版 开本：720×1000 B5
2021 年 6 月第一次印刷 印张：19 1/2
字数：400 000
定价：198.00 元
（如有印装质量问题，我社负责调换）

前　言

中国必须建立自己的数据资源体系，才能形成自己的话语体系，在涉及人类生命健康安全的健康医疗大数据领域更应如此，不但要保护好自己的健康医疗大数据资产，而且要运用好自己的健康医疗大数据权利。在正确的健康医疗数据资产与权利思想指引下，健康数据银行建设应树立"数据资产化、资产价值化、价值可视化"目标，以更具创新性的健康数据银行数据资产结构与产权关系，创建健康医疗数据福利理论和无数承运人数据产权交易平台，实现全体公民健康医疗数据福利最大化目标，最大限度地保障全体公民的健康利益。

本书从健康医疗数据资产与权利的视角出发，重点从理论创新的视角探索健康数据银行建设途径，致力于以新的生产力和新的生产关系创建健康医疗大数据领域创新发展的路径。

本书分为 3 部分，共 7 章，内容具体安排如下。

第一部分　基础篇

本书第 1~2 章介绍了健康数据银行的基本原理和基本结构。重点阐述了健康数据银行的内涵、类型、商业模式、数据产权结构、运营模式、运营结构，生动形象地展现了健康数据银行建设和运营的有效路径，提出了基于场景创造的商业模式创新思想和理论方法，为健康数据银行数据资产理论、价值理论、可视理论创新奠定基础。

第二部分　理论篇

本书第 3~5 章介绍了健康数据银行的数据资产理论、数据价值理论和数据可视理论。重点从"数据资产化、知识资产化、知识产权化"角度阐述数据资产理论；从数据价值生成、数据价值传递、数据价值实现三方面阐述数据价值理论；从数据价值可视化、数据产权公平性、数据经营合法性等角度阐述数据可视理论，提出健康医疗数据福利理论和基于无数承运人模式的健康数据银行设计方法。基于健康医疗数据福利思想，提出完善国家公共福利制度政策建议，为健康数据银行实现"数据资产化、资产价值化、价值可视化"运营创新奠定理论基础。

第三部分 应用篇

本书第 6~7 章介绍了个人健康数据银行运营模式、医学知识数据银行运营模式。分别结合健康数据银行数据资产理论、数据价值理论、数据可视理论，探讨了个人健康数据驱动下的个人健康数据银行服务模式与定价、医学知识数据驱动下的医学知识数据银行服务模式与定价问题，以加快推动我国健康数据银行建设进程。

本书历时三年，在系统构思、书稿写作过程中，得到了许多同行专家的热情帮助，包括中国健康产业投资基金管理股份有限公司执行总裁周耀平先生、江苏德轩堂医药（集团）有限公司董事长王锦银先生、南京德益康信息科技有限公司总裁李华云先生、苏州麦迪斯顿医疗科技股份有限公司董事长翁康先生和副总经理傅洪先生、苏州国际发展集团有限公司总经理翟俊生先生、美国普渡大学孔楠博士、德国亚琛工业大学 Yubao Guo 教授和 Michael Herty 教授、美国德州大学休斯敦健康科学中心生物医学信息学院院长张家杰教授、江苏省人民医院副院长顾民先生和信息中心主任王忠民先生、久康云健康科技股份有限公司董事长朱亚东先生、中青健康产业发展有限公司首席执行官曾刚先生和首席信息官何坚先生。在本书出版过程中得到科学出版社魏如萍编辑的帮助，在此表示衷心的感谢。

在研究成果形成过程中，得到了同事和研究生的大力支持，如孙胜楠、赖明辉、周敏、刘兰凤、都牧、王敏、宫建霞、梁艺馨、邱华清、刘丽萍、贡喜、任雪杰、周莉君、金邹苹、梁泰鹏、许灼炎、谢俐萨、苏程、肖奕婷等，借此机会向他们表示诚挚的谢意。

本书得到了国家自然科学基金项目"基于'健康数据银行'的决策大数据价值生成原理及服务模式研究"（71671039）、江苏省重点研发计划（产业前瞻与共性关键技术）项目"基于云计算和大数据的医药 DTP 综合管理关键技术研发"（BE2017156）、国家自然科学基金重大项目"面向经济、社会和环境协调发展的现代物流管理研究"——"低碳和安全物流运营管理"课题（71390333）、国家自然科学基金重点项目"智能健康信息服务管理"（71531004）资助。

尽管研究和书稿撰写倾注了作者三年的精力和努力，但是面对健康医疗数据创新应用永恒的社会主题，还有许许多多无法准确感知和正确理解的问题，还需要持续不断地学习、探索和深入研究，书中若有不妥之处，恳请读者批评指正。

赵林度

2019 年 10 月

目　录

第三部分 应 用 篇

第一部分

基　础　篇

大数据对于医疗健康产业具有极其重要的价值，据麦肯锡全球研究院（McKinsey Global Institute，MGI）测算，大数据将给美国医疗服务业带来 3 000 亿美元的价值。谷歌原首席执行官（chief executive officer，CEO）拉里·佩奇在 2014 年 TED（technology，entertainment，design，技术、娱乐、设计）会议上接受采访时表示："如果人们能将自己的医疗记录分享到网上，便可以挽救 10 万人的生命。"在医疗健康领域，大数据已经成为人类认识生命规律、拯救生命的重要资源，借助大数据分析技术获得的新知识，成为人类专家知识的重要补充，可以作为健康管理、精准医疗和解决未知问题的重要资源。

从健康医疗数据资产与权利的视角，探索健康数据银行的价值作用，以更有效地提升健康医疗数据的价值和价值增值能力。了解健康数据银行基本原理和基本结构，有助于更加清晰地认识健康数据银行的价值作用，特别是在数据价值生成、数据价值传递和数据价值实现中的作用。健康数据银行以资产经营的方式集聚和利用健康医疗数据，以健康数据银行信用和公信力提高数据所有人贡献数据的投资意愿，从根本上保证健康医疗数据质量、数量和内核知识的持续增值。

为了更好地展现健康数据银行商业模式设计方法，本篇提出了基于场景创造的商业模式创新思想和理论方法，阐述了场景创造的概念、原理和应用。场景创造源自客户思维、场景化思维和可视化思维方式，源自生活体验的升级、创新思维的升华和场景切换的潜移默化，体现了场景创作者对产品和服务的深刻领悟。

第1章 健康数据银行基本原理

健康数据银行依赖于数据价值和银行信用得以运营，在客户的价值增值感受和科学评价提升中得以持续运营。健康数据银行只有参照商业银行的运行机制，完善隐私和知识产权保护、风险防控、安全保障等基本功能，才能充分发挥健康数据银行的价值作用。因此，探索具有中国情景的健康数据银行基本原理是十分重要的。

1.1 健康数据银行的内涵

健康数据银行就是借鉴商业银行的运营模式，实现数据价值生成、数据价值传递和数据价值实现的运营机构，具有保护健康医疗数据提供者、健康医疗数据使用者的隐私和知识产权的基本功能，能够在运行中实现健康医疗数据价值和价值增值，给健康医疗数据提供者、健康医疗数据使用者等健康医疗数据用户带来收益。

1.1.1 健康数据银行相关概念

国内外对于健康数据银行的研究尚处于起步阶段，目前研究较多的是健康档案银行（health record banking，HRB），即每一个用户在个人健康档案（personal health record，PHR）账户中存储个人健康数据，档案由用户自己掌控，可以向不同的医疗服务提供者和数据源授予不同的存取权限（Gold and Ball，2007）。

1. 健康档案银行概念模型

Gold 和 Ball（2007）借鉴商业银行的运作模式，提出了健康档案银行概念模型，以规范的健康档案为中心，构建规范的银行运营模式。健康档案银行以健康档案账户和会员档案为核心，形成依托健康医疗数据的服务。Yasnoff（2016）结合健康档案银行、患者电子健康档案（electronic health records，EHR）及财政上的可持续性（financial sustainability）等概念，提出了用于健康信息基础设施（health information infrastructure，HII）的健康档案银行模型，并指出健康档案银行可以释放健康信息基础设施的潜力，在降低成本的同时提高健康服务质量水平。健康档案银行概念模型如图 1-1 所示，用于描述健康医疗数据提供者、健康医疗数据使用者与健康档案银行之间的关系。

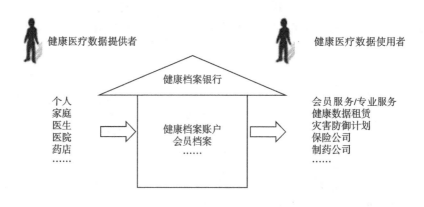

图 1-1　健康档案银行概念模型

1）健康档案银行与商业银行的对比分析

Gold 和 Ball（2007）对比了健康档案银行与商业银行的异同（表 1-1），阐述了健康档案银行系统的实现方法，健康档案加工、存储和使用规范，等等。健康档案银行设有多种类型的账户：以用户为中心的个人、联合或家庭健康档案账户等同于商业银行的个人账户或联合账户；医疗服务提供者将其主管的所有健康档案、来往信件以及用于管理的数据存储到一个健康档案账户，类似于商业银行中的小型或中等企业账户；大型机构，如健康维护组织、医院等将其档案存在一个企业账户，类似于商业银行中的集团公司账户。个人和医疗机构根据自身的需要，在不同类型的健康档案银行开设不同类型的账户。

表 1-1 健康档案银行与商业银行对照表

项目		商业银行	健康档案银行
账户类型	小型	个人或联合账户	个人、联合或家庭健康档案账户
	中型	小型或中等企业账户	独立医师、从业者团体、药店等
	大型	集团公司账户	健康维护组织、医院等
银行类型		储蓄银行、储蓄贷款社、投资银行等	全面服务银行、基因业务银行、医疗服务银行等
主要收入来源		投资、贷款业务等	会员服务/专业服务、健康数据租赁、灾害防御计划、保险公司、制药公司、健康档案加工等

资料来源：Gold 和 Ball（2007）

2）健康档案银行数据来源

人们正在经历一个大量临床数据集合迅速扩张的过程，这些数据来自日常实践，如日常活动中的金融交易、手机和互联网的使用、社交媒体的帖子及医疗机构的动态监测，甚至当地政府提供的临床相关信息（Ghassemi et al.，2015）。Miller（2012）认为健康医疗大数据主要是由基因分型、基因表达、基因序列等基因学驱动的大数据和电子健康记录、保险记录、医生处方、患者反馈及响应等供需双方大数据组成。在健康档案银行概念模型中，数据来源主要包含如下几个方面：

（1）医疗专家团队，包括家庭医生、家庭护理护士、健康顾问等提供的医疗记录。

（2）医疗服务，包括病理学/基因学记录，放射检查、远程监护仪器（可穿戴设备等）记录，药店记录，等等。

（3）商业健康组织，包括医院、救助站、慢性病护理康复中心、养老院/敬老院、健康维护组织（health maintenance organizations，HMOs）、保险公司、妇幼保健院等提供的医疗记录或信息。

（4）公共机构，包括政府机关、卫生部门和行业协会等制定的标准。

（5）个人添加项，包括健康日记、治疗指导建议、家庭成员报告、遗嘱等。

（6）附加信息，如环境信息、治疗效果信息等。

3）健康档案银行数据存储

为了保证所有健康医疗数据在需要时处于可用状态，有必要对健康档案银行账户数据进行分类和追踪。特定类型的健康档案银行，仅仅存储某一种类型的数据，如基因银行仅存储基因数据。不同的账户类型用于存储不同类型的健康数据，如个人账户仅存储个人添加项数据。特定类型的健康数据集，需要设置特定的搜索引擎、特定的存储规格、特定的存取时间。同时，为了保证安全性，有必要建立完善数据存取和数据设定记录的审计跟踪机制。

在账户所有人开户存储之前，为了保证安全性和可租赁性，需要设置账户密码并区分可租赁数据，从而保障只有可租赁数据才能用于数据租赁服务。健康档案银行赋予健康医疗数据提供者一定的数据访问和更新权限，当健康医疗数据提供者需要更新个人健康档案时，首先要获得个人的授权许可。若健康医疗数据提供者写入一条记录，一方面，会存入个人健康档案账户，形成健康档案副本；另一方面，会存储到健康医疗数据提供者账户，同时会存入提供者本地数据库，如图 1-2 所示。在个人账户更新方面，建立个人健康数据与个人获取服务收益之间的关联机制，提高个人保证信息真实性和分享数据的意愿。

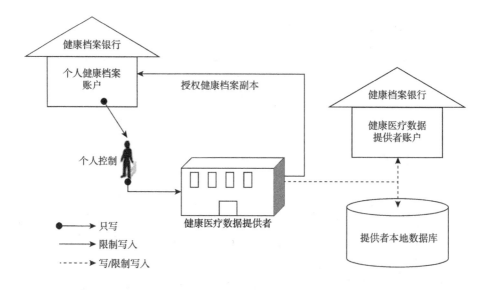

图 1-2   健康医疗数据提供者存储数据的流程
资料来源：Gold 和 Ball（2007）

个人可以通过应用程序（Application，APP）完成对持有数据的更新和推送请求，从而使获取数据的成本大大降低，使数据持有者分享数据的意愿大大提高，有助于维持个人健康数据隐私性与健康数据开放性的均衡。

个人可以选择出售自己的隐私数据获取收益，收益的大小可以在每次存取个人隐私数据时进行计算，也可以在交易时进行计算。健康档案银行通过银行关联数据交换方式（图 1-3），对外出租健康档案银行中不予公开的数据。银行关联数据交换主要针对制药公司、医疗技术公司、保险公司、研究机构、高校、政府机构等设计，支持非营利性研究服务。

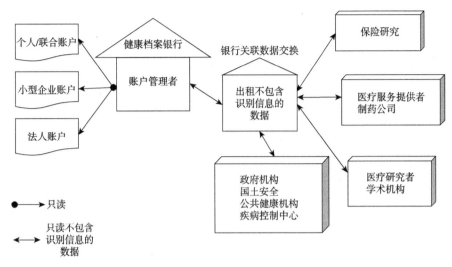

图 1-3　银行关联数据交换方式

资料来源：Gold 和 Ball（2007）

2. 健康数据银行概念模型

健康数据银行致力于充分挖掘健康医疗数据的价值和作用，推进"以人的疾病为中心"的传统治疗康复模式，向"以人的健康为中心"的预防和健康管理模式转变，更有效地实施个性化健康管理（预防干预和临床干预），为精准医疗（precision medicine initiative，PMI）提供可行的管理决策方法。健康数据银行概念模型如图 1-4 所示。

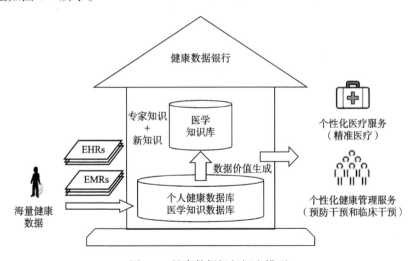

图 1-4　健康数据银行概念模型

EHRs：electronic health record system，电子健康档案系统；EMRs：electronic medical record system，电子病历系统

1）健康数据银行的概念

健康数据银行比健康档案银行更加关注数据本身，更加注重数据的挖掘、管理和运营，以实现数据价值生成、数据价值传递和数据价值实现的目的。尽管健康数据银行尚无明确的定义，但是根据健康数据银行的价值作用，可以将健康数据银行定义如下：一类健康数据服务机构，以存储的海量健康医疗数据为经营对象，以银行为经营机构，提高数据集聚、应用的便捷性和安全性，实现健康医疗数据价值增值。

健康数据银行就是一个海量健康数据档案库，由电子健康档案和电子病历构成，健康数据档案库中包含各类健康指标、患病记录、疾病种类、遗传病史、基因序列等各项健康参数。健康数据银行通过大数据分析技术、数据挖掘技术等，揭示数据之间的关联关系、演化趋势等，为个性化健康管理服务和个性化医疗服务提供健康数据支撑。

健康数据银行就是一个银行机构，具有保护数据隐私、数据安全、知识产权等的机制，具有吸收公众存款、发放贷款、办理票据贴现等成熟的商业模式，有助于将经营货币信贷业务的金融机构转化为经营数据服务业务的服务机构，有效实现健康数据银行以健康数据为资产的运营管理，实现健康医疗数据产权保值增值。

2）健康数据银行研究脉络

Dodd（1997）提出健康数据银行概念，建议英国国家卫生署建立非营利的健康数据银行、健康数据研究院和商业导向的健康数据公司，并描述了三个机构间的联系。健康数据银行起源于健康信息系统，随着系统服务对象的变化而不断演变，如电子病历系统、电子健康档案系统。

Szolovits 等（1994）提议构建一个以个人为中心的健康信息系统，用于记录每个人一生中与健康有关的信息，可以帮助个人追溯、管理和解释个人的健康历史，并为个人和医疗服务提供者提供建议。这个提议首次将健康信息系统的目标人群由医疗服务提供者群体转变到个体。Shabo 在 1998 年建立了 Bankomed，由于缺少合作的服务商，Bankomed 成为一个独立的健康数据银行，但是 Bankomed 却深刻地影响了《卫生信息技术促进经济和临床健康法案》（Health Information Technology for Economic and Clinical Health，HITECH）（Shabo，2014）。Bankomed 提议，存储在健康数据银行上的健康数据是唯一合法的，不需要再强制要求医疗机构存储数据，健康数据银行将整合个体一生的健康医疗数据。

Ramsaroop 和 Ball（2000）提出了一种个人健康信息存储、使用的方法，逐渐衍生出个人健康档案的概念。个人健康档案是一项用于管理医疗服务数据的技术（Saskia et al.，2019），包括独立个人健康档案和整合个人健康档案两种方式。Tang 和 Lee（2009）对比了这两种方式的异同，发现使用整合个人健康档案的用户通过创建共享健康档案与医疗服务团队共享，能够提升自己在医疗服务中的积极性。

Detmer（2003）认为建立健康医疗信息基础设施能够克服信息质量低下的问题，有助于提高个人医疗服务的质量，也有利于相关研究。Shabo（2014）结合1998 年以来健康数据银行 Bankomed 的实践，认为健康数据银行在过去 20 年的发展中沿着多个维度进行演变，包括健康数据银行的组织性质（营利或非营利、合伙制或私有制）、商业模式和数据详细程度等。

3）健康数据银行遇到的问题

健康数据银行在演变发展过程中遇到的关键问题是如何保护健康医疗数据所有人的隐私安全（Abdekhoda et al.，2019）。存储在数据库中的个人健康信息，可以通过互联网、移动网络等以电子数据的形式便捷使用，引发了个人隐私安全问题。个人电子健康档案提供了收集健康信息的集中式存储库，当患者的私人健康信息受到安全威胁时会影响患者对健康服务提供者的信任和信心（Els and Cilliers，2018）。Hodge 等（1999）提出了多种保护个人隐私的方法，并对健康信息隐私法提出了改进意见。杨国卿和王勇（2018）从数据采集端、数据发布端、数据存储端三个方面，提出了相应的健康监测数据平台隐私保护措施，改善了用户的个人隐私问题。

（1）基于个人健康档案的隐私保护。个人健康档案是健康数据交易的重要载体，也是保护个人和医院隐私的重要载体。van Gorp 等（2014）提出制约个人健康档案应用的主要因素是系统的封闭性，认为可以通过建立一个开放的信息平台来解决这个问题，因此他们设计了一个 MyPHRMachines 信息平台。这个平台可以有效地推动医院与患者之间的数据交换，不用担心数据会泄露到平台之外，在一定程度上保护了医院和患者的数据隐私。

Raseena 和 Harikrishnan（2014）指出在个人健康档案外包给第三方云服务提供商增强可操作性的同时，产生了数据安全和隐私泄露隐患。为了保障数据安全性，在外包之前有必要进行数据加密，但是仍然会存在一些问题，因此他们提出了一种新颖的框架结构，用于多用户使用数据的场景下，既保证患者隐私不外泄，又具备文件访问和属性修改等功能。由于云存储器的不可靠性、秘钥管理的可扩展性等因素，个人健康档案在数据加密后依然存在隐私泄露等问题。Li 等（2013）认为使用成规框架和数据访问控制机制可以有效预防这类问题，同时可以高效地使用数据。Liang 等（2019）提出了一种分散式基于属性加密（attribute-based encryption，ABE）的方案，以实现云存储中的个人健康档案数据的安全共享。

（2）兼顾个人隐私安全性和开放性。数据加密是解决数据安全问题、保护个人隐私的有效途径，但是必须兼顾数据应用的开放性。Ibraimi 等（2009）描述了属性加密计划，执行患者/组织访问控制策略，访问用户需要对加密的数据进行解密。一旦数据加密就可以安全地存储在一个不受信任的服务器上，每个人都可以下载加密数据，但是只有授权用户在满足访问条件的情况下才可以解密。数据存在两个安全域：社会领域（如家人、朋友或其他患者）和专业领域（如医生或护士）。

杨国卿和王勇（2018）提出了信息分级的隐私保护策略，即将患者的身份信息和健康信息等不同类别的信息进行分级加密处理。将个人姓名、身份证号码等敏感信息的安全等级设定为一级；而与用户有关的健康信息，如血压、血脂等，设定为可加密或不加密信息，信息安全等级为二级；将一些无须加密的信息，如身份证类别代码等的安全等级设定为三级。通过对数据进行信息安全等级分级，进行相应的数据加密处理，如通过对称加密算法对数据采集端进行数据加密处理，很好地兼顾了数据的隐私安全性和开放性。

刘咏梅等（2017）提出应通过建立信息访问保护机制和隐私安全机制、引入第三方认证机制、设立权威标准等措施加强用户的隐私保护。洪建等（2015）对数据扰乱技术、数据匿名技术、安全多方计算和权限控制技术等隐私保护技术进行了总结，认为要针对不同的场景进行隐私保护方案的优化。罗文俊等（2020）基于区块链技术设计了一个电子健康档案共享方案，采用非对称加密技术加密数据，保证用户的隐私数据。同时，将原始数据哈希、访问权限存入区块链，能够实现各机构间的数据共享。

Maglogiannis 等（2009）认为在患者远程监护系统（patient telemonitoring systems，PTS）中，患者的生理和物理参数、远程位置都是有用信息，但是关于如何充分保护医疗数据、位置隐私等的研究仍处于早期阶段。在紧急情况下，当患者的生命受到威胁时，需要及时传输患者的地理位置信息，为此他们提出了一种架构，可以通过位置隐私和医疗数据加密增强患者远程监护系统的功能。

除了个人隐私安全问题之外，对于利益相关者合作、信息不完整和资金支持等问题也有学者开展了研究。Grossman 等（2008）研究发现，担心失去竞争优势、不确定收入来源会影响利益相关者之间的合作意愿。Lynch（2008）研究了大数据管理中面临的由资源限制、资金限制、专业技能人力资源支持、数据保存方法等产生的信息不完整问题。在健康数据银行运营过程中离不开资金支持，Adler-Milstein 等（2013）指出美国75%的健康信息基础设施项目都认为资金是一个决定性的障碍。

1.1.2　健康数据银行功能

健康数据银行凭借数据价值和价值增值能力，在大数据分析、数据挖掘等技术支持下，维持着正常运营。以健康医疗数据为经营对象，健康数据银行兼具数据价值生成、数据价值传递和数据价值实现等功能，形成了如图 1-5 所示的健康数据银行功能结构。健康数据银行可以细分为个人健康数据银行和医学知识数据银行两类逻辑实体。

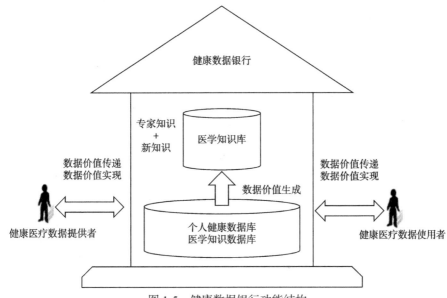

图 1-5　健康数据银行功能结构

1. 健康医疗数据价值生成

在健康数据银行数据价值生成环节，个人和机构扮演着健康医疗数据提供者的角色，健康数据银行则负责对来源于个人和机构的健康医疗数据进行挖掘和知识发现，从而构成了孕育价值的价值生成网络。健康数据银行数据价值生成依赖于健康医疗数据"知识体系+"和健康数据银行"信用体系+"。

1）个人健康数据银行数据价值生成

个人健康数据银行数据价值生成体现了来自个人健康数据库的个人健康数据"知识体系+"和个人健康数据银行"信用体系+"的综合作用，能够以个人健康数据银行信用和公信力集聚更多的个人健康数据，而且能够通过大数据分析和数据挖掘等技术形成对个人和机构有价值的数据、信息和知识。

2）医学知识数据银行数据价值生成

医学知识数据银行数据价值生成体现了来自医学知识数据库的医学知识数据"知识体系+"和医学知识数据银行"信用体系+"的综合作用，能够以医学知识数据银行信用和公信力集聚更多的医学知识数据，而且能够通过大数据分析和数据挖掘等技术形成对个人和机构有价值的数据、信息和知识。

2. 健康医疗数据价值传递

在价值传递环节，健康数据银行扮演着数据传递方的角色，分别为个人和机构传递所需的数据价值，从而构成了价值传递网络。健康数据银行数据价值传递网络由个人、医疗机构、制药公司、保险公司、健康数据银行等构成，健康数据银行扮演着数据传递媒介的角色，分别为个人和机构传递所需的健康医疗数据价值。

1）个人健康数据银行数据价值传递

个人健康数据银行产生的价值按照不同的信息推送模式传递给相应的客户。通过构建价值传递网络，个人健康数据银行向个人推送所需信息，满足客户的个性化需求；同时，在保证数据安全、隐私安全的前提下，个人健康数据银行可以根据不同机构对健康医疗数据的需求，向各机构发送所需健康医疗数据及其数据衍生物。

2）医学知识数据银行数据价值传递

健康数据银行通过数据整合、知识发现、专家知识形成等模块生成标准的医学知识数据，形成医学知识数据库，存入医学知识数据银行。医学知识数据包括科学知识和专家知识。医学知识数据银行调取医学知识数据包，通过合理的方式传递给健康医疗数据使用者，用于医学研究，以及后续针对特定患者的精准医疗服务，如风险精准预测、疾病精准诊断、疾病精准分类、药物精准应用、疗效精准评估等。

3. 健康医疗数据价值实现

随着数据价值生成和数据价值传递能力的提升，当数据自身的价值和价值增值能力足以支撑价值实现时，以数据服务为基础的价值实现就成为健康数据银行的重要价值。健康数据银行数据价值实现依赖于价值实现网络，致力于将健康医疗数据价值转化为个人健康收益和机构健康收益。

1）个人服务的价值实现

个人服务的价值实现重点探讨个人如何从健康数据银行提供的服务中获取价值。个人服务的价值实现理论模型主要包括构建全方位的个性化健康管理服务模式和以患者为中心的个性化医疗服务模式。

（1）个性化健康管理服务。个人将电子健康档案存入健康数据银行，好比将资产存入银行或者保险公司。与银行或者投资理财顾问机构类似，健康数据银行的业务主要包括理财，进行资产管理、资产变现及价值增值，为客户提供个性化健康管理服务。个人健康数据相当于自有资金，可以存入银行获取利息，可以通过隐私授权协议提供给医疗机构用于研究，同时赚取投资补偿。

健康医疗数据可以作为资产进行实时管理，实现健康状况实时监测，健康数据银行可以有针对性地提供健康服务指南和健康服务方案。如果遇到健康问题或者健康指标发生波动，可以进行资产有效变现，提取个人健康数据为自己提供健康服务。例如，通过 APP 对个人健康数据进行分级和更新，用以随时查询健康状况；通过移动医疗设备进行个人健康信息实时监测；等等。健康数据银行可以结合用户的健康医疗数据等相关资料为患者提供健康管理服务，如病情警报和用药提醒。

（2）个性化医疗服务。健康数据银行存储着海量的电子健康档案，可以用于个人疾病预防等个性化医疗服务。电子健康档案包含基本信息、健康指标、健康日记、病史记录等个人健康数据，通过数据挖掘、关联分析、相似性分析以及不断的维护更新、演化模拟，将数据转化为可用的信息，并对信息进行检测配对，从相似性的角度找到个人健康状况可能演化的方向。

基于健康医疗数据的个人疾病预防，能够更加精准地把握个人健康状况，如一个现在看起来健康的人，通过几个月甚至几年时间的健康数据演化分析，如果发现其健康信息与一位患者的健康信息一致或相似，就可以据此做出健康预测。通过个人疾病预防，能够实现个人健康数据资产变现，对疾病预防和临床预防有着很大帮助。

2）机构服务的价值实现

医疗机构、制药公司、保险公司、公共机构等机构服务的价值实现，就是利用健康医疗数据为大众带来更好的医学服务、药事服务、保险服务，以及公共医疗服务资源配置等增值服务。

（1）精准医疗服务。由于我国医院之间医疗知识互不相通，有些罕见病始终无法找到突破口，甚至不同医院、不同专家对于普通疾病给出的诊疗方案都会大相径庭。在缺乏先例借鉴的医疗服务环境中，医生之间的医学知识共享、罕见病共同治疗、精准医疗服务等都难以实现，难以提高医学知识价值增值能力。

健康数据银行能够基于电子病历集聚和提炼医学知识，建立包含各种病种、病例、临床反应、专家建议、诊断说明、治愈效果等内容的医学知识库。电子病历包含就医记录、临床表现、治疗指导建议等医学知识数据，通过信息整合、知识挖掘，有针对性地获得契合度高、治愈度高、性价比高的治疗方案，实现精准医疗服务，有效提高机构服务的价值。

健康数据银行凭借个人健康数据库、医学知识数据库和医学知识库，增强精准医疗服务能力。例如，对于心脏病患者，由于心脏疾病有先天性或者后天性、冠状动脉或者心肌梗塞等多种类型，每一种类型的治疗方案千差万别，故面对不同医院、不同专家提供的不同治疗方案，就需要从中选出治愈率高、生存率高的最高效的方案。

（2）健康医疗研究。健康数据银行集聚了海量的健康医疗数据和医学知识，知识量全面、数据量巨大，具有很高的健康医疗应用价值，能够有效支持医疗机构的健康医疗研究。健康数据银行不仅可以为研究人员提供健康医疗数据，也可以在大数据分析的基础上提供新的医学知识，为研究人员提供疾病诊疗新思路、新参考。

健康数据银行可以合理利用个人健康数据，挖掘规律、探索健康奥秘。①通过个人健康指标或者疾病并发率的历史对比，可以研究个人健康水平发展趋势、疾病发生种类和发病概率，评判未来健康水平和疾病流行趋势。②根据历史疾病治愈情况，可以对比不同方案对于同一种疾病的有效性，挖掘深层次原因。③对于罕见病、疑难杂症，健康数据银行数据囊括面广、可参考性强，可以筛选出亟待解决的研究方向，探索可行的治疗方案。

（3）保险风险分析。对于保险公司，保险风险分析通常依照经验进行，过程相对粗略，准确度不高。依托集聚的健康医疗数据和医学知识，健康数据银行采用大数据分析和知识发现技术，对客户数据进行深入分析，发现影响投保人索赔行为的主要因素，通过精准的因素分析，可以有效控制医疗保险风险。

（4）公共医疗服务资源配置。公共医疗服务资源均衡配置、均等享受，体现了社会的公平正义。如何实现公共医疗服务资源均衡配置，备受学术界和实业界的广泛关注。健康数据银行能够充分挖掘医疗服务供给能力和医疗服务需求水平，从而依据"公平优先，兼顾效率"的原则进行公共医疗服务资源均衡配置。

在医疗服务供应链体系中，健康数据银行以核心企业和数据价值网络成员角色，担负着数据价值生成、数据价值传递和数据价值实现的功能。一方面，健康数据银行利用个人健康数据库、医学知识数据库进行投资，实现健康医疗数据价值增值；另一方面，个人通过电子健康档案、机构通过电子病历进行变现，实现健康医疗数据价值增值。

1.2　健康数据银行类型

健康数据银行主要有四种类型，如下萨克森州健康银行（Lower Saxony Bank of Health，LSBH）、DNA Bank 保存银行、健康数据合作社（Health Data Cooperatives，HDC）、eHealthTrust 健康档案银行。这四种健康数据银行有着不同的运营模式和优缺点，通过系统深入的分析不但有助于为健康数据银行提供有益的借鉴，而且有助于深入理解健康数据银行的基本原理。

1.2.1　下萨克森州健康银行

Plischke 等（2014）描述了下萨克森州健康银行的运行模式。作为一个独立的第三方信息中间商，下萨克森州健康银行建立了自己的创业公司。下萨克森州健康银行并不采取自己储存医疗信息的方式，而是通过建立文档注册中心，为健康服务提供者授权访问信息。为了实现这一目标，下萨克森州健康银行采用国际统一认证的标准技术框架搭建平台，用来汇集患者医疗记录。

1. 组织构成

下萨克森州健康银行由下萨克森联邦政府成员组成的顾问委员会、下萨克森州的法定医疗保险医生协会（协会成员包括下萨克森州所有有执照的全科医生和医学专家）、Peter L. Reichertz 医学信息学研究所、布伦瑞克医疗中心、布伦瑞克市议会组成。

顾问委员会负责建立一个技术专家委员会和一个健康服务专家委员会。技术专家委员会成员包括参与数据共享的组织派出的代表，主要任务是连续管理下萨克森州健康银行健康信息基础设施需求；健康服务专家委员会负责汇集健康服务机构医护人员的专业知识。顾问委员会和健康服务专家委员会负责减少组织问题，如不同项目利益相关者之间缺少沟通、缺乏共识等。

下萨克森州健康银行对临床医生和内科医生等最终用户不收取任何费用，而是采用医疗机构赞助（provider-sponsored）的商业模式，维持下萨克森州健康银行正常运营。

2. 数据管理

下萨克森州健康银行数据管理主要涉及数据采集及存储、数据安全，致力于更好地提高数据质量、保障数据安全。

1）数据采集及存储

在下萨克森州健康银行网络中流动的数据是由本地健康服务提供者（health care providers，HCPs）提供的患者医疗数据。由下萨克森州健康银行将各健康服务提供者的患者住院信息结构化，便于后续的健康服务提供者共享。

患者医疗数据储存在健康服务提供者数据库中。如果个人明确知情并同意将数据存储在下萨克森州健康银行，那么个人健康数据可以在下萨克森州健康银行保存并使用，但需要进行加密，只有相应的健康服务提供者或患者本身才能解密数据。

2）数据安全

下萨克森州健康银行数据安全管理，致力于保护个人隐私、提高个人意愿，从源头上保障健康医疗数据价值。

（1）个人授权管理。下萨克森州健康银行提供的数据共享服务充分考虑到个人意愿，只有经过个人授权，健康服务提供者才能使用个人健康数据。患者医疗数据只能被用来辅助治疗，除数据使用时间有限制外，下萨克森州健康银行还会审核用户的数据访问资格。

（2）审核跟踪管理。为保障患者的个人健康数据安全，下萨克森州健康银行提供了审核跟踪与节点证明组件，通过查看网络日志记录，确保健康服务提供者使用的患者数据通过了患者授权，并且确保没有未知的第三方擅自使用数据。

3. 资源共享激励

下萨克森州健康银行确保患者个人享有对数据的绝对所有权。个人可以决定想与哪个健康服务提供者分享医疗数据，所分享的医疗数据的种类，以及分享数据的时间间隔。此外，下萨克森州健康银行充分考虑了个人分享数据的意愿，个人健康数据共享必须建立在个人签署知情同意书的基础上，并且个人可以在任何时间无理由撤回同意书。下萨克森州健康银行网点会调用相关应用程序来核查个人的同意标记，杜绝发生个人健康数据被未知的第三方擅自使用的情况。

为提高个人共享数据的意愿，下萨克森州健康银行会根据患者数据分析结果，提供一份出院后的护理总结，使患者在家中也能享受有益于健康的护理建议。除此之外，对于付费的健康服务提供者，下萨克森州健康银行会向其发送实验室的试验结果，以提高健康服务提供者在某些医疗服务领域的知识水平，从而为患者提供更加精准的医疗服务。对于某些病情复杂，或是不便就近就医的患者，下萨克森州健康银行提供远程会诊服务，如为多发伤患者远程治疗、传送放射影像等。

4. 服务类型

下萨克森州健康银行作为中立的第三方信息中间商，并不存储医疗文档，只提供文档注册。根据健康服务提供者贡献的医疗数据，下萨克森州健康银行建立了个人虚拟健康记录，其中包括患者的医疗文档和图像，可供已经授权的健康服务提供者检索并访问。下萨克森州健康银行支持健康服务提供者间接或直接共享数据，其运营模式如图1-6所示。

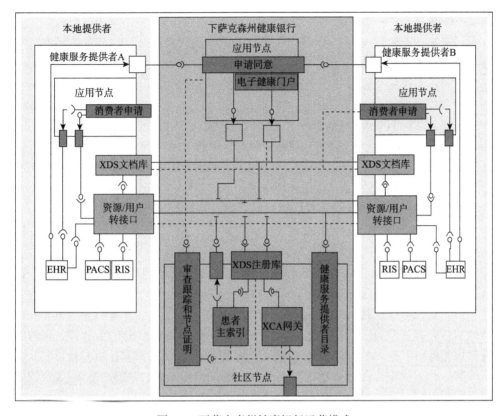

图 1-6　下萨克森州健康银行运营模式

XDS：cross-enterprise document sharing，跨企业文件分享；PACS：picture archiving and communication system，图片存档及通信系统；RIS：remote instruction system，远程教学系统；XCA：cross-community access，跨社区访问

资料来源：Plischke 等（2014）

1）健康服务提供者间接数据共享服务

在本地提供者系统中，包含跨企业文件分享文档库，用于存储自身的健康医疗数据。在下萨克森州健康银行系统中，包含跨企业文件分享注册库，与健康服务提供者的跨企业文件分享文档库相连。本地提供者系统中包含患者申请应用程序，患者填写由该程序提供的个人知情同意表格后，通过下萨克森州健康银行的审查跟踪和节点证明组件，下萨克森州健康银行的安全策略管理模块会核查网络中的医疗数据通信交互记录，确定患者的知情同意书记录。当健康服务提供者提供的数据符合医疗文档类型要求，且有患者同意的标记（注册要求）时，那么该标记请求将会发送到下萨克森州健康银行的注册库，健康服务提供者提供的医疗数据文档就在跨企业文件分享注册库中进行了注册。

下萨克森州健康银行提供了一个授权系统，该系统根据个人对其健康医疗数据使用的意愿，限制不同健康服务提供者访问数据的权限。当有健康服务提供者登录系统账户，并根据患者主索引（master patient index，MPI）选择患者时，会生成一个统一资源定位符（uniform resource locator，URL）。该 URL 的参数含有患者数据使用时间限制信息，URL 会调用用户应用程序检查患者知情同意的标记，在确认无误后，相应的健康服务提供者方可调用数据。

2）健康服务提供者直接数据共享服务

下萨克森州健康银行建立了健康服务提供者目录（healthcare provider directory，HPD），所有愿意公开提供个人健康数据的用户都将出现在健康服务提供者目录上，在 IHE（integrating the healthcare enterprise）提供的 IHE XDS.b（cross-enterprise document sharing，v.b）和 IHE XCA（cross-community access）技术规范的基础上，健康服务提供者之间可以直接进行患者健康医疗数据共享。

5. 总结与建议

下萨克森州健康银行作为一种创新模式，具有很多优点，但也存在一些缺点，值得全面总结和深入分析。

1）下萨克森州健康银行的优点

下萨克森州健康银行作为独立第三方机构，为协调健康服务提供者之间的沟通和共处做出了巨大的贡献，充分考虑了健康服务提供者和患者的利益。

第一，下萨克森州健康银行拥有结构完善的组织系统，有助于解决基础性问题、专业问题、组织问题，有利于节约成本。

第二，下萨克森州健康银行采取与其他数据银行不同的数据存储方法，数据仍然保存在健康服务提供者数据库中，健康服务提供者享有较大的主动权。

第三，在数据共享方面，下萨克森州健康银行采取措施，保障个人健康数据的搜集出于自愿，且数据的分享范围、分享时间等都由个人决定。

2）下萨克森州健康银行的缺点

虽然下萨克森州健康银行在搜集和共享数据时都考虑了个人意愿，保障了患者对数据的所有权，但是下萨克森州健康银行并没有设计激励患者提供数据的机制，患者可能出于种种原因而不愿意共享数据。

第一，下萨克森州健康银行作为独立第三方机构，对自身盈利模式的设计较少，如果不是公益性机构，企业的盈利将会变得很重要，这是必须要考虑的问题。

第二，缺少激励健康服务提供者使用其提供的网络进行数据共享的机制。

第三，缺少进行直接数据共享的具体操作指南，并且缺乏将间接共享用户变为直接共享用户的有效激励机制，因为只有直接共享才能节省时间、成本，缩短作业流程。

1.2.2　DNA Bank 保存银行

den Dunnen（2015）提出构建"DNA 银行"，用户拥有安全的个人账户用于存储其 DNA 序列。医生在开处方时可以通过患者的 DNA 账户查看患者的药物过敏史等信息，以确定药品和使用的剂量，采血机构也可以通过 DNA 账户进行基因信息比对，以避免差错。

1. 数据管理

DNA Bank 保存银行的数据管理，主要涉及数据来源和数据存储，以更有效地保证和提高数据质量。

1）数据来源

DNA Bank 保存银行存储用户的 DNA 数据。由于 DNA 采集方便，保存时效长，不存在感染顾虑。DNA Bank 保存银行采取以下方法采集用户的 DNA 数据。

用户使用 DNA Bank 保存银行提供的无菌采样刷，自行在口腔内两颊部分刷动 5 次以上，将采样刷放回塑胶管内，在 72 小时内将其送至银行的实验室。根据 DNA Bank 网站提供的图文信息，用户可以快速地掌握采集 DNA 数据的方法。

2）数据存储

通过 ISO/IEC 17025 认证的实验室，能够为用户提供最高质量的 DNA 保存服务。除了世界级的储存环境，每一位用户的检体可以应用 DNA 纳米分子包覆技术处理，再保存于 80℃的冰箱内，为用户储存的 DNA 提供双重保障，确保 DNA 信息得到完善、安全的保护。

DNA Bank 保存银行以维护客户隐私权为最重要的理念。保证采集的样本除了做 DNA 亲子血缘鉴定（服务模式单一）外，不做其他任何鉴定，并且接受匿名委托鉴定。

2. 服务类型

DNA Bank 保存银行向客户提供 DNA 保存服务、DNA 鉴定服务、单核苷酸多态性（single nucleotide polymorphism，SNP）基因健康预防分析服务。在我国台湾的中区、北区、南区、东区分别有提供保存服务、亲子鉴定服务的若干站点，其中 DNA 鉴定服务站点分为法律鉴定服务站点和匿名鉴定服务站点，并且匿名鉴定服务站点占绝大部分，充分考虑了客户隐私问题。DNA Bank 保存银行支持 DNA 相关服务，其运营模式如图 1-7 所示。

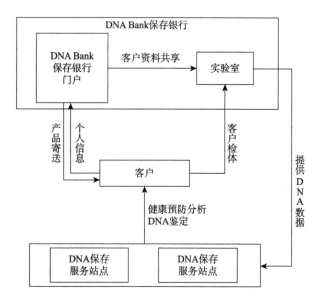

图 1-7　DNA Bank 保存银行运营模式

资料来源：den Dunnen（2015）

1）DNA 保存服务

DNA Bank 保存银行门户网站上有客户资料索取界面，根据客户咨询的内容及填写的资料，DNA Bank 保存银行会将相关的产品寄送至客户所填地址。DNA Bank 保存银行提供的产品包括服务说明书、保证合约书、保存证明书、保存证明晶片卡、口腔黏膜细胞采集刷（两支）、单核苷酸多态性检验报告书、产品说明教学光碟。根据 DNA Bank 保存银行门户网站上的介绍，客户要使用口腔黏膜细胞采集刷采集自己的口腔黏膜细胞，并在 72 小时内将其送至 DNA Bank 保存银行的实验室。

DNA Bank 银行门户网站可以帮助客户了解 DNA 采集步骤、服务站点、服务类型、相关知识小百科等。根据个人在 DNA Bank 保存银行门户网站上提交的姓名、电话、邮件等信息，DNA Bank 保存银行会将 DNA 保存的相关资料寄给客户。除了提供保存这项基础服务外，DNA Bank 保存银行还可进行单核苷酸多态性基因健康预防分析，根据个人的基因及不同的疾病预防目的，提供不同的基因分析服务。可供测试的基因包括心血管危险基因（胆固醇）、心血管危险基因（三酸甘油酯）、抽烟危险基因、肥胖警告基因、抗老化解读基因、骨质疏松基因、免疫发炎反应基因、气喘过敏易感基因。

2）DNA 鉴定服务

DNA Bank 保存银行可提供亲子/血缘鉴定服务，帮助厘清血缘和伦理关系。客户可以到 DNA Bank 保存银行的鉴定服务站点接受 DNA 鉴定服务。若客户有需求，DNA

Bank 保存银行也可提供家庭服务。一般在收到客户提供的样本后 5 个工作日内，就可以完成验证工作。DNA Bank 保存银行可以提供基于以下几种环境的鉴定服务。

（1）继承确认。帮助非婚生子女做 DNA 鉴定，避免可预见的纠纷及法律风险，以确定在诉讼中的胜诉地位。

（2）认祖归宗。为与亲生父母失散的客户提供 DNA 鉴定服务，提供加强血缘关系的证据。

（3）跨境依亲。通过 DNA 鉴定的方式，为要跨境探亲或依亲的客户提供亲属关系证明。

（4）亲子鉴定。为担心精、卵子因人工受孕而被调包的客户，在胎儿出生后进行 DNA 鉴定。

（5）强制认领。以法律强制力量协助妇女，让不承认与遗弃亲生子女的男方，执行认养与提供教养费用的义务。

（6）手足鉴定。若父母已过世而无法进行亲子鉴定，可通过手足亲缘关系鉴定，确认是否属于同一家族，借此寻找失散的手足。

3. 利益机制

DNA Bank 保存银行通过为客户提供不同的服务向客户收取费用来盈利。客户根据所需的服务向 DNA Bank 保存银行提供的汇款账户汇款。针对 DNA 保存服务、DNA 鉴定服务、单核苷酸多态性基因健康预防分析服务，DNA Bank 保存银行有不同的定价标准。

（1）DNA 保存服务只提供 DNA 保存 20 年服务项目，价格固定。

（2）DNA 鉴定服务根据客户提供的样本、客户需要的检测技术、特殊情况等因素分别定价。

（3）单核苷酸多态性基因健康预防分析服务包括不同的基因分析，但是价格相同且固定。

4. 总结与建议

DNA Bank 保存银行作为一种创新模式，有其优势，但也有不足之处。

1）DNA Bank 保存银行的优点

DNA Bank 保存银行有一些值得借鉴和学习的地方。

第一，DNA Bank 保存银行摒弃了血液萃取 DNA 这种既不方便又有伤害性的方法，采取口腔黏膜采样方法，这样的采集方法简单、快速、方便、不具有伤害性；且 DNA 的采集不受年龄限制，没有感染的风险，更易实施。DNA Bank 保存银行提供的服务，如 DNA 鉴定服务，充分参照现实环境特征，考虑客户的切实需求。

第二，DNA Bank 保存银行充分利用互联网这项新技术，在官网上介绍了相应的 DNA 知识，以及 DNA 采集的图文步骤，便于客户获取信息。

第三，DNA Bank 保存银行设立了许多匿名鉴定服务站点，充分考虑了客户的隐私需求。

2）DNA Bank 保存银行的缺点

DNA Bank 保存银行提供的服务相对单一，未来可在 DNA 疫苗、生物科技新能源、中草药等领域为用户提供更丰富的服务。DNA Bank 保存银行虽涉及单核苷酸多态性基因健康预防分析服务定价，但没有相关的服务介绍，无法吸引有相关需求的客户。DNA Bank 保存银行在疾病防治方面提供的服务较少，虽在优势里提及可追踪家族遗传疾病、预测致病基因倾向，但却没有相应的服务描述及定价标准。DNA Bank 保存银行缺乏监管机制，尽管在组织架构中包含由政府成员组成的顾问委员会，用于协调不同健康服务提供者之间的利益关系，减少组织问题，提高民众公信度，从而消除客户疑虑，增强社会认可度，提高知名度，但是顾问委员会并未担负起监管职责。

1.2.3　健康数据合作社

Hafen 等（2014）、van Roessel 等（2017）提出了健康数据合作社，其主要包含数据获取和数据安全管理模块、为用户提供可视化服务的应用模块和大数据分析模块。健康数据合作社可以有效利用个人健康数据资源，有利于实现健康数据应用的民主化。健康数据合作社的成功建立在民主进程的基础上，民主化在提高信任度的同时也增加了操作透明度，在合作社快速发展过程中发挥了至关重要的作用。

1. 健康数据合作社的结构

健康数据合作社是在瑞士建立的基于合作社形式的健康数据机构，其所有权属于全部用户，由全部用户完全平等地拥有和控制。健康数据合作社的主要目标是实现个人用户和集体的利益，而不是股东的利益。用户支付一定的费用可以获得健康数据合作社的会员资格并将数据存入账户，会员具有投票权，可以参与制定组织章程、提名董事会成员、决定组织花销。

健康数据合作社是一个允许用户参与研究、存储不同类型健康数据、安全的用户友好型数据库。健康数据合作社包含三个主要模块：负责数据采集和数据安全管理的核心数据库、为用户提供可视化服务和有益应用的"应用商店"、大数据分析系统。核心数据库是一个半结构化数据库系统，允许使用一种安全的方法、以不同的格式存储与健康有关的数据。健康数据合作社是一个开放的平台，允许集成来自多个数据源的不同数据。为了实现数据整合和可视化，每一个记录都必须与一个应用程序相关联。该应用程序定义的数据结构具有可视化功能，能够观察其他应用程序生成记录的映射。健康数据合作社最重要的组件是大数据分析系统，用于对所有应用程序生成的数据和健康数据合作社存储的数据进行分析。

2. 数据管理

健康数据合作社的数据管理主要涉及数据采集及存储、信息交互机制，致力于更有效地挖掘健康数据价值。

1）数据采集及存储

健康数据合作社利用由瑞士一家可信云计算服务提供商提供的云解决方案操作它的电子数据库。在健康数据合作社中，账户由账户持有人（会员或用户）专门管理。数据由健康服务提供者按照账户所有人的要求输入，智能手机用户可以通过特定的包含数据提供方应用程序编程接口（application programming interface，API）的应用程序输入。

2）信息交互机制

健康数据合作社信息交互图如图 1-8 所示，健康数据合作社的数据来源有两个：个人和机构。个人直接输入健康数据或者通过移动终端自动上传数据到健康数据合作社的核心数据库中，医疗机构则在获取用户许可后上传数据。上传到健康数据合作社核心数据库中的数据通过应用商店中的应用程序进行整合和可视化，大数据分析系统则利用核心数据库中的初始数据和应用程序生成的数据进行大数据分析。机构向健康数据合作社请求数据，健康数据合作社将向用户获取权限，在用户允许后健康数据合作社便可将数据库中的健康数据或者大数据分析系统生成的医学报告发送给机构使用。

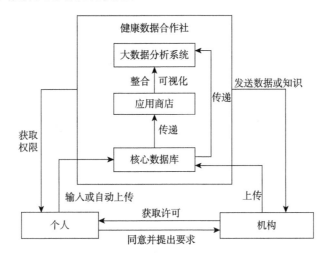

图 1-8　健康数据合作社信息交互图

资料来源：Hafen 等（2014）

3. 资源共享激励

健康数据合作社为了激励用户积极注册及共享数据，采取了一系列激励措施。体现在健康数据合作社以全体用户利益为重的运营目标上，健康数据合作社的所有权属于用户，为保障用户的权益，健康数据合作社不能轻易地被其他公司并购。健康数据合作社还是一个允许用户参与研究、存储不同类型健康数据的用户友好型数据库；用户成为会员后享有如下权利：投票权、参与制定组织章程、提名董事会成员、决定组织花销等，这使用户将自己当成健康数据合作社的主人。健康数据合作社在机构请求使用健康医疗数据时，不仅会向用户获取权限，还会由机构支付一定的查询费用，机构利用数据进行临床试验的结果也会返回用户账户，由用户决定是否公开数据，从而解决制药公司因为受到参与者的严格限制而禁止公开临床试验数据的问题。

4. 提供的服务

健康数据合作社可以向个人、机构提供服务，以不同的形式、不同的视角实现数据价值转化。

1）个人

健康数据合作社提供了一个易于使用的用户界面，个人用户能够注释和挑选数据放到自定义的空间，与医生、朋友、研究机构、工厂、公共卫生机构等共享数据。通过这种方式，用户可以决定将哪些数据与人分享。例如，用户可以添加一个医生到用户的"医学"空间，从而允许医生看到用户所有的医疗记录。此外，健康数据合作社的用户能够完全控制自己所有的健康数据，并且在世界的任何地方都能够使用这些数据。

2）机构

健康数据合作社面向机构提供服务，主要集中在数据共享服务和医学知识服务两个方面。

（1）数据共享服务。制药公司和医学技术公司能够在获得用户许可并支付费用后查询数据，也可以查询健康数据记录。招募有具体特征的患者进行临床试验，并将临床试验结果返回参与者账户，由参与者决定是否公开临床试验数据，从而解决制药公司因为受到参与者的严格限制而禁止公开临床试验数据的问题。如果用户不但允许查询自己的健康医疗数据，而且愿意共享自己的移动健康数据，就有利于终生试验和持续跟踪研究。

（2）医学知识服务。利用大数据分析系统集成的大数据分析技术，可以从大数据中提取健康状况和疾病模型；大数据分析系统允许研究人员以不同的方式关联数据，从而对复杂疾病的病因、病情和治疗有新的认识和理解；在医学领域会产生大量没有得到专家注释的数据，可以应用半监督式学习方法获取数据和指导建模过程。在诊断预测模型和治疗预后建模过程中，充分利用执业医师珍贵的专业知识，以半监督式学习方法挖掘医学知识，有助于进一步提升医学知识价值。

5. 利益机制

健康数据合作社不是靠收取用户和会员数据存储维护费用盈利的，而是靠制药公司和医学技术公司支付的数据查询使用费用，并且健康数据合作社获得的来自公司和研究机构的收入属于共享数据的所有成员，用户成员可以决定收入的用途，可以将其再投资到研究项目、信息平台或继续教育项目。

6. 总结与建议

健康数据合作社作为一种创新模式，既有优点也有缺点。

1）健康数据合作社的优点

健康数据合作社不但提供了一个开放性的数据共享平台，有效促进了健康数据的共享，而且其运营模式考虑到了全体用户的利益。

第一，个人享有完全的数据所有权，可以决定数据共享的对象，并且可以根据自己提供的数据获得相应的数据收益，这充分体现了健康数据合作社对用户的尊重。在用户的个人意愿受到高度重视的背景下，用户的参与积极性也会被充分激发。用户的高度参与保证了健康数据合作社平台的数据规模。

第二，健康数据合作社允许研究人员从其平台上获得数据进行研究，在一定程度上推进了医学领域知识发现的进程。允许研究人员参与，为健康数据分析和挖掘提供了专业保障，能最大化实现数据价值生成和数据价值实现。

2）健康数据合作社的缺点

健康数据合作社还有许多方面值得完善。

第一，虽然健康数据合作社集成了多个数据源的数据，但并没有提供利益相关者集体认可的数据标准，采集的数据格式各式各样，数据的统一规范成为一个大问题，健康信息交换标准的缺乏不利于数据维护。健康数据合作社应当是一个开放的系统，能够收集来自多个数据源的不同类型的数据，而且能够采用统一规范、共享的数据标准整合数据，便于不同的组织机构之间共享和使用数据。

第二，健康数据合作社仅代表用户成员的利益，没有防止数据滥用的机制，缺乏数据保护机制，容易滋生数据隐私受侵等多方面问题，同时用户权益也无法得到有效保障。

第三，健康数据合作社仅为用户提供了一个数据共享平台，没有为用户提供疾病治疗辅助服务，缺乏健康管理等相关服务。对于用户来说，实用价值不大，尚未达到用户期望的体验效果，难以维持用户参与健康数据共享的热情。

1.2.4　eHealthTrust 健康档案银行

2010 年，eHealthTrust 在亚利桑那州凤凰社区开设了全球第一家大型健康档案银行，并研发了基于 Web 的零成本电子健康档案（Yasnoff and Shortliffe，2014），从而开启了 eHealthTrust 健康档案银行实践之旅。

1. 银行组织结构

eHealthTrust 与当地的安全数据中心签约，这个数据中心是几家大型医疗机构用来存储患者电子病历的，使用 eHealthTrust 自己的硬件连接服务器空间和互联网。利用开放源代码软件 Tolven 和开源关系数据库 PostgreSQL 存储临床数据，提供给患者和医生访问。使用标准化输出功能将医生、医院的医疗信息和其他医疗记录信息，从他们的电子健康档案系统中吸储到健康档案银行中。eHealthTrust 建立了一个多功能网站，包括营销视频、产品信息、公司信息、注册、支付等模块，网站还提供健康档案银行账户入口。

医疗机构等客户可以一次性支付 99 美元获得一个终身账户，就可以访问自己的医疗数据，并接收实验室和药物信息等电子记录。在特殊紧急情况下，医生可以打印患者的所有医疗信息并且随身携带。eHealthTrust 开发的另一套服务来自第三方，是一个可选的套餐，主要用于各类临床突发事件预警。服务单项收费每年 19~29 美元不等，而三款产品同时订阅只需 39 美元。在三款产品中，一个被称为"安心"的突发事件预警服务来自急诊科，一旦医生激活警报，系统将自动通知患者家属；健康预警和疾病预警是另外两项服务，也可以提供各种检查预约，如提醒患者何时去做结肠镜检查等。eHealthTrust 提供免费的健康档案银行账户，用来吸引那些不准备支付费用，但希望获取全部功能的用户，允许用户输入自己的基本信息（医疗状况、药物和过敏）。

eHealthTrust 建立的健康档案银行是一个营利机构，在政府启动对健康档案银行的监管之前，eHealthTrust 认为如图 1-9 所示的结构是最好的选择，即与一个非营利机构合作共同运营监管，非营利机构的职责是制定政策、管理和监督。因此 eHealthTrust 在社区内组建了一个咨询委员会，这可以进一步增强客户的信任感。

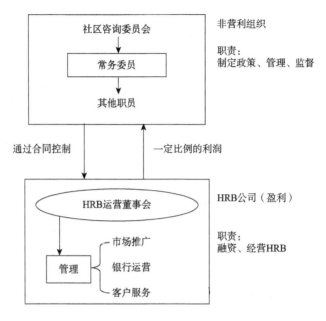

图 1-9　健康档案银行的组织和管理

资料来源：Yasnoff 和 Shortliffe（2014）

　　Yasnoff 和 Shortliffe（2014）描述了凤凰社区推出健康档案模型的过程：先提出要在第一年内吸收 200 000 名会员的目标，早期阶段将发展人群定位于患者和外科医生，而后期则通过提供增值服务和二次临床数据增加收入，这是一次有关健康档案银行的探索与实践，同时也是对健康档案银行商业模式的探索。

2. 数据管理

　　eHealthTrust 健康档案银行的数据管理主要涉及数据采集及存储、数据安全、信息交互机制，致力于保障数据质量和安全，提升数据价值。

　　1）数据采集及存储

　　个人用户提供的基本信息数据和医院门诊记录是最初始的数据来源，与医院建立电子连接后可接收出院小结、测试结果和文本报告（病理学、放射学等）。为了减少大量的存储和通信成本，健康档案银行不直接存储电子图像，而是收集这些电子图像的解释报告。对于建立电子健康档案的医院，则由医院的电子健康档案供应商提供一个入口对接到健康档案银行中。医院的电子病历存储在凤凰社区当地的数据中心，健康档案银行与数据中心签约后即可获取数据，并利用开放源代码软件 Tolven 和开源关系数据库 PostgreSQL 存储临床数据。

　　2）数据安全

　　凤凰社区的数据中心利用虹膜扫描进行身份验证，并提供全天候的安保服务。eHealthTrust 的服务器位置没有标记，并且只有 eHealthTrust 和少数数据中心高级人员知道，eHealthTrust 服务器上的数据也都是加密的。健康档案银行集中式数据库实际上比等效分布式系统安全，因为当访问入口有限或者很集中时更容易执行严格的安全访问控制策略。通过严格的双重加密，一把钥匙由健康档案银行持有，另一把钥匙由用户持有，从而防止未经授权用户访问整个数据库。用户自己控制个人档案的使用权，可以量身定制自己的隐私策略。

３）信息交互机制

根据健康档案银行的数据来源及其提供的服务，可以描绘出凤凰社区健康档案银行信息交互图（图 1-10），健康档案银行的数据来源有三个：个人用户输入的数据、存储在当地数据中心的数据、直接来自医院的数据。个人用户在健康档案银行注册账户后可以自行上传自己的健康数据，健康档案银行在与储存了几家凤凰社区医院电子病历的数据中心签约后即可获得相应数据，其他未签约医院的门诊信息、医院小结等数据直接由医院提供。健康档案银行可以应用这些数据为个人提供病情预警和用药提醒服务，当医院急诊科访问患者数据时，健康档案银行便可自动发送通知给患者亲属；在用户许可的情况下，健康档案银行可以直接向药店发送购药申请。研究机构向健康档案银行申请使用数据，健康档案银行在获得用户许可后便可以向研究机构发送健康医疗数据、匿名报告。

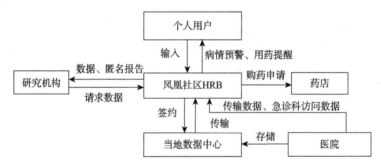

图 1-10　凤凰社区健康档案银行信息交互图

资料来源：Yasnoff 和 Shortliffe（2014）

3. 资源共享激励

根据数据来源的不同，健康档案银行也采取相应的激励措施。

１）个人用户激励

针对个人用户，健康档案银行给予他们足够的权限来管理自己的数据。凤凰社区健康档案银行使用严格的双重加密机制，两把钥匙分别由健康档案银行和个人用户持有，用户还能根据自身需求设置隐私策略以保护自己的数据。同时，健康档案银行为用户提供增值服务，如病情预警、用药提醒。

2）机构用户激励

机构用户主要包含当地数据中心和医院。

（1）针对当地数据中心，健康档案银行在与其签约后，加强了对数据中心的安全保护措施，使得数据更加隐秘、安全。

（2）针对医院，健康档案银行主要想通过医生推广健康档案银行的应用，健康档案银行与当地电子健康档案供应商合作，为没有构建电子健康档案的医院提供服务，以此换取医院推荐患者注册健康档案银行来共享数据。

4. 提供的服务

eHealthTrust 健康档案银行主要向个人和机构提供服务，致力于更好地实现数据价值和价值增值。

1）个人

健康档案银行给用户提供了一个包含三项服务的套餐。第一个是"安心"服务，即来自急诊科的突发事件预警服务，一旦急诊医生访问他们的记录（表明他们接受紧急治疗）便会激活警报，系统将自动通知患者家属；第二个是预防顾问服务，根据用户的医疗记录和人口统计资料来提醒用户采取相应的检测和服务来维持健康，如接种疫苗、筛选性检查；第三个是定时购药提醒，自动提醒患者按时购买药品，在用户允许的情况下发送购药申请给相关药店。此外，还向用户提供屏蔽广告服务。

2）机构

征得用户同意后，向研究机构和公共卫生组织提供个人健康数据用于研究；提供符合研究人员定义标准的潜在临床试验受试者；收集整合多个用户的数据形成匿名报告提供给研究人员使用；为第三方应用程序开发人员提供销售应用程序的应用商店；向广告商提供投放广告的平台。

5. 利益机制

健康档案银行最初的收入来源于用户的注册费用（99 美元），有了这些基本资金和用户基础之后，健康档案银行便开始建立与医生和其他利益相关者之间的关系来拓宽收入来源。向用户提供的包含三项服务产品的可选套餐，服务单项收费每年 19~29 美元不等，而三款产品同时订阅只需 39 美元。

邀请第三方应用程序开发人员在应用商店中出售他们自己的应用程序，用户可以自己决定是否使用或购买，健康档案银行从中收取利益提成。另外，健康档案银行会通过为广告商在健康档案银行网站上投放广告获得收益，如用户不愿意接受广告则可以支付费用（如 5 美元/年）屏蔽广告。研究机构和公共卫生组织通过付费来获取用户医疗数据及数据聚合成的报告。

6. 总结与建议

eHealthTrust 健康档案银行作为一种创新模式，既有优点也有缺点。

1）eHealthTrust 健康档案银行的优点

健康档案银行为健康数据银行提供了许多借鉴之处。

第一，选择与非营利机构合作，实现对健康档案银行的监管治理，以提高用户的信任度。

第二，eHealthTrust 健康档案银行与美国医疗信息化推广中心 AzHeC 开展合作，致力于实现零成本的电子医疗信息交换，以此来增强健康档案银行在同行中的竞争力；同时，它通过医生向用户推广健康档案银行，这是向患者推广健康档案银行的最有效的营销渠道。

第三，eHealthTrust 构建的健康档案银行充分考虑了用户的需求，结合用户资料和相关知识为用户提供用药提醒、检测提醒和病情预警等增值服务。

第四，制定了合理的利益机制，eHealthTrust 健康档案银行通过收取用户注册费、销售应用程序及投放广告等手段为健康档案银行寻找可观的收入来源。

2）eHealthTrust 健康档案银行的缺点

健康档案银行也存在一些问题。

第一，虽然提出通过医生来向患者推广健康档案银行，但是却没有设计完善的激励机制以提高医生的积极性。

第二，市场调查不够充分，没有考虑若是前期注册的用户达不到预期目标，导致资金及数据不足时，应该如何开展其他服务。

1.3　健康数据银行商业模式

商业模式由许多相互关联的要素构成，用于表达一个组织的经营方式的商业逻辑，以及创造、传递和拓展价值的伙伴成员网络架构，致力于描述能够为细分市场客户创造的价值、产生可持续盈利的收入流（Tweedie et al., 2018；Beattie and Smith, 2013）。基于健康数据银行具有的公益性和营利性，设计一个科学合理的健康数据银行商业模式有助于更好地提升健康数据银行的公益性价值。

1.3.1　健康数据银行商业模式关键要素

由于商业模式时刻受到内外部环境影响（Wei et al., 2017），故需要持续优化商业模式要素资源。商业模式要素包含着很多方面，不同的学者有着不同的定义（汤莉和杜善重，2018）。Osterwalder 和 Pigneur（2010）认为，商业模式包含 9 种必备要素，即价值主张、客户细分、服务渠道、客户关系、收入来源、核心资源及能力、关键业务、重要伙伴和成本结构（图 1-11）。健康数据银行商业模式应该必备这 9 种关键要素，在要素杠杆作用下推动健康数据银行可持续健康运营。

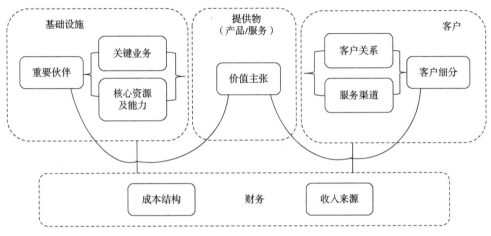

图 1-11　健康数据银行商业模式必备要素

资料来源：Osterwalder 和 Pigneur（2010）

1. 提供物（产品/服务）要素

在商业模式中，提供物（产品/服务）要素就是价值主张。健康数据银行在价值主张中需要明确，通过产品和服务究竟能向个人和机构等用户提供何种价值，即需要对标准化/个性化的产品/服务/解决方案、宽/窄的产品和服务范围进行界定。根据个人和机构等用户的需求，健康数据银行向个人用户提供个性化健康管理服务，向医院、制药公司、保险公司等机构提供精准医疗等相关服务。

1）个人价值主张

健康数据银行的个人价值主张主要由个人健康数据银行承担。面对个人用户，无论是健康人群、患病人群还是康复人群，健康数据银行都致力于以个性化健康管理提高个人健康水平。

（1）健康人群。面向健康人群，健康数据银行重点提供预防干预服务。健康数据银行利用大数据分析技术，综合个人电子病历和电子健康档案数据分析结果，为健康人群提供个性化健康管理服务。通过个人健康数据分析，清晰地描述健康人群所处环境、所受影响，为改变服务对象高危行为和健康状况，提供有效可行的预防干预措施，包括远程监控、健康教育和院前救助等健康管理服务。

（2）患病人群。面向患病人群，健康数据银行重点提供临床干预服务。健康数据银行利用大数据分析技术，综合个人电子病历和电子健康档案数据分析结果，为患病人群提供精准医疗服务，包括拟订治疗方案、用药干预和疗效跟踪。基于个人健康数据的精准医疗服务，可以帮助患病人群治疗和控制疾病、改善个人健康状态，从而提高个人健康水平。

（3）康复人群。康复人群介于健康人群和患病人群之间，健康数据银行需要将重心从临床干预服务转向预防干预服务。健康数据银行根据康复人群的康复状态，建立与制药公司、保险公司、健康器材公司等机构的统一便捷的沟通渠道，为康复人群提供信息推送康复服务。通过回访信息的采集和分析，为康复人群制订精准有效的康复方案，以改善个人健康状态，提高个人健康水平。

2）机构价值主张

健康数据银行的机构价值主张主要由医学知识数据银行承担。面向机构用户，无论是医院、制药公司、保险公司，还是医学研究机构，健康数据银行都致力于依托健康医疗数据价值，增强机构的健康医疗服务能力。

（1）对内增强医学知识价值。健康数据银行凭借集聚的医学专家和健康医疗数据资源，能够通过实践与创造持续提升医学知识价值，将医学知识转化为具体的健康医疗服务，向有支付意愿和支付能力的用户提供服务。健康数据银行面向机构自身，持续增强医学知识价值和运用健康医疗数据的能力。

（2）对外增强医学服务能力。健康数据银行凭借集聚的医学知识价值，面向医院、制药公司、保险公司等医疗机构提供健康医疗数据增值服务。一方面促进医疗机构研究进展，扩大医学知识应用范围和价值增值能力；另一方面通过医学知识的应用与实践反馈，进一步增强健康数据银行医学知识价值。

健康数据银行提供的产品和服务兼具公益性和营利性，一方面，健康医疗数据产品和服务具有保障民生和国家安全、疾病预防、紧急救援等公益性，追求健康医疗数据服务过程中的公平；另一方面，健康医疗数据产品和服务是具有人道性、风险性、外溢性的特殊商品，追求商品交易过程中的效率。

2. 客户要素

在健康数据银行商业模式中，客户要素主要包含客户细分、服务渠道和客户关系三个要素。

1）客户细分

客户细分是指健康数据银行经过客户属性、行为、需求等分析和市场划分后所瞄准的客户群体，有助于更加精准地提供服务。

（1）健康医疗服务。健康数据银行为个人提供个性化健康管理服务和精准医疗服务；为医院、制药公司、保险公司等机构提供基于健康医疗数据的服务，提高医院对患者的治疗效果，供制药公司研发新药品，帮助保险公司提供个性化医疗保险服务，促进政府出台相关政策法规。

（2）知识产权交易。在健康医疗服务的基础上，健康数据银行直接进行医学知识产权交易，供第三方机构更加科学精准地提供健康医疗服务、新产品研发、医学研究等，如与医院、制药公司和医学研究机构等医疗机构进行医学知识产权交易，出售具有自主知识产权的医学知识。

2）服务渠道

健康数据银行用于接触客户，将价值传递给目标客户的各种途径，可以划分为直接渠道和间接渠道、单一渠道和多渠道。健康数据银行主要提供健康医疗服务和知识产权交易，服务渠道为互联网、移动网络等网上渠道。个人用户通过移动设备与健康数据银行账户绑定，通过账户上传个人健康数据、接收健康数据银行服务信息；机构用户通过健康数据银行网上渠道提供健康医疗服务、知识产权交易。

3）客户关系

健康数据银行与客户之间建立的沟通渠道、交流方式等合作关系，涵盖交易型/关系型、直接关系/间接关系等类型。

健康数据银行免费为用户开设普通账户，并对用户上传数据的真实性、有效性进行考核，可将普通账户升级为贵宾（very important person，VIP）账户；或者用户直接缴纳费用升级为 VIP 账户。VIP 用户将享受健康数据银行提供的健康医疗数据全面分析服务，可以定期获取健康数据银行发送的个人健康分析报告和建议，而且在选择开通某些增值服务时，可以享受一定的价格优惠。

健康数据银行与制药公司、保险公司和公共机构开展深入合作，根据机构客户的需求，有偿购买具有隐私性的用户数据，再根据各机构的数据需求，将经脱敏处理的数据出售给相应机构。

健康数据银行与医疗机构、制药公司、保险公司和公共机构等签署合作协议，健康数据银行提供医学知识数据库，根据研究主题授予机构相应的访问权限，机构利用健康数据银行数据资源和自身的团队、设备及技术优势开展研究。

3. 基础设施要素

在健康数据银行商业模式中，基础设施要素主要包含核心资源及能力、关键业务和重要伙伴。

1）核心资源及能力

健康数据银行实施商业模式所需要的资源和能力主要包含医学专家和健康医疗数据资源、健康医疗数据分析和精准服务能力。

（1）健康医疗数据资源和可持续增长能力。健康数据银行的正常运营离不开健康医疗数据的可持续增长，离不开一个开放透明、规范标准的健康医疗数据采集、存储、管理、分析和使用机制，以及健康医疗数据生成者（加工者）、健康医疗数据所有人等健康医疗数据提供者和健康医疗数据使用者的激励机制。

（2）健康医疗数据价值生成和价值实现能力。健康数据银行的价值依赖于健康医疗数据数量、数据质量、内核知识，以及健康医疗数据价值生成和价值实现能力。健康数据银行应建立有效的价值生成和价值实现机制，一方面有效集聚有价值的健康医疗数据；另一方面充分挖掘健康医疗数据价值。

（3）大数据分析和知识提炼能力。健康数据银行应用大数据分析技术提炼医学知识，如胃癌的基本特征、诱发原因等，存储在医学知识库中。健康数据银行聘请的专家团队，应该能够熟练掌握大数据分析、知识提炼领域的知识，在医学专家指导下将健康医疗数据库中的知识转化成医学知识库中的知识。

（4）优质客户资源和增值服务能力。健康数据银行凭借自身的信用和公信力，激励更多的健康医疗数据提供者共享数据，凭借数据价值和价值增值能力，激励更多的健康医疗数据使用者使用数据。健康数据银行能够面向个人提供个性化健康管理服务，面向机构提供精准医疗服务、精准医药服务、精准保险服务等，以提高健康数据银行增值服务能力。

2）关键业务

健康数据银行的关键业务集中在健康医疗数据资源集聚、数据价值生成、数据价值传递、数据价值实现过程中，需要在整个价值链体系中优化业务流程和资源配置。

（1）健康医疗数据资源集聚。健康数据银行数据价值网络的逻辑起点在于数据资源集聚，就像集聚的水资源势能越来越大一样，价值也会越来越大。随着健康数据银行信用体系的完善和公信力的提升，健康医疗数据资源集聚的吸引力越来越大，越来越多的个人健康数据和医学知识数据在健康数据银行集聚，分别存储在个人健康数据银行和医学知识数据银行。

（2）健康医疗数据价值生成。健康医疗数据资源集聚增强了数据价值生成能力，增强了健康数据银行整体运营能力，以及健康医疗服务能力。在健康数据银行数据价值网络中，通过大数据分析、数据挖掘等技术，挖掘健康医疗数据价值，提炼医学知识，从而实现健康医疗数据价值生成。

（3）健康医疗数据价值传递。健康数据银行数据价值网络构建了一个以医疗服务供应链成员为节点的价值传递网络，以保障健康医疗数据价值流向、流量和流效合理有序。健康医疗数据价值传递能够选择最具价值增益的渠道、最具价值增值的成员，从而实现健康数据银行的运营目标。

（4）健康医疗数据价值实现。健康数据银行是健康医疗数据价值实现的重要载体，以个性化健康管理和精准医疗等方式实现健康医疗数据价值。基于健康数据银行的健康医疗数据价值实现，直接体现在个人健康状态的改善方面，或者间接通过医疗服务水平、医生诊断能力、药品药效、医疗保险精准性等健康医疗服务能力提高，最终体现在个人健康状态改善方面。

3）重要伙伴

健康数据银行作为健康医疗服务提供商，应依托医疗服务供应链与医院、制药公司、保险公司和公共机构等建立重要伙伴关系，以增强自身的核心竞争力。

（1）医疗服务供应链成员。健康数据银行作为医疗服务供应链成员，与医院、制药公司、保险公司、医学研究机构等成员建立战略伙伴关系，建立"利益共享，风险共担"的合作机制，全面提升健康医疗数据资源的可得性和可变现性。例如，与医疗服务机构共同研发 APP 和可穿戴设备，从源头控制采集数据，实现数据采集标准化。

（2）健康数据银行业务关联机构。除了医疗服务供应链成员之外，健康数据银行业务关联机构主要涉及政府职能部门、医疗服务机构等，如政府认证机构。有具有公信力的政府职能部门背书，有助于增强人们对健康数据银行的信任、扩展健康数据银行的规模和权威性，吸引更多社会资本和社会关注度，从而保障健康数据银行可持续运营。

4. 财务要素

在健康数据银行商业模式中，财务要素主要包含收入来源（或收益方式）和成本结构，它们共同影响着健康数据银行的盈利模式和营利能力。

1）收入来源（或收益方式）

健康数据银行兼具公益性和营利性，并且在坚持公益性优先的原则下，拓展收入来源、创新盈利模式。根据健康数据银行提供物要素：产品和服务，重点探讨产品和服务的收益方式。

（1）产品收益方式。健康数据银行提供的产品主要有两类，一是数据及其衍生物产品，根据数据产品价值制定收费标准；二是知识及其衍生产品，根据知识产品价值制定收费标准。健康数据银行的重要职责，在于提高数据产品和知识产品的价值，以增强自身依托数据产品价值和知识产品价值的营利能力。

在数据产品和知识产品经营的基础上，健康数据银行可以通过经营数据/知识资产和知识产权而获得收益，综合考虑数据资产、知识资产和知识产权的医疗价值，以及形成成本、交易方式等因素实施差异化收费方式。在健康数据银行运营过程中，数据产品和知识产品的定价模型直接影响着营利能力。

（2）服务收益方式。健康数据银行提供的服务，可以分为个人服务和机构服务两种类型，针对项目类型、项目数量、服务时长等因素采取不同的标准进行服务定价。例如，健康数据银行通过向个人用户和机构用户收取不同的服务费用，将普通个人/机构账户升级为个人/机构 VIP 账户。

健康数据银行能够面向个人提供个性化健康管理服务，面向机构提供精准医疗服务、精准医药服务、精准保险服务等，通过个人健康状态改善，以及医生诊断能力、药品药效、医疗保险精准性等健康医疗服务能力提高而获得收益。健康数据银行向个人用户收取信息推送服务费，向机构用户收取广告宣传服务费。

2）成本结构

在健康数据银行商业模式中，成本结构和收入来源（或收益方式）都很重要，都直接影响着健康数据银行的营利能力。健康数据银行成本结构，可以依据健康数据银行关键业务进行划分。

（1）健康医疗数据资源集聚成本。健康数据银行需要有偿购买涉及用户隐私的重要数据，根据数据种类、量级等因素划分隐私数据等级，对不同等级的数据进行差异付费。通过有效性、连续性、完整性等指标评价数据提供者的贡献度，提供礼品赠送、购物券发放等物质奖励，以及按照存储年限获取利息的方式予以奖励。

健康医疗数据资源集聚成本，主要用于激励个人和机构贡献数据资源，综合反映了健康数据银行采集、存储、管理数据资源的能力和难易程度。由于健康医疗数据种类、来源渠道、价值时效等呈现多样性、复杂性，故需要进行数据标准化、规范化处理，增加了数据资源集聚成本。

（2）健康医疗数据价值生成成本。面对采集的个人健康数据和医学知识数据，健康数据银行专家团队需要应用大数据分析技术进行数据挖掘、知识发现和知识提炼，如胃癌的基本特征、诱发原因等，将获取的科学知识存储在医学知识库中。医学专家可将自己的医学知识用语言或书面形式表达出来，在知识工程师的帮助下对所提供的医学知识进行分析、抽象及简化，通过知识编译器等工具形成专家知识存入医学知识库中。

健康医疗数据价值生成成本主要涉及医学知识库建立成本和研发成本。健康数据银行聘请领域内具有丰富经验的专家加盟，并提供专项科研经费支持专家开展健康医疗数据价值生成研究。经过审核专家团队拟定的研究主题后，向专家授予所需数据的访问权限，专家团队利用健康数据银行拥有的数据资源开展研究，研究成果的知识产权由健康数据银行所有。

（3）健康医疗数据价值传递成本。健康医疗数据价值传递主要指向个人和机构，并在数据价值传递中消耗一定的成本，如数据隐私保护成本、数据传递时间成本等。健康医疗数据价值在健康数据银行数据价值网络中传递，不但需要聘用专业人才，而且需要搭建软硬件基础设施，需要大量的智力劳动和软硬件工具成本。

在健康数据银行经营过程中，需要专业技术人员保障数据安全和渠道安全、保护数据隐私，需要建立与个人和机构沟通交流的渠道，满足健康咨询、健康教育等服务需要。为了避免医疗服务资源错配、健康医疗数据价值错失现象发生，应建立精准有效的健康医疗数据价值传递体系，以提高健康医疗数据价值和使用价值。

（4）健康医疗数据价值实现成本。健康数据银行以个性化健康管理和精准医疗等方式实现健康医疗数据价值，需要支付个性化健康管理和精准医疗服务成本。健康医疗数据价值实现，主要由个人健康数据银行和医疗知识数据银行承担，通过提供产品和服务获取收益、付出成本。

个人健康数据银行依托健康医疗数据和大数据分析成本，将数据价值转化为个性化健康管理服务，以实现个人健康状态的改善；医疗知识数据银行依托医学知识和知识提炼成本，将知识价值转化为精准医疗服务、精准医药服务、精准医疗保险服务等，以实现机构医疗服务能力的提高。

1.3.2 健康数据银行商业模式要素结构

商业模式不是组成要素的简单叠加，而是一个要素之间相互联系、相互依赖的有机整体。健康数据银行商业模式能够描述健康医疗数据价值生成、数据价值传递和数据价值实现的创新逻辑，描述健康数据银行公益性和营利性兼容的价值创造过程。

1. 健康数据银行商业模式要素结构分析

健康数据银行的商业价值主要体现在拥有的数据数量、数据质量、内核知识，以及健康医疗数据价值和价值增值能力方面。健康数据银行商业模式要素结构如图 1-12 所示，基础设施要素关联着健康医疗数据生成者、健康医疗数据加工者和健康医疗数据所有人等个人或者机构；客户要素关联着健康医疗数据使用者；财务要素是最重要的基础和保障；产品和服务要素是健康数据银行得以可持续发展的生命线。

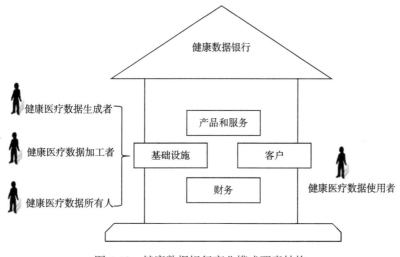

图 1-12 健康数据银行商业模式要素结构

1）基础设施要素

基础设施要素在健康医疗数据生成者、健康医疗数据加工者和健康医疗数据所有人等健康医疗数据提供者向健康数据银行提供数据的过程中起着媒介作用。基础设施要素的质量直接关系着健康数据银行拥有数据、知识的质量，影响健康数据银行依托数据、知识提供医疗服务的能力。

2）客户要素

客户要素直接影响着健康数据银行与健康医疗数据使用者之间的交易过程，影响着健康数据银行的营利能力和竞争力。健康数据银行从客户关系管理的视角，提高个人和机构客户要素质量和数量，有助于提升产品和服务影响力、扩大市场份额，从根源上增强数据价值生成、数据价值传递和数据价值实现能力。

3）财务要素

财务要素是健康数据银行最重要的基础和保障，能够充分发挥健康医疗数据价值生成、数据价值传递、数据价值实现功能，奠定健康数据银行可持续发展的基础。尽管健康数据银行兼具公益性和营利性，但是必须重视财务要素的管理，以保障健康数据银行增加收益、实现盈利，全面提升健康数据银行竞争力。

4）产品和服务要素

产品和服务要素是健康数据银行运营的核心要素，依托数据产品和知识产品，通过个人服务和机构服务为健康数据银行创造价值。在健康数据银行产品和服务要素中，涉及产品和服务组合、定价，以及产品和服务质量、价值提升，从而提升健康数据银行的核心竞争力，最大限度地满足个人健康状态改善的需要。

2. 健康数据银行商业模式设计

商业模式设计就是价值创新、价值创造的过程，为了能够更有效地进行商业模式设计，提出场景创造概念，以支持健康数据银行商业模式设计。根据商业模式九大要素间的逻辑关系，以及场景创造的核心思想和理论方法，可以采用如下四个步骤进行健康数据银行商业模式设计。

1）价值创造收益

健康数据银行提出价值主张、寻求客户细分、创新服务渠道、建立客户关系，构筑价值创造收益的生态环境。场景创造可以融入价值创造收益过程之中，就是依据价值主张为细分客户创建适合的服务渠道体验场景，让客户融入真实的场景体验产品和服务的价值，从而建立良好的客户关系。

（1）价值主张。健康数据银行的价值主张，在于提高个人用户的健康水平和增强机构用户的健康医疗服务能力，所以健康数据银行的价值主张更多地体现在公益性上。健康数据银行可持续运营的核心在于数据价值和价值增值能力，在于依托数据和知识产品提供医疗服务获得收益的能力，即以服务对象健康价值可得性的提高创造收益。

（2）客户细分。健康数据银行客户至少可以分为个人用户和机构用户两种类型，分别对应着个人健康数据银行和医学知识数据银行，以满足个人和机构的医疗服务需要。健康数据银行能够依据集聚的数据资源，更加精准地描述健康医疗数据提供者、健康医疗数据加工者和健康医疗数据使用者之间的关系。

（3）服务渠道。健康数据银行主要依托个人健康数据银行和医学知识数据银行两个载体，均应持续开拓线下线上服务渠道，提高服务能力，在渠道之间建立紧密的合作关系，如建立个性化健康管理和精准医疗两个服务渠道之间的内在联系，以全生命周期健康医疗数据支持精准医疗服务。

（4）客户关系。由于健康数据银行主要提供信息服务，故其服务渠道主要为网上银行。通过不断提高服务和业务能力，吸引普通用户升级为 VIP 用户，并与医疗机构客户建立紧密的合作关系，为交易提供方便，节约交易成本，也可以为深入理解客户的需求和交流双方信息提供机会。

2）价值创造依赖基础设施

健康数据银行衡量核心资源及能力、设计关键业务、寻找重要伙伴，依赖完善的基础设施创造价值、实现价值主张。

（1）核心资源及能力。健康数据银行应时刻衡量其核心资源及能力，致力于提高核心资源的可得性和医疗服务能力，以增强自身竞争优势。围绕健康医疗数据和医学知识等核心资源，健康数据银行应采取有效的激励措施，提高数据和知识所有人的贡献意愿，采取有效的分析技术，提高数据和知识使用者的应用能力。

（2）关键业务。健康数据银行数据价值创造依赖关键业务，特别是资源配置和业务流程的优化与协调。健康医疗数据资源集聚、数据价值生成、数据价值传递、数据价值实现等关键业务设计，以数据标准化、知识智能化等方式优化资源配置和业务流程，全面提升关键业务具有的价值增值能力。

（3）重要伙伴。健康数据银行要维持正常运营必须寻找健康医疗数据提供者和健康医疗数据使用者这两类重要伙伴，如何将健康医疗数据拥有者转化为健康医疗数据提供者和健康医疗数据使用者成为健康数据银行商业模式设计的重中之重。健康数据银行能否如愿获得重要伙伴，一方面取决于宏观环境社会诚信体系的完善，另一方面取决于微观环境健康数据银行信用和公信力的高低。

3）基础设施引发成本

健康数据银行确定成本结构，主要依据关键业务需要。由于健康数据银行以支付利息的方式激励健康医疗数据所有人贡献数据资源，而且遵循长期利息远高于短期利息的运营规则，故在成本结构中存在具有不同属性的短期成本和长期成本。

（1）短期成本。在短期成本中，不但需要考虑支付到期的短期利息，而且需要考虑尚未到期的健康医疗数据提供者提前支取利息。由短期利息为主转化的短期利息，需要综合考虑健康医疗数据提供者提供数据的贡献度，即有效性、连续性、完整性评价，以此确定一个科学合理的短期利息，并考虑具有激励属性的物质奖励，包括赠送礼品、发放购物券等。

短期成本只是相对而言，但是必须支持长期目标的实现，致力于在短时间内提高健康医疗数据数量、数据质量和内核知识，增强健康数据银行竞争力。在健康数据银行成本结构中，短期利息设计应以有效唤起健康医疗数据所有人长期利息意愿为目标，让更多的健康医疗数据所有人贡献数据资源。

（2）长期成本。在长期成本中，包含长期利息、长期维护成本等。长期维护成本用于激励健康医疗数据所有人提供数据，如个性化健康管理服务成本、医学知识共享成本等。在长期运营实践中，健康数据银行必须面对健康医疗数据种类和渠道多样化、健康医疗服务需求和方式多样化的复杂环境，势必会形成免费服务和收费服务多情景相结合的环境。

健康数据银行需要长期支付成本培育自己的专家团队，为健康数据银行制定数据和知识标准、使用规则、运营模式等，提高健康数据银行拥有的数据资产价值、知识产权价值；需要购置先进的技术、软硬件系统和设施设备，以增强健康医疗数据分析和医学知识提炼能力；需要拓展健康医疗服务渠道，提高医疗服务能力，提高健康医疗数据价值生成、数据价值实现能力。

4）健康即收益

健康数据银行根据成本结构调整收益方式，以个人和机构健康收益设计收益标准。健康数据银行具有的公益性和营利性，决定了收支差额并不是健康数据银行主要的收益来源，应该重点关注个人健康状态改善程度和机构健康医疗服务能力提高程度，从而形成健康价值驱动下的数据价值收益，支持健康数据银行可持续发展。

（1）个人健康收益。个人健康收益是指个人用户通过健康数据银行提供的健康医疗服务而改善的个人健康状态，有助于降低社会和个人的健康维护成本投入。通过长期的个性化健康管理服务，个人健康状态改善程度显著提高，从而提升健康数据银行服务覆盖范围内的整体健康状态。

个人健康收益更多地表现为一种公益性，能够通过个人健康状态改善激励更多的个人用户贡献数据资源，并且获得了以个人健康状态改善程度衡量可变现性的机会。在健康数据银行商业模式设计中，个人健康收益体现为激励机制和评价机制，激励数据贡献行为、评价可变现性。

（2）机构健康收益。机构健康收益是指机构用户通过健康数据银行拥有的数据和知识产品，提高机构健康医疗服务能力而新增的收益。通过长期的数据和知识产品积累，健康数据银行服务医院、制药公司、保险公司等机构的能力增强，从不同程度、不同视角增强服务对象获取个人健康收益的能力。

机构健康收益主要体现在新增个人健康收益，即机构增加的健康医疗服务能力转化的个人健康收益方面。医疗、医药、医保等机构的健康医疗服务能力，直接影响着个人健康状态改善程度，尽管机构健康收益不能简单地以累计个人健康收益计算，但是个人健康收益和机构健康收益却是不可分割的重要组成部分。

3. 场景创造原理及其应用

在健康数据银行商业模式设计时提出了场景创造概念，用于创造商业模式中并不存在的场景，即创造性地将客户体验嵌入商业模式之中，以创造的场景融入商业模式要素，使客户潜移默化地接受健康数据银行提供的产品和服务。为了能够更加清晰地理解场景创造概念，本节将重点阐述场景创造原理，并通过案例分析增进对新概念的理解。

1）场景创造概念

场景创造就是结合现实生活情景和未来发展趋势，以设想和推理描述未来新场景的方法，用于商业模式、运营模式和营销模式等新型模式创新。场景创造可以让潜在客户融入这个创造的新场景中，以亲身体验增加对服务和产品的感性认知，从而达到场景创造的目的。

从客户视角思维、用客户眼睛观察，体现了场景创造的思想。场景创作者设法让客户置身于他们设想创造的场景之中，让客户以真实的生活场景获得对他们嵌入产品和服务的真实体验。场景创造不是创造一种新的生活方式、体验方式，而是一种新型模式，如商业模式、运营模式、营销模式等。

场景创造不是为了创造而创造，而是在新型模式创新动力驱动下建立场景与客户群、产品和服务的融合，以有效的主题进行场景切换、产品和服务转换。在场景创造过程中，可以应用模拟仿真技术、虚拟现实技术、数字化技术等工具，更加清晰地展现创造场景及其演化趋势，提高场景展现力和抗风险能力。

2）场景创造原理

场景创造源自客户思维、场景化思维和可视化思维方式，源自生活体验的升级、创新思维的升华和场景切换的潜移默化，体现了场景创作者对产品和服务的深刻领悟。场景创造原理就是对创新思维方式、思维拓展路径的基本规律的理解和认识，场景创造就是思维方式的创新。

原理 1-1：以客户思维探寻客户真实需求。

在商业模式、运营模式和营销模式等新型模式创新过程中，能否及时准确地掌握客户需求至关重要，问题的关键在于如何才能及时准确地掌握客户需求。如果能够让客户置身于创造的新型模式场景之中，通过直接观察分析客户在场景中的真实体验行为，有助于更加及时准确地掌握客户需求。

以客户思维进行场景创造的难点在于如何保障所用"客户思维"的真实性，这也是以场景创造观察客户行为、挖掘客户需求和分析"客户思维"的根本原因。在难以保障所用"客户思维"真实性的前提下，场景创造对于分析"客户思维"更为重要，有助于从未来真实场景中探寻客户真实需求。

原理 1-2：以场景化思维为客户创造真实场景体验。

由于难以保障所用"客户思维"的真实性，故需要场景创作者能够设身处地地考虑客户需求，场景化思维提供了一种可以尝试的创新方法。场景化思维的本质仍然是客户思维，是一种从客户真实需求出发，将时间、空间、人物、事件等场景四要素融入现实场景的思维方式，客户成为场景四要素的核心。

在特定的时空场景中，人物对事件的反应，有助于验证场景创作者基于设想和推理设计场景的合理性，以及距离"客户思维"的距离，为后续的场景调整与优化提供条件。"客户思维"的真实性和客户体验场景的真实性，都来自场景创作者对客户真实的理解和认知，需要设身处地地换位思考。

原理 1-3：以可视化思维描述客户真实心境。

模拟仿真技术、虚拟现实技术、数字化技术等可视化技术的发展，为可视化思维提供了便捷的技术环境。如果能够深入融合"客户思维"，支持以可视化的场景创造关联场景创作者的思维情景，就能实现"客户心境→思维情景→创作场景"的转化，从而更加贴切真实地描述客户需求。

可视化思维能够描述思维主体和思维场景的变化，以更加清晰地描述客户的真实心境，将挖掘的"客户思维"转化为创造的场景。可视化技术的应用，有助于将场景创作者的设想和推理过程可视化，更加精准地展现"客户思维"，从而更加精准地从客户体验中挖掘客户需求。

客户思维、场景化思维和可视化思维等创新思维方式的应用，增强了场景创造、创新能力，必将为商业模式、运营模式和营销模式等新型模式创造新的生态环境。面对复杂的客户思维、客户需求，要想更加科学合理地运用场景创造方法，需要场景创作者具备深入的洞察力和特有的创新能力。

3）场景创造应用

在健康数据银行商业模式设计时就应用了场景创造的思想和方法，涵盖价值创造收益、价值创造依赖基础设施、基础设施引发成本和健康即收益四个步骤，其中不同步骤场景创造的对象和价值不同。基于场景创造思想和方法，研究设计的健康数据银行商业模式场景如图 1-13 所示，价值创造依赖基础设施和基础设施引发成本奠定了健康数据银行运营的基础，价值创造收益体现了健康数据银行可持续发展的动力源，健康即收益是健康数据银行赋能个人和机构后的价值表现。

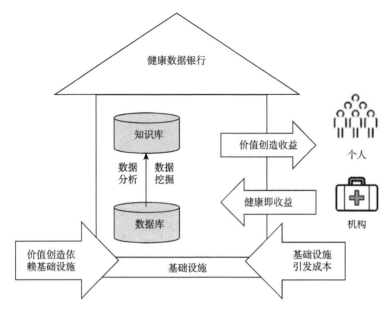

图 1-13　健康数据银行商业模式场景

（1）价值创造收益场景。健康数据银行的核心能力来自健康医疗数据价值，依托数据价值和价值增值能力提供产品和服务，从而创造维持自身可持续发展的收益。在价值创造收益场景中，个人、机构和健康数据银行等利益相关主体都能深切感受到数据的价值作用，能够深入理解和认识到健康数据银行的主要收入来源。

在数据积累、集聚过程中，健康数据银行能够深切感受到数据价值和价值增值能力，问题的关键在于如何才能让个人和机构感受到价值创造收益的过程。在价值创造收益场景中，大数据分析技术的应用能够让个人和机构体验到自己提供的数据从量变到质变的过程，体验到基于数据价值创造收益的过程。

（2）价值创造依赖基础设施场景。健康数据银行在依托数据价值创造收益的过程中，依赖于核心资源及能力、关键业务和重要伙伴等基础设施要素，从而奠定正常运营的基础和保障。健康数据银行在基础设施建设方面的努力程度，已经表明它对价值创造依赖基础设施场景的理解和认识，但是仍然需要个人和机构等利益相关主体置身其中。

在价值创造依赖基础设施场景中，健康数据银行聘请专家指导个人和机构增进对核心资源及能力、关键业务和重要伙伴等基础设施要素的理解和认识，特别是在价值创造中的价值作用。个人和机构作为健康医疗数据提供者、健康医疗数据使用者，能够在场景体验中建立价值创造与基础设施之间的关联关系，与健康数据银行建立更紧密的关系。

（3）基础设施引发成本场景。健康数据银行在基础设施方面的投资额，决定了引发成本的总体规模，以及健康数据银行整体的获利能力。个人、机构和健康数据银行等利益相关主体对基础设施引发成本的理解和认识直接影响各方的合作意愿，影响健康数据银行数据服务定价、利息定价等决策。

在基础设施引发成本场景中，个人和机构能够真实感知健康数据银行在提供个性化健康管理、个性化医疗服务过程中引发的成本，如医疗服务供应链运营成本、健康医疗数据价值生成成本等。个人和机构在场景中的行为感知和真实体验，一方面有助于健康数据银行更加科学地进行定价决策，另一方面有助于个人和机构更加紧密地融入数据服务体系。

（4）健康即收益场景。健康数据银行提供数据服务的目的最终体现在服务对象健康状态改善程度上，将健康医疗数据价值转化为健康价值，形成个人健康收益和机构健康收益。个人和机构对健康收益的感知，有助于激励个人和机构贡献数据的意愿，更深刻地感知健康数据银行提供数据服务的价值所在。

在健康即收益场景中，个人和机构获得健康收益的真实体验，即以健康状态改善程度进行综合评价，必将成为新的激励杠杆以支持健康数据银行数据价值主张的实现。个人和机构的健康即收益的真实体验，有助于进一步强化价值创造收益的场景体验，以激励个人和机构支持健康数据银行运营的正确行为。

场景创造在健康数据银行商业模式设计中的应用，从具体实践的视角验证了基于客户思维、场景化思维和可视化思维的场景创造原理，进一步扩展了场景创造的应用范围、拓展了场景创造的应用层次。场景创造作为一类更具创新性的商业模式、运营模式和营销模式等新型模式设计、优化和创新的理论方法，未来必将在更广泛的领域发挥重要作用。

1.4　本　章　小　结

健康数据银行的兴起证实了健康医疗数据价值存在的真实性，以及数据价值生成和数据价值实现的能动性。健康数据银行凭借银行信用和公信力，激励更多的健康医疗数据所有人提供数据，提高健康医疗数据价值；同时，激励越来越多的健康医疗数据使用者使用数据，实现健康医疗数据价值增值。可见，健康数据银行是医疗服务供应链体系中实现健康医疗数据价值增值的最佳环节和有效途径。

第2章 健康数据银行基本结构

健康数据银行依托特有的信用和公信力得以低成本、便捷地获取健康医疗数据，并依托健康医疗数据价值得以持续运营。如果健康数据银行要合理合法地运营，必须厘清个人健康数据产权关系、医学知识数据产权关系，必须科学合理地设计健康数据银行运营模式和运营结构。

2.1 健康数据银行数据产权结构

健康数据银行经营能力取决于健康医疗数据数量、数据质量、内核知识，以及健康数据银行数据产权结构。无论是个人健康数据、医学知识数据，还是医学知识，都应建立清晰的产权关系，不但有利于保护健康医疗数据提供者（包含健康医疗数据生成者、健康医疗数据加工者和健康医疗数据所有人）和健康医疗数据经营者的合法权益，而且有助于增强健康数据银行的信用和公信力，从而提升健康数据银行的竞争力。

2.1.1 个人健康数据产权关系

个人健康数据产权关系用于描述个人健康数据资产的所属关系，有助于厘清数据资产所有权和经营权之间的关系。

1. 个人健康数据内涵

从法律意义上看，个人健康数据概念具有如下四层基本含义。

（1）个人健康数据的所有权归属于个人，即健康医疗数据生成者、健康医疗数据加工者、健康医疗数据所有人和健康医疗数据使用者等主体。

（2）个人健康数据的本质及价值在于识别个人健康状态，即具有对象辨识性和价值导向性功能。

（3）存活的自然人或者已故的自然人都有个人健康数据，且均可被采集、存储、管理、分析和使用。

（4）个人健康数据与主体的人格利益、财产利益存在密切的关联关系。

2. 个人健康数据特征

个人健康数据来源于个人，成为与生命相生相伴的重要资源，在全生命周期呈现重要的特征。从个人健康数据内涵可知，个人健康数据具有如下特征。

1）个人健康数据成为个体辨识的符号

个人健康数据属于自然人和自然人事项，无论存活的还是已故的自然人均具有特定的个人健康数据。由于个人肌体特征、健康状况、基因图谱、病史病历等能够构成对数据主体的辨识，故通过个人健康数据识读和数据分析决策，可以有效辨识个人健康数据主体。在现有科技水平下，除掌握个体指纹、虹膜、基因图谱外，凭借孤立、单一的个人健康数据，仅可以在狭小的范围内辨识个人，难以在大范围内实现有效辨识。只有拥有数量相对多、内容相对深入的个人健康数据，才能实现大范围内的个体辨识。

2）个人健康数据呈现个体数据脉象价值

个人健康数据的价值不仅在于辨识个体，更重要的是能够描述个人健康状况，即个人健康数据呈现个体数据脉象价值，能够像中医把脉一样探知个人健康数据脉象。面对丰富的个人健康数据，应用大数据分析技术，能够清晰地描述个人健康状况及其潜在的演化趋势。个人健康数据的价值，就体现在捕捉个体数据脉象的能力上，能够以数据脉象展现个人健康状况及其潜在的演化趋势。

3）个人健康数据生成者拥有所有权

依法理，既然生成个人健康数据的主体是个人健康数据的权利人，那么个人健康数据生成者就应该拥有数据所有权，就有权利保护个人健康数据隐私。我国也有学者指出"隐私权不仅仅是一种消极的不受侵扰的权利，而且是一种积极的、能动的所有权"。需要指出的是，高质量、深层次的个人健康数据，对辨识个体具有特别重要的作用。个人电话、电子邮箱等相关数据可以轻易变更，但是DNA、指纹、虹膜等生物标识却终身不变。个人可以更加便捷、准确地利用个人健康数据。DNA是人类人格价值的仓库，基因隐私的所有权应当归DNA个人所享有，正如人的私有财产一样。DNA携带着重要的遗传信息，DNA的不同导致了个体的差异性，它应当属于个人所有。

4）个人健康数据保护体现政府责任

通常情况下，个人健康数据由医疗机构收集。在发生战争、重大灾害或突发公共卫生事件时，政府必须控制每一个人的数据，个人隐私权应当克减。例如，在疫病流行期间，政府要求相关人员申报姓名、身份证号码、有无可疑症状、到达后居住地址、联系电话等数据。当社会公众的生命受到疫病威胁的时候，政府出于保护公共利益，也包括要求国家保护个人隐私权的个人安全和国家安全的需要，对特定对象，如来自疫区人员的个人健康数据进行调查，甚至采取必要的医学隔离措施。这既是政府在必要限度内实施的权利，也是对公民的爱护和保护。同时，政府应当最大限度地保证个人健康数据网络传输、接收的安全性和完整性（Elhoseny et al.，2018）。

3. 个人健康数据产权关系分析

个人健康数据产权关系涉及个人健康数据生成者、个人健康数据加工者、个人健康数据所有人和个人健康数据使用者等多个产权关联主体，如可穿戴设备生产商依托可穿戴设备成为个人健康数据生成者、个人健康数据加工者和个人健康数据所有人，因此形成了个人、可穿戴设备生产商、健康数据银行三者之间的产权关系。图 2-1 简要描述了个人健康数据产权关系。

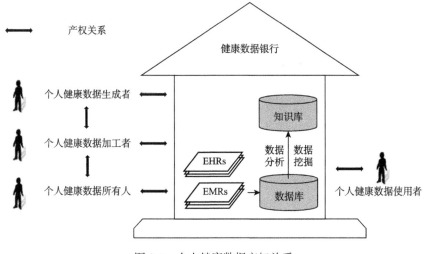

图 2-1　个人健康数据产权关系

如图 2-1 所示的个人健康数据产权关系，以个人健康数据为纽带描述了多主体之间的产权关系，这类产权关系具有如下特性。

1）可标识性

个人健康数据具有的个体辨识符号特征，增强了个人健康数据产权关系的可标识性，能够清晰地描述不同个体的个人健康数据产权关系。健康数据银行可以为每一个产权关联主体设置健康账户，但是必须能够清晰地描述个人健康数据的产权关系。例如，为可穿戴设备生产商建立个人健康数据提供者账户，并根据数据所属存储到个人电子健康档案之中；为医院等医疗机构建立个人健康数据提供者账户，并根据数据所属存储到个人电子病历之中，从而形成以个人健康数据产权为纽带的产权关系。

2）可增值性

在健康数据银行运营过程中，健康数据银行与每一个产权关联主体建立产权关系，随着个人健康数据价值的提升，个人健康数据产权关系也呈现可增值性，从而奠定健康数据银行可持续运营的基础。个人健康数据产权关系的可增值性主要来自健康数据银行提供的信息、资源和能力支撑，来自产权关联主体之间和谐互助的关系。

3）交互性

健康数据银行构建的个人健康数据产权关系具有交互性，不但需要健康数据银行与个人健康数据产权关系主体之间互动交流、共享数据资源，而且需要产权关联主体之间互动交流、共享数据资源。个人健康数据产权关系具有交互性，用于描述健康数据银行、产权关联主体等产权关系的形成及演化过程。

4）兼容性

个人健康数据产权关系兼具个人利益和机构利益。个人健康数据既归属于个人，又是疾病控制、诊断治疗、医学研究中不可或缺的数据资源，个人健康数据的合理使用对于个人、机构和国家都有益无害。面对个人健康数据产权关系的兼容性，健康数据银行应帮助产权关联主体维持数据保护与数据使用之间的均衡，实现个人利益和机构利益的双赢。在保障国家利益的前提下，最大限度地保障个人利益和机构利益。

2.1.2　医学知识数据产权关系

医学知识数据产权关系用于描述医学知识数据资产的所属关系，有助于厘清数据资产所有权和经营权之间的关系。

1. 医学知识数据内涵

从法律意义上看，医学知识数据概念具有如下四层基本含义。

（1）医学知识数据的所有权归属于机构，即医疗机构、制药公司、保险公司、公共机构等主体。

（2）医学知识数据的本质及价值在于识别医学知识的有效性，即具有权威辨识性和健康关联性功能。

（3）存活的自然人或者已故的自然人均存在医学知识数据，且均可被采集、存储、管理、分析和使用。

（4）医学知识数据与主体的经济利益、社会利益存在密切的关联关系。

2. 医学知识数据特征

医学知识数据来源于机构，是保障和维持生命健康的重要资源，在个体全生命周期、群体全生存空间呈现重要的特征。从医学知识数据内涵可知，医学知识数据具有如下特征。

1）医学知识数据成为权威辨识的符号

医学知识数据属于自然人和自然人事项，无论存活的还是已故的自然人均具有特定的医学知识数据。尽管医学知识数据与自然人相关联，但是数据产生于疾病诊断、治疗、用药、医疗保险等过程，融入了人类专家的知识经验，所以通过分析医学知识数据，可以有效辨识最具价值、最有效的医学知识数据的权威主体。权威存在于一个有限的时空范围内，受医学知识数据的数量、质量和内核知识影响，基于医学知识数据的权威辨识受到数据主体覆盖范围影响。

2）医学知识数据呈现健康价值关联性

医学知识数据价值不仅在于辨识权威主体，更在于能够用于分析、评价相关行为对健康状况的影响，即医学知识数据呈现健康价值关联性，能够用于评价疾病诊断、治疗、用药、医疗保险等行为对健康价值的影响。面对丰富的医学知识数据，应用大数据分析技术，能够清晰地描述人类专家运用医学知识的状况及其演化趋势。医学知识数据的价值就体现在捕捉人类专家知识经验的能力上，能够以健康价值关联性展现人类专家运用医学知识的状况及其演化趋势。

3）医学知识数据生成者拥有所有权

依法理，既然生成医学知识数据的主体是医学知识数据的权利人，那么医学知识数据生成者就应该拥有数据所有权，就有权利保护医学知识数据隐私。医疗机构、制药公司、保险公司、公共机构等主体可以生成医学知识数据，它们拥有相应数据的所有权。必须特别指出，高质量、深层次的医学知识数据，对辨识机构权威性具有特别重要的作用。在医学知识数据生成过程中，尽管人类专家的知识经验发挥了重要作用，但是医学知识数据仍然属于人类专家所在的机构，它应当属于机构所有。

4）医学知识数据保护体现政府责任

通常情况下，医学知识数据由医疗机构、制药公司、保险公司、公共机构等主体采集、存储、管理、分析和使用。在发生战争、重大灾害、突发公共卫生事件等紧急情况下，政府必须控制每一个机构的数据，个人利益、机构利益都必须服从于国家利益。面对医学知识数据呈现的巨大的人类智慧和潜在的人工智能，国家应履行好政府职责，切实保护好医学知识数据。政府应当最大限度地保证医学知识数据网络传输、接收的安全性和完整性，为医疗及其相关机构创建一个安全的生态环境。

3. 医学知识数据产权关系分析

医学知识数据产权关系主要涉及医学知识数据生成者、医学知识数据加工者、医学知识数据所有人和医学知识数据使用者等多个产权关联主体，如医疗机构在个人疾病诊断、治疗过程中成为医学知识数据生成者、医学知识数据加工者和医学知识数据使用者，因此形成了个人、医疗机构、健康数据银行三者之间的产权关系。图 2-2 简要描述了医学知识数据产权关系。

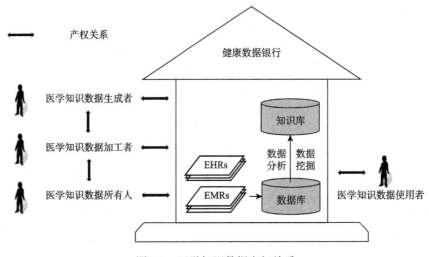

图 2-2　医学知识数据产权关系

如图 2-2 所示的医学知识数据产权关系同样具有可标识性、可增值性、交互性和兼容性，而且仍然具有如下特性。

1）可传承性

医学知识数据产权关系的可传承性，其主要源自医学知识数据资产集聚的人类专家知识经验及凝聚的人类智慧。健康数据银行与每一个产权关联主体建立长期稳定的产权关系，为医疗服务领域的人类智慧增加可传承的价值，为探索未知疾病、保障人类健康和生态文明传承数据资产。医学知识数据产权关系的可传承性，真正体现了医学知识数据资产价值，以及数据价值生成、数据价值传递和数据价值实现的作用。

2）可融合性

医学知识数据产权关系的可融合性，主要用于表达人类智慧与人工智能的可融合性，以更有效地集聚医学知识数据资源、更有效地进行数据资产化。随着大数据分析技术、人工智能的发展，健康数据银行可以集聚每一个产权关联主体的数据资源，以人工智能增强医学知识数据价值生成智能化能力。医学知识数据产权关系的可融合性，充分体现了医学知识数据智能化、实时化等发展趋势。

3）可控性

医学知识数据产权关系的可控性，更多地源于医学知识数据资产价值高、产权关联主体多、产权关系复杂。健康数据银行必须与每一个产权关联主体建立完善的数据资产保障机制，不但保护数据隐私不受侵犯，而且保护数据资产可控不被窃取，充分保障医学知识数据资产保值增值。医学知识数据产权关系的可控性，足以保障健康数据银行诚实可信的生态环境，保障"知识体系+"和"信用体系+"的建设。

2.1.3　医学知识产权关系

知识产权（intellectual property）是对包括著作权、专利权、商标权、发明权、发现权、商业秘密、商号、地理标识等科学技术成果权在内的一类民事权利的统称，是人们基于自己的智力活动创造的成果和经营管理活动中的经验而依法享有的民事权利，通常被称为无形资产，与动产、不动产并称为人类财产的三大形态。

1. 医学知识产权种类

医学知识产权，是指一切与健康医疗行业有关的发明创造和智力劳动成果的财产权。医学知识产权不限于某一新产品、新技术，也不限于某一专利或商标的保护，它是一个完整的体系，是相互联系、相互作用、相互影响的有机体。概括地说，健康数据银行医学知识产权的种类应包括五大类。

（1）专利和技术秘密，主要包括需要申请专利和不需要申请专利的新产品、新物质、新技术、新工艺、新材料、新配方、新构造、新设计、新用途及健康数据银行商业模式等。

（2）商标和商业秘密，主要包括已注册的标志、原产地名称，以及不为公众所知的健康数据银行等医疗服务提供商拥有的涉及管理、工程、设计、市场、服务、研究开发、财务分析和技术转让等方面的信息。

（3）涉及健康数据银行等医疗服务提供商的计算机软件，如医疗服务供应链管理软件等。

（4）由健康数据银行等医疗服务提供商组织人员创作或提供资金、资料等创作条件或承担责任的有关百科全书、年鉴、辞书、教材、摄影画册等编辑作品的著作权。

（5）同其他单位合作中涉及研究开发、市场营销、技术转让、投资等与经营管理有关的需要保密的技术、产品信息和医疗服务说明书等。

2. 医学知识产权关系分析

健康数据银行运营不但需要考虑个人健康数据产权关系和医学知识数据产权关系，而且需要考虑医学知识产权关系，只有这样才能保持健康数据银行可持续运营。在以健康数据银行为核心企业的医疗服务供应链体系中，个人用户和机构用户通过授权健康数据银行等医疗服务提供商使用健康医疗数据，形成如图 2-3 所示的医学知识产权关系。

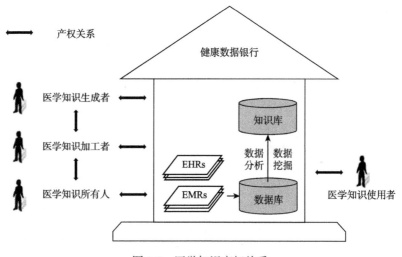

图 2-3　医学知识产权关系

1）复杂性

医学知识产权是一个完整的体系，各个种类间是相互联系、相互作用、相互影响的有机体。医学知识产权关系具有复杂性，不但医学知识产权的归属较为复杂，在不同的情况下归属有所不同，而且产权关系、产权结构、提供原始数据的个人用户、机构用户与提升医学知识价值的医疗服务提供商的贡献度具有动态性。

2）关联性

从图 2-3 所示的医学知识产权关系中可见，不同的医学知识产权关系之间具有关联性。例如，健康数据银行与医学知识生成者、医学知识加工者、医学知识所有人等之间的医学知识产权关系以个人用户和机构用户为纽带，形成了基于疾病诊断、治疗等的医学知识产权关系关联性。医学知识产权关系关联性的存在，有助于进一步挖掘和增强医学知识产权价值。

3）递进性

医学知识产权关系的递进性，即随着医学知识产权价值的提升而更加紧密，医学知识产权价值成为产权关系的黏合剂。健康数据银行凭借集聚的医学专家和医学知识数据资源，能够持续提升医学知识产权价值，形成医疗机构、制药公司、保险公司等基础上的医学知识数据价值和医学知识产权价值提升，将医学知识产权关系递进性转化为合作关系递进性。

4）不可分割性

医学知识产权关系的复杂性、关联性和递进性，决定了医学知识产权关系的不可分割性，难以清晰地解决医学知识产权归属问题，从而使基于医学知识价值和产权关联主体贡献的产权分配机制备受瞩目。依托自己构建的医学知识产权关系体系，健康数据银行能够更加形象、生动地应用医学知识数据，为个人和机构带来便利和价值，以合作增益共享代替产权分割所获收益。

2.2　健康数据银行运营模式

以健康医疗数据为经营对象的健康数据银行，如何在用户的理解和认识中生存和发展，如何与相关的健康医疗数据提供者和健康医疗数据使用者建立稳定的合作关系，所有这些都取决于健康数据银行的运营模式。一个科学合理的运营模式，能够保障健康医疗数据提供者和健康医疗数据使用者的利益，保障健康数据银行可持续健康运行。

2.2.1　健康数据银行数据资产结构

由于健康数据银行固有的大数据属性和银行属性，故重点考虑健康医疗数据资产的保值增值。在设计健康数据银行运营模式时，应围绕数据资产集聚和运营这两个中心，并以这两个中心划分资产结构和组织结构。

1. 数据资产双层结构

健康数据银行数据价值生成、数据价值传递和数据价值实现的核心，在于数据资产的价值和价值增值能力，依赖数据资产双层结构（图 2-4），即数据资产集聚层和数据资产运营层。健康数据银行数据资产双层结构所形成的分工合作关系，使数据资产集聚层聚焦于数据积累、数据分析和数据挖掘等价值生成，而数据资产运营层则更加注重数据租赁、数据外包和数据服务等的价值传递和价值实现。

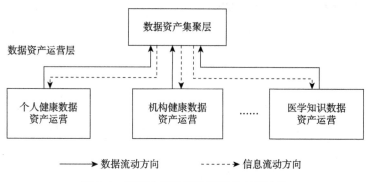

图 2-4　健康数据银行数据资产双层结构

2. 职能组织双层结构

健康数据银行包括总行与分行，两者各司其职，实现健康医疗数据价值生成和价值实现。分行是总行的组成部分，是总行下属的职能部门，为总行的运营提供数据支持。总行拥有分行的全部股权，分行所从事的业务活动主要根据总行的战略来确定，并且分行的主要经营管理人员都与总行有着紧密的联系。总行的全部数据都来源于分行，总行的主要功能是汇总来自各个分行的数据，并实现价值生成和价值实现。分行业务的有效完成是总行良好运营的基础，分行的主要职责是获取数据、应用数据和产生效益，根据服务内容不同可以划分为个人健康管理分行、健康数据商业分行、医学知识增值分行。

总行的经营目标是实现健康医疗数据的价值最大化，分行的经营目标则是保障最大限度地完成自身业务。总行要实现数据价值的深度挖掘，必须依赖于分行提供充足的有价值的数据。总行和分行是一种两级合作博弈关系，总行不提供服务，由分行分别为不同的服务对象提供服务。各分行均是相对独立的个体，单独结算、自负盈亏。同时，总行内部管理政策的制定既要从全行利益出发，达到对分行有效管理和控制的目标，又要给分行留有适当的自主经营管理空间。

从管理体系上看，总行主要通过三大业务实行分权型管理，分行基本上实现独立核算，但在业务发展上接受总行指导，执行总部的战略部署。个人健康管理分行、健康数据商业分行、医学知识增值分行三大业务的开展，既受本分行行长的领导，同时还接受总行职能部门的领导。总行和分行之间有明确的分工与职责划分，所以在健康数据银行运行过程中，可以各司其职、互相协作。

2.2.2　健康数据银行运营管理

在总行与分行职能组织双层结构的支持下，健康数据银行得以正常运营，并且根据数据资产的双层结构形成了相应的运营管理模式，即数据集聚运营管理和数据服务运营管理两种模式。根据总行与分行的职责划分，总行主要负责数据集聚运营管理，分行主要负责数据服务运营管理。

1. 数据集聚运营管理

数据只有在大量集聚时才能显现出其内部规律，产生最大的价值，分散的、无关联的数据会弱化数据特征，导致数据价值降低，因此健康医疗数据应该集中存储或者建立数据之间的关联关系。面对海量数据，首要的任务就是进行归类分析，建立数据之间的关联关系，以透明化的逻辑关系建立不同来源、不同分行数据之间的关联关系，支持数据集聚运营管理。

1）数据集聚管理

总行的功能主要是收集、存储、管理、分析来自各个分行的数据，从海量的数据中挖掘有价值的信息，建立数据之间的关联关系，为各个分行制定相应的服务内容和配套规则。通过数据集聚，数据管理者能识别出密集的和稀疏的区域，发掘健康医疗数据的分布格局，描绘健康数据银行参与者的整体态势，从而更加清晰地描述数据属性之间的相互关系，为研究不同群体的健康状态提供帮助。

2）数据分析管理

由于总行集聚了来自各个分行的海量数据，故相比于各个分行能够更加系统地观察数据之间的关联关系，能够更好地开展健康医疗数据分析。总行依托丰富的大数据分析专家资源、健康医疗数据资源，应用大数据分析技术挖掘数据内在规律、数据关联关系，以更加充分地利用数据价值。总行通过数据分析管理功能，能够更好地为各个分行制定相应的服务内容和配套规则。

3）数据安全管理

面对来自各个分行汇总集聚的健康医疗数据资源，总行有责任管理好数据资源，保障数据安全。在数据安全管理体系中，总行除了必须建立完善数据备份、防火墙等数据安全保障体系之外，还应建立完善的数据隐私、知识产权等安全保护机制，以更加全面、系统地保障数据安全。

2. 数据服务运营管理

分行将获取的不同来源的数据汇总至总行，并且根据总行制定的服务内容和配套规则应用数据，为不同对象提供服务。在数据服务运营管理体系中，根据服务内容可以将分行划分为三类，即个人健康管理分行、健康数据商业分行、医学知识增值分行。

1）个人健康管理分行

个人健康管理分行主要面向个人用户，依托分行收集的个人健康数据，为个人提供健康管理服务。

（1）服务类型。个人健康管理分行主要吸纳个人健康数据，为个人提供预防干预和临床干预服务。分行为个人免费开设健康数据银行的电子账户，并且与个人移动设备、家庭设备和应用软件的账户相关联。分行根据个人存储的数据回馈积分、礼品及专属权限等，鼓励个人持续真实地存入个人健康数据。

预防干预服务。预防干预包括身体健康干预和心理健康干预。身体健康干预是指分行通过对个人的营养、锻炼等日常数据的变化趋势分析，通过账户发送消息给用户提示日常的不良习惯，进行行为干预，持续督促用户改善生活方式、持续观察用户健康状态改善程度的变化。心理健康干预是指分行通过远程心理指导缓解个人的心理压力，并建议采取有效的减压方式。

临床干预服务。在临床干预上，当分行发现个人患病时，会将个人的健康医疗数据和电子病历进行相关性分析。根据患者症状在电子病历库中找出类似的案例，快速为患者制订最佳的治疗方案，并发送给个人和医生。分行同时提供信息推送服务，以满足客户的个性化需求。

（2）服务价值。个人健康管理分行相对于健康数据商业分行和医学知识增值分行，侧重于提供最基础、最直接、最便捷的健康医疗服务，数据价值生成和价值实现涉及的流程或者环节最少，数据资产变现的频率最大、周期最短，而且应用时间最长、最普遍。个人健康管理贯穿于人们的日常生活，无论是预防干预还是临床干预，都呈现普遍性；在日常健康管理中应用健康医疗数据，通过大数据分析技术可以便捷地增强用户个人健康管理能力；个人健康管理主要涉及医患双方，不涉及第三方健康医疗数据，结构简便、流程简单；个人健康数据可以用于个人全生命周期健康管理，时间跨度长、数据有效期长。

个人健康管理分行的核心就是健康医疗数据收集、数据维护，利用激励机制获取个人健康数据，注册健康档案。通过加密技术、规范管理进行数据维护，并利用大数据分析技术进行数据价值生成和价值实现，从而奠定个人健康管理分行的成功基础。

2）健康数据商业分行

健康数据商业分行主要面向个人和机构用户，收集机构健康医疗数据并根据机构需求提供商业服务。

（1）服务类型。健康数据商业分行相对独立、自负盈亏，主要为制药公司、保险公司等医疗机构提供商业服务，已经成为健康数据银行重要的利润来源。在个人用户授权下，医院、诊所和药店等将机构内采集的个人诊疗、用药数据上传至健康数据商业分行；大型国家科研机构的大量样本数据也会上传至健康数据商业分行。健康数据商业分行以营利为目的，在经营过程中追求营利性、安全性和流动性，不受政府行政干预。

（2）服务价值。健康数据商业分行为制药公司、保险公司和公共服务公司提供商业服务，供制药公司研发新药，帮助保险公司提供个性化服务，促进政府出台相关政策法规；根据研究机构临床试验需求提供包含具体特征的个人健康数据集合，加快研究机构获取研究成果；根据海量个人健康数据，为医疗保险业解决逆选择、道德风险等高成本问题提供精准策略。医院等医疗机构之间数据共享，相似病因、治疗结果的对比分析，有助于提高患者诊断速度和治疗效果。

3）医学知识增值分行

医学知识增值分行主要面向机构用户，致力于收集医学专家的医学知识，实现医学知识数据的价值生成，明晰医学知识的知识产权归属和利益共享机制，实现医学知识价值转换和医学知识数据使用过程管理。

（1）服务类型。医学知识增值分行侧重于以专业的医学知识服务实现价值增值，为总行提供更加专业化的医学知识。医学知识增值分行收集的医学知识，涵盖了生物学、生理学、病理学、药理学、人体解剖学、诊断学等方面，由知名专家编写审查，内容权威、准确可靠。医学知识增值分行以疾病为主线横向串联各科医学知识，以个人为主线纵向串联各种疾病诊疗知识，为分行经营管理者提供脉络清晰的知识网络。

（2）服务价值。医学知识增值分行聘请来自科研、医疗机构、医生团队等专家学者，组建具有不同研究方向的专家团队，根据研究需求授予专家相应的数据访问权限。专家团队利用分行的健康医疗数据资源开展医学研究，研究成果作为分行的知识产权，供整个健康数据银行使用或许可给第三方机构使用。医学知识增值分行也可以向制药公司、保险公司等机构提供医学知识数据供其开展研究。

3. 数据运营管理成功标准

健康数据银行运营管理涵盖数据集聚运营管理和数据服务运营管理，在运营管理过程中需要制定成功标准，以评价健康数据银行运营管理是否达到了预期的成功标准。由于健康数据银行兼具公益性和营利性，故分别从公益性和营利性两个方面考虑成功标准。一方面以脉象价值评价个体、群体、区域和国家健康状态改善程度；另一方面以数据资产保值增值能力评价健康数据银行盈利能力。

1）成功标准模型

健康数据银行运营管理成功标准兼具公益性和营利性，形成公益性和营利性两条路线。在营利性目标驱动下，以"数据资产化→资产价值化→价值可视化"为主线，支撑健康数据银行"价值生成→价值传递→价值实现"，从而实现健康数据银行保值增值能力的提升；在公益性目标驱动下，健康数据银行最终实现健康医疗数据提供者、使用者健康状态改善。图 2-5 描述了具有公益性和营利性的健康数据银行运营管理成功标准模型，成功标准的实质在于个体、群体、区域和国家健康状态的改善。

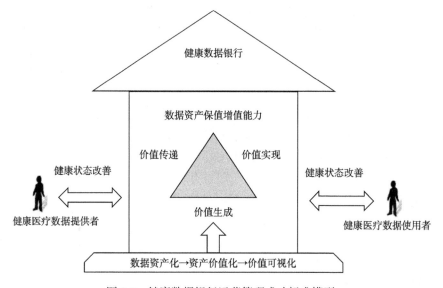

图 2-5 　健康数据银行运营管理成功标准模型

2）成功标准分析

　　健康数据银行运营管理成功来自两个方面，一是健康医疗"数据资产化→资产价值化→价值可视化"目标的实现，全面提升健康数据银行营利能力；二是健康医疗数据"价值生成→价值传递→价值实现"目标的实现，全面提升健康医疗数据脉象价值。可见，健康数据银行运营管理成功是健康医疗数据价值与健康数据银行数据价值相互作用、相互影响的结果。

　　健康数据银行运营管理成功标准体现在公益性的脉象价值和营利性的盈利能力，并且最终体现在服务对象健康状态的改善。根据健康数据银行运营管理成功标准，健康数据银行与健康医疗数据所有人形成委托代理关系，不但需要为委托方带来资产价值保值增值的新增收益，而且需要为服务对象带来健康状态改善的脉象价值。因此，需要建立完善一个科学合理的增益分配和成本分摊机制，保障健康医疗数据所有权人的合法收益。

2.3　健康数据银行运营结构

为了保障健康数据银行规范、高效地运行，需要建立健全、合理的运营结构，健康数据银行运营结构由组织结构和信息结构构成。组织结构是健康数据银行内部各个有机构成要素相互作用、相互联系的方式，以求有效、合理地组织成员共同为实现目标而协同努力；信息结构包括健康数据银行信息类型及特征、信息流通及处理方式、信息资源管理标准等以增强健康数据银行协同运营能力。

2.3.1　健康数据银行组织结构

为了实现健康数据银行战略目标、创新商业模式，健康数据银行组织结构应充分展现一个责权利相结合的动态结构体系，组织成员分工协作，随着重大战略协同调整。

1. 健康数据银行组织结构设置原则

健康数据银行不同于商业银行，组织结构设置原则可遵循公益与营利原则、竞争与效率原则、安全与稳健原则、规模与适度原则。

1）公益与营利原则

由于健康数据银行兼具公益性和营利性，故在健康数据银行组织结构设置时应遵循公益与营利原则，从组织结构上保障人们的健康利益。健康数据银行可以将公益性融入个人健康收益和机构健康收益之中，并在组织机构上体现公益性思想，如设立公益性基金支持面向公众的数据和知识产品开发。

2）竞争与效率原则

对于健康数据银行市场而言，最佳状态在于达到"自由竞争"。健康数据银行可以在竞争中获得高效率，能够提供优质的健康医疗服务产品和服务，促进健康医疗行业可持续发展。依据竞争与效率原则，新的健康数据银行可以自由进入市场，不受任何阻碍和干扰，优胜劣汰成为市场退出的重要机制。

3）安全与稳健原则

健康数据银行建立在"自由竞争"的市场环境中，应以有效的管控措施创造安全、稳健的商业生态环境，避免健康数据银行之间恶性竞争。面对激烈竞争的市场环境，健康数据银行应设立风险控制部，制定有效的措施预测、监测和控制市场风险，保障健康数据银行安全、稳健运营。

4）规模与适度原则

即使生存在"自由竞争"的市场环境中，健康数据银行也应适度控制发展规模，寻求可持续发展的适度空间。处于不同市场环境中的健康数据银行，由于覆盖人群、服务主体的差异性必然存在不同的适度规模，即一个能够带来个人健康收益和机构健康收益最大化、健康医疗服务产品和服务性价比最高的规模。

2. 健康数据银行组织结构分析

在健康数据银行组织结构设置原则指导下，健康数据银行应充分挖掘健康医疗数据价值，实现价值增值。由于健康数据银行对数据资产的依赖性，故在健康数据银行组织架构设计前必须厘清数据资产与组织结构之间的关系，能够更加清晰地描述数据资产结构对职能组织结构的支持作用。

1）数据资产结构与职能组织结构关系

如图 2-4 所示的健康数据银行数据资产双层结构，以数据资产集聚层和数据资产运营层实现数据资产的保值增值。健康数据银行职能组织双层结构以数据资产双层结构为基础，呈现"总行—分行"双层结构。健康数据银行数据资产结构与职能组织结构关系如图 2-6 所示，该图清晰地描述了"总资产—分资产"与"总行—分行"之间的关系。

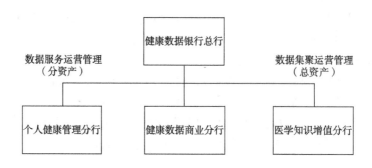

图 2-6　健康数据银行数据资产结构与职能组织结构关系

健康数据银行总行负责数据资产集聚形成总资产，最大的职责在于实现健康医疗数据价值生成、提升数据资产价值。健康数据银行分行负责数据资产运营形成分资产，最大的职责在于实现健康医疗数据价值实现、提升数据资产使用价值。健康数据银行数据资产双层结构与职能组织双层结构关系，奠定了数据资产保值增值的运营管理基础，以及健康医疗数据价值生成与数据价值实现的渠道。

2）健康数据银行组织架构

在商业银行中，组织机构一般包括决策机构、监督机构、执行机构三大机构。商业银行决策机构包括股东大会和董事会；监督机构包括监事会和董事会下设的稽核委员会；执行机构包括行长、副行长及各职能部门。

借鉴商业银行的管理体制，健康数据银行组织架构可以采用如图 2-7 所示的设计方案，涵盖决策机构、监督机构、执行机构三大机构。

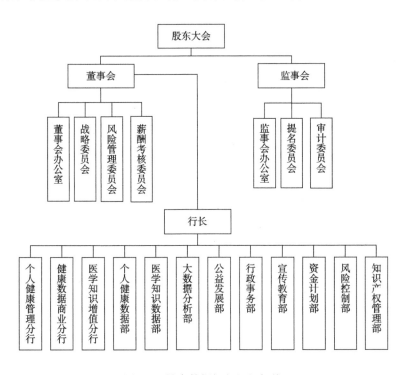

图 2-7　健康数据银行组织架构

决策机构包括股东大会和董事会。股东大会下设董事会和监事会，是商业银行最高权力和决策机构，由全体普通股东组成，健康数据银行的任何重大决策都需经过股东大会通过。董事会下设董事会办公室、战略委员会、风险管理委员会和薪酬考核委员会，由股东大会选举产生，并代表股东执行股东大会的决议以贯彻董事会的决议，监督健康数据银行的业务经营活动。

监督机构包括监事会和董事会下设的薪酬考核委员会。监事会包括监事会办公室、提名委员会和审计委员会，由股东大会选举产生，执行对董事会、行长及整个健康数据银行管理的监督权，主要职能：检查执行机构的业务经营和内部管理；对董事会制定的经营方针和决策、制度及其执行情况进行监督检查；督促限期改正。薪酬考核委员会主要职能包括评估经理绩效，制定和监督经理薪酬计划，制订员工退休金、利润分享等收益计划，对员工薪酬计划提出意见以及披露和解释高管人员薪酬状况等。能否制定有效的报酬契约，以及通过薪酬激励解决代理问题成为衡量薪酬考核委员会是否有效的重要标准。

执行机构包括行长及行长下设的个人健康管理分行、健康数据商业分行、医学知识增值分行及各职能部门，具体有个人健康数据部、医学知识数据部、大数据分析部、公益发展部、行政事务部、宣传教育部、资金计划部、风险控制部和知识产权管理部。行长是健康数据银行的执行总管和内部首脑，主要职责：执行董事会决议；组织健康数据银行各种经营活动；组织运营管理班子，提名副行长及各职能部门经理等高级职员人选，并报董事会批准；定期向董事会报告运营情况；招聘和解雇有关员工，并对员工实行奖惩，等等。

2.3.2 健康数据银行信息结构

2009 年，美国通过了《卫生信息技术促进经济和临床健康法案》，承诺出资数百万美元搭建健康信息基础设施，保证在任何时间、任何地点都可以获得完整的个人电子健康档案。随后，美国健康档案联盟白皮书中分别提出以机构为中心的"健康信息交换"模式和以患者为中心的"健康信息交换"模式（Health Record Banking Alliance，2013）。

1. 健康数据银行信息总体结构

健康数据银行信息总体结构，是指健康数据银行运营过程中各类信息、功能及健康数据银行信息沟通的基本方式，可以分为健康数据银行内部信息结构和健康数据银行外部信息结构（图 2-8）。

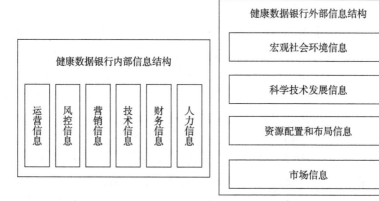

图 2-8 健康数据银行信息总体结构

1）健康数据银行内部信息结构

健康数据银行内部信息结构指健康数据银行内部产生的各种信息集合，能够综合反映健康数据银行基本状况，既可以作为健康数据银行决策分析的依据，也可以用于监测、诊断健康数据银行运营状况，包括运营信息、风控信息、营销信息、技术信息、财务信息、人力信息。

运营信息是能够反映健康数据银行运营过程的信息，包括健康数据银行进行数据集聚运营管理、数据服务运营管理过程中产生的信息，能够清晰地描述健康医疗数据价值生成和价值实现的过程。风控信息是健康数据银行有效控制运营风险的依据，包括风险来源、风险种类、风险危害等信息。营销信息是健康数据银行市场分析、营销策划的基础，涵盖客户需求、客户画像、销售绩效等信息。技术信息指健康数据银行提供产品和服务的技术基础信息，用于展现健康数据银行的技术优势和先进性，包含技术投入成本、技术手段、科研能力等。财务信息主要是健康数据银行财务管理信息，包括资产、负债、权益、收入费用和利润等信息。人力信息能够反映健康数据银行人力资源状况，包含年龄结构、学历结构、学院结构等。

2）健康数据银行外部信息结构

健康数据银行外部信息结构指健康数据银行外部环境相关信息集合，能够综合反映健康数据银行生存环境，既可以描述健康数据银行发展的支撑条件，也可以描述健康数据银行发展的制约因素，包括宏观社会环境信息、科学技术发展信息、资源配置和布局信息、市场信息。

宏观社会环境信息涵盖健康数据银行生存发展的经济环境、社会环境、法律环境等。科学技术发展信息用于展现健康数据银行产品和服务的发展方向。资源配置和布局信息用于描述健康数据银行正常运营所需医疗服务资源配置和布局情况。市场信息是健康数据银行发展规划、营销策划的主要依据，包括市场需求、竞争状况、客户画像等信息。

2. 健康数据银行信息交换模式

健康数据银行信息交换模式可分为以机构为中心的"健康信息交换"模式和以患者为中心的"健康信息交换"模式。

1）以机构为中心的"健康信息交换"模式

以机构为中心的"健康信息交换"模式（图 2-9）遵循机构创建并保存电子健康档案的原则。电子健康档案是一类具有安全保密性能的数字化个人健康档案，用于存储居民个人全生命周期健康医疗数据，涉及数据资产、数据权利和数据隐私等问题。健康信息交换需要患者、医疗机构、医疗服务提供者及政府部门协同合作、交互作用，能够为我国实现跨地域和机构的诊疗模式奠定理论和现实基础（陈渝等，2017）。

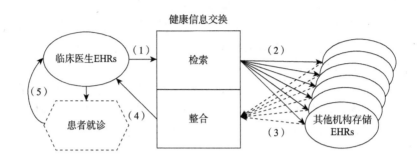

图 2-9　以机构为中心的"健康信息交换"模式
资料来源：Health Record Banking Alliance（2013）

以机构为中心的"健康信息交换"模式的运作步骤如下：

（1）患者就诊时，临床医生需要发送从健康信息交换系统中调取患者早期健康医疗记录的请求，如果系统中不存在此患者的记录，临床医生需要将这位患者的电子健康档案添加到健康信息数据库中以便日后查询。

（2）临床医生的请求被发送至健康信息交换系统中，系统会自动在所有网站的电子健康档案中搜索与患者相关的早期健康医疗记录（特别要求：所有机构发布患者的电子健康档案信息之前都需要得到患者本人同意）。

（3）每一个存有此患者早期护理电子健康档案的网站都需要反馈至健康信息交换系统，而健康信息交换系统也需要等待所有网站的反馈结果。

（4）所有网站反馈的关于此患者早期健康医疗记录将在健康信息交换系统中统一整合，并发送至该临床医生的电子健康档案页面上，其中对于记录间所有的不一致或矛盾，系统都需要实时处理。

（5）在查询反馈过程中，系统解决了早期健康医疗记录不一致问题，但是机构最终只能在患者电子健康档案中保存临床医生对患者做出的最新健康医疗记录。

以机构为中心的"健康信息交换"模式存在严重的缺陷，使之无法达到既定目标。一方面，模式较复杂、成本高昂且不可靠，会给电子健康档案提供者造成沉重的管理负担，致使其不能及时对查询记录的请求做出反馈；另一方面，模式存在可扩展性差、效率低等缺点，影响模式的推广应用。

2）以患者为中心的"健康信息交换"模式

以患者为中心的健康信息基础设施建设，也被认为是健康档案银行能够处理社区目前所面临的在建设和维持健康信息交换（health information exchanges，HIEs）时遇到的挑战和障碍。健康档案银行作为一个独立的组织，能够多渠道获取个人全生命周期的健康医疗记录，提供安全的电子仓库储存和维护数据，保证个人始终能够控制第三方获取信息的权限（在法律允许下的最大限度）。图 2-10 展示了以患者为中心的"健康信息交换"模式。

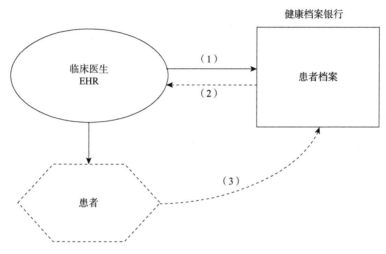

图 2-10　以患者为中心的"健康信息交换"模式

资料来源：Health Record Banking Alliance（2013）

以患者为中心的"健康信息交换"模式的运作步骤如下：

（1）临床医生通过电子健康档案系统向健康档案银行请求先前患者的档案。

（2）健康档案银行接到请求后，会立即发送患者的档案到临床医生的电子健康档案系统。

（3）治疗阶段结束后，患者的最新信息会储存在临床医生的电子健康档案系统中，同时发送到健康档案银行。在患者档案被再次（非实时）请求之前，任何与储存在健康档案银行中的记录矛盾或不一致的信息都需要被处理。

以患者为中心的"健康信息交换"模式，已经完全摆脱了时间和空间的局限性，无论患者何时何地接受临床医生治疗，上述过程始终重复进行，最终通过健康档案银行各个信息源的信息累积形成每位患者的电子健康档案。

3. 健康数据银行信息架构

根据健康数据银行基本原理，健康数据银行依赖于结构、功能和行为完善的信息体系，依赖于健康数据银行信息总体结构。因此，健康数据银行信息架构可以从应用平台层、关键技术层、公共技术层和支撑技术层进行设计，如图 2-11 所示。面对个人、机构等医疗服务供应链成员，健康数据银行信息架构致力于搭建一个充分共享的信息平台，满足健康医疗数据价值增值需求。

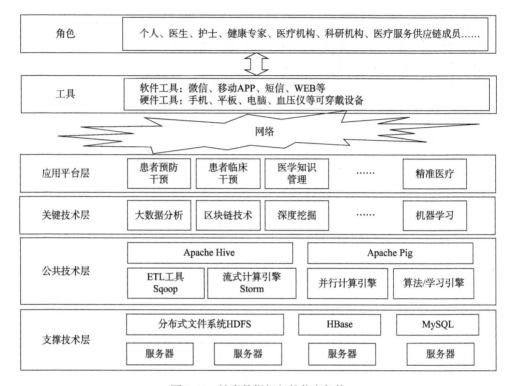

图 2-11　健康数据银行的信息架构

1）应用平台层

通过调用关键技术层单一服务接口或多种服务接口组合，形成针对患者、医生、护士、医疗机构等医疗服务供应链成员的多样化服务。应用平台层包括患者预防干预、患者临床干预、医学知识管理、精准医疗等服务。

2）关键技术层

根据应用平台层的需要和关键技术层提供的服务接口，调用公共技术层通过多种处理方式计算所得的结果，满足应用平台层复杂分析与决策的计算需求。关键技术层包括大数据分析、区块链技术、深度挖掘、机器学习等功能。

3）公共技术层

公共技术层能够提供服务接口，以多种处理方式计算各种健康医疗数据。公共技术层包括原有系统数据的导入、实时数据流处理、批量数据处理系统以及用于大数据分析的算法库，能够高效支撑实时/离线多种数据处理需求。

4）支撑技术层

支撑技术层为海量健康医疗数据分析提供支撑平台，重在管理和维护基础硬件设备及数据存储，保证支撑平台的高性能、高可用性和高扩展性。采用云计算架构、弹性存储方法，灵活可扩展，便于对海量异构健康医疗数据进行分布式存储。在云平台上部署分布式文件系统 HDFS、NoSQL 数据库 HBase 和 MySQL 数据库等多种类型数据库，以保证复杂多样的健康医疗数据存储。

2.4 本章小结

健康数据银行数据产权结构、商业模式和运营结构，奠定了健康数据银行正常运营的基础。在公益性和营利性相集成的价值主张驱动下，健康数据银行不但能够以数据资产双层结构实现保值增值目标，而且能够以职能组织双层结构保障健康医疗数据价值生成和价值实现目标的实现。

第二部分

理 论 篇

在"数据资产化、资产价值化、价值可视化"目标驱动下，健康数据银行应致力于创新数据资产理论、数据价值理论和数据可视理论，不但有助于澄清健康医疗数据资产与权利之间的关系，而且有助于实现全体公民健康医疗数据福利最大化。健康数据银行数据理论创建了一个强有力的理论支撑体系，推动健康医疗数据资产与权利管理体系建设，提高健康数据银行核心竞争力。

健康数据银行数据资产理论重点从数据资产化、知识资产化、知识产权化视角阐述健康数据银行数据资产结构与产权关系，提出健康医疗数据福利理论和无数承运人数据产权交易平台设计方法。健康数据银行数据资产理论能够诠释所有权与经营权分离、健康医疗数据价值链与医疗服务供应链集成的思想，奠定健康医疗数据资产化理论基础。

健康数据银行数据价值理论重点从数据价值生成、数据价值传递、数据价值实现视角阐述健康数据银行数据价值与价值增值能力，提出健康数据银行依托健康医疗数据"知识体系+"和健康数据银行"信用体系+"创建"价值体系+"的理论方法。健康数据银行数据价值理论能够诠释数据价值→健康价值、健康价值→数据价值相互作用的思想，奠定健康医疗数据资产价值化理论基础。

健康数据银行数据可视理论重点从数据价值可视化、数据产权公平化、数据经营合法化视角阐述健康数据银行数据权利与产权保护方法，提出健康数据银行公开、公平、公正目标驱动下的数据可视理论架构。健康数据银行数据可视理论能够诠释数据可视化依赖于可视化、公平化、合法化集成思想，奠定健康医疗数据价值可视化理论基础。

健康数据银行数据理论的持续创新，成为推动我国完善国家公共福利制度的强大动力。健康医疗大数据已经成为国家重要的基础性战略资源，我国应逐步完善国家公共福利制度，保障公民健康医疗数据共享与交流的基本权利，如完善重症医疗、医疗保险等健康医疗数据福利制度。在一个平等的国家公共福利制度支持下，健康数据银行公益性被激发出来，以更好地实现数据产权交易福利最大化。

国家公共福利制度在健康医疗数据福利领域的完善，有助于最大限度地保障健康医疗数据的共享与交流，保障数据价值向健康价值的转化，保障公民的健康利益。健康数据银行应支持国家公共福利制度完善，从国家战略高度规划和设计数据产权交易体制与机制，满足国家公共福利制度要求，积极推动包含健康医疗数据福利的国家公共福利制度建设。

第3章 健康数据银行数据资产理论

健康数据银行的价值蕴藏在集聚的健康医疗数据价值之中,蕴藏在依托"知识体系+"和"信用体系+"创建"价值体系+"的过程之中。在"数据资产化、资产价值化、价值可视化"目标驱动下,健康数据银行更应关注健康数据银行数据资产理论,厘清健康数据银行数据资产结构与产权关系。

3.1 健康数据银行数据资产概述

健康数据银行数据资产主要有两大来源:个人和机构。健康数据银行赖以生存和发展的健康医疗数据资产并不属于银行,正如储户存入银行的存款并不属于银行一样。健康数据银行作为委托方经营着来自个人和机构的健康医疗数据资产,问题的关键在于委托方和代理方之间究竟存在怎样的资产结构和产权关系,这些问题非常值得深入探讨。

3.1.1 健康数据银行基本职责

健康数据银行作为医疗服务供应链的核心企业和数据价值网络成员,不但担负着将个人和机构的健康医疗数据资源转化为数据资产和数据资本的重要使命,而且担负着实现数据价值生成和数据价值实现的重要职责。在健康医疗数据资源→数据资产→数据资本的过程中,健康数据银行基本职责如图 3-1 所示。

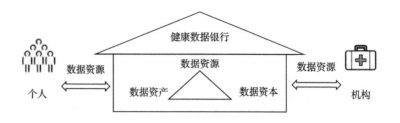

图 3-1　健康数据银行基本职责

1. 健康数据银行数据资源分析

数据资源是一种能够给人类带来财富的物质，是由数据积累而成的一种客观存在形态，可以分为原始数据资源和衍生数据资源。由图 3-1 可知，健康医疗数据资源主要来自个人和机构，个人和机构创造的财富体现在一类新的价值链上：数据价值→资源价值→健康价值（赵林度，2019）。健康数据银行致力于挖掘健康医疗数据蕴含的健康价值，实现健康医疗数据价值和价值增值。

1）健康医疗数据资源的价值作用

健康医疗数据资源之所以能够带来财富，是因为数据积累而成的大数据形态、5Vs-cps 综合特征，是因为数据数量、数据质量和内核知识。健康医疗数据资源价值是一个点滴积累、从量变到质变的过程，只有累积形成大数据形态、数据价值网络，才能逐步形成依托{内核知识}集合的健康医疗数据价值链。

健康医疗数据价值链（图 3-2）涵盖了健康医疗数据采集、存储、管理、分析和使用全过程（赵林度，2019），能够集聚来自个人和机构的健康医疗数据资源。无论是个人还是机构个体提供的健康医疗数据资源的价值都很小，但是如果没有个体健康医疗数据资源的集聚就不会产生健康医疗数据资源的价值。

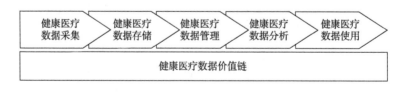

图 3-2　健康医疗数据价值链

健康医疗数据资源价值蕴含在 0→1 的价值生成过程中，正如人们所能感受到的隐性价值和显性价值一样。由于健康医疗数据资源价值难以度量，而且更多地表现为相关数据之间的关联关系，如生活习惯与慢性病、生活环境与健康等，所以增加了基于价值的健康医疗数据资源定价难度。

2）健康数据银行的数据资源职责

健康数据银行作为医疗服务供应链成员，有能力培育健康医疗数据价值链、数据价值网络，从而提供了将健康医疗数据资源集聚成大数据形态的机遇。健康数据银行依托丰富的大数据分析专家资源、健康医疗数据资源，能够形成更具价值和价值增值能力的数据衍生物，实现健康医疗数据价值由 0→1 的突破。

健康数据银行的重要职责在于培育健康医疗数据价值链、数据价值网络等生态环境，在于建立健全健康数据银行信用体系、提升健康数据银行信用。健康数据银行凭借自身信用和有效的激励机制，能够全面提高个人和机构贡献健康医疗数据的意愿，从而集聚更加丰富的健康医疗数据资源。

面对日益丰富的健康医疗数据资源，健康数据银行应逐步提升健康医疗数据采集、存储、管理、分析和使用能力，逐步增强健康医疗数据价值链价值增值能力。大数据分析、人工智能等技术的应用成为关键，能否将数据资源这笔财富转化为真实的财富，需要人类智慧与人工智能真正地融合。

2. 健康数据银行数据资产分析

数据资产就是一种能够给所有人和经营者带来经济利益（社会利益）的数据资源，是由数据价值转化而来的一类资产形式。健康数据银行主要有个人健康数据资产和医学知识数据资产。健康医疗数据之所以能够成为资产在于它蕴含的经济价值和社会价值，在于它能够给人类带来的健康价值。源于健康医疗数据资源的数据资产价值，进一步推动着价值链延伸而成新的价值链：健康价值→资产价值→经济价值（社会价值）。

1）健康医疗数据资产的价值作用

数据资产化就是将数据变成可用资产的过程。健康医疗数据资产化在将数据变成可用资产的同时呈现私密性、有效性和可变现性三大特征（赵林度，2019），数据资产所有人和经营者能够通过变现获得经济利益（社会利益）。健康医疗数据资产能够带来经济利益和社会利益，一方面，以健康价值实现数据资产变现；另一方面，探索未知疾病、保障人类健康和生态文明。

健康医疗数据资产化（图 3-3）描述了数据资源转化为数据资产的过程，在健康数据银行体系中形成两类数据资产，即个人健康数据资产和医学知识数据资产。健康医疗数据资产化也能够描述数据资产与数据资产所有人之间的关系，即个人健康数据资产对应着个人集合，医学知识数据资产对应着机构集合。

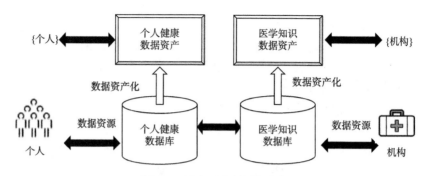

图 3-3　健康医疗数据资产化

健康医疗数据资产价值来源于健康医疗数据资源的健康价值，致力于更好地创造经济价值和社会价值。在现实环境中，健康医疗数据资产价值评估极具挑战性，尽管个人健康数据资产和医学知识数据资产可以分别构造个人集合和机构集合，可以清晰地描述不同个人、不同机构提供的数据资源数量、数据质量，但是难以描述这些数据资源内核知识的价值。

2）健康数据银行的数据资产职责

健康数据银行担负着数据资产化的重要职责，负责将数据转化为可用资产，致力于提升健康医疗数据资产价值。在健康数据银行运营过程中，应秉持健康医疗数据资产可持续创新、可共享保护、可协调共赢的价值保值价值观，以及精益化管理、精细化运作、精准化服务的价值增值价值观（赵林度，2019）。

健康数据银行的公益性和营利性，表明健康数据银行担负着健康医疗数据保值增值的社会责任。一方面，充分挖掘健康医疗数据资产的经济价值，以获得更加丰厚的经济利益，如通过提供个性化健康管理获利；另一方面，充分挖掘健康医疗数据资产的社会价值，以获得更加丰富的社会利益，如支持制药公司进行新药研发。

由于健康医疗数据产权关系复杂，故健康数据银行有责任明确健康医疗数据的所有权和经营权，在数据资产化的过程中明确每一笔数据资产对应的个人集合和机构集合，形成责权利明晰的数据资产管理体系。由于健康医疗数据资产化私密性的存在，健康数据银行应辨清健康医疗数据财产权、人格权的双重属性，更好地保护好数据隐私并应用好数据价值。

3. 健康数据银行数据资本分析

数据资本就是一种能够给所有人和经营者带来资本权益的数据资产，是由经济价值转化而来的一类资本形式，健康数据银行主要有个人健康数据资本和医学知识数据资本两类健康医疗数据资本。健康医疗数据资本进一步推动着数据资产价值链延伸而形成新的价值链：经济价值（社会价值）→资本价值→权益价值。

1）健康医疗数据资本的价值作用

健康医疗数据从数据资源→数据资产→数据资本，健康医疗数据价值从数据价值→健康价值→经济价值（社会价值）→权益价值（图 3-4），形成了一个从被动演化为主动的价值增值时空轨迹。健康医疗数据资本的权益价值，主要是由数据资本的所有权和经营权带来的，是一类附加在权益上的价值。

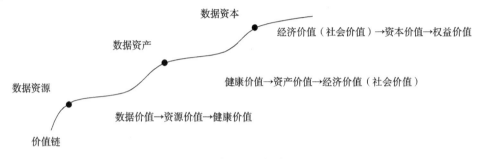

图 3-4　健康医疗数据资本价值

在资本层面，健康医疗数据资本的价值得到保障，有了更大的获利空间。健康医疗数据资本的价值更多地表现为一种保障作用，保障数据资本所有人和经营者的基本权益，以可兑现的权益价值产生数据资产和数据资源虹吸效应，吸引更多的个人和机构贡献自己的健康医疗数据资源。

在健康医疗数据资本价值链体系中，即在经济价值（社会价值）→资本价值→权益价值中，仍然具有经济利益和社会利益双重属性。由经济价值驱动的资本价值和权益价值，更多地表现为经济利益和营利性，而由社会价值驱动的资本价值和权益价值，更多地表现为社会利益和公益性。

2）健康数据银行的数据资本职责

面对健康医疗数据资本的价值作用，健康数据银行担负着保障数据资本所有人和经营者合法权益的职责，保障数据资本能够进入一个合理、合法、合规获利的市场环境。在健康数据银行运营过程中，必须创建一个数据资源集聚、数据资产变现、数据资本投资的生态环境，从根本上保障健康医疗数据价值和价值增值能力的持续提升。

由于健康医疗数据资本来源广泛，健康数据银行应基于轨迹追踪、证据链等技术建立资本追溯体系，能够清晰地描述来源于个人和机构的数据资源、数据资产和数据资本的路径轨迹，关键在于能够科学合理地为数据贡献者分配新增收益。只有在数据资源、数据资产和数据资本追溯体系支持下，健康数据银行信用才能得以持续提升。

健康医疗数据资本同样蕴含着风险，健康数据银行应建立一个有效的风险防控体系，通过科学规划采取有效措施防控和利用风险。健康医疗数据资本所有人和经营者能够充分获得应有的权益价值，不但依赖于健康医疗数据资本自身的价值，而且依赖于健康数据银行的经营管理能力。

3.1.2　健康数据银行数据资产结构

在医疗服务供应链体系中，健康数据银行担负着经营管理健康医疗数据的重要职责，担负着将数据资源转化为数据资产和数据资本的重要使命。健康数据银行的主要资产是健康医疗数据，需要从健康医疗数据资产价值链的视角探讨健康数据银行数据资产结构，以优化的资产结构提升健康数据银行核心竞争力。

1. 价值链分析

价值链概念是由迈克尔·波特（Michael Porter）于1985年提出来的，他认为价值链涵盖了商品或服务在创造过程中所经历的从原材料到最终消费品的所有阶段（波特，1997）。汉斯（Hines，1993）将价值链定义为"集成物料价值的运输线"，认为价值链应该将顾客的产品需求作为生产终点，利润作为目标。

1）数据价值链

随着互联网技术的发展，数字化产品和服务能力成为企业竞争提升优势的重要途径，虚拟价值链概念应运而生。Rayport 和 Sviokla（1995）提出了"虚拟价值链"概念。欧盟委员会也将数据价值链视为"未来知识经济的核心"，数据价值链将会给交通、金融、健康、制造、零售等传统行业带来数字化发展机遇（佚名，2014）。

在大数据分析过程中，引入数据价值链概念主要是为了描述大数据系统中的信息流，在大数据系统中有一系列可以产生价值的环节，数据可以反映有效的信息（Curry，2016）。数据价值链作为一种分析工具，可以用于信息流分析，有助于更好地理解数据价值生成过程。在数据价值链中，每一个环节都是数据价值生成和价值实现的必要环节。

南非学者曾做过一项实验，用于描述数据价值链形成过程。实验必须遵循个人信息保护法（Protection of Personal Information Act）。在保险行业，根据消费者的偏好和在线行为，设计定制服务和产品，以创建数据价值链（Swartz and Veiga，2017）。数据价值链的价值增值能力，不但取决于数据自身的价值，而且取决于每一个环节的价值增值能力。

2）数据资产价值链

从数据资源转化为数据资产，数据自身的价值进一步提高，数据价值转化为经济价值和社会价值的能力进一步提升。数据资产价值链不同于数据价值链，不是伴随着信息流实现价值增值的，而是在数据资产交易过程中实现价值增值的，由数据资产所有人和经营者构成数据资产价值链的节点。

数据资产价值链由数据资产所有权和经营权转移形成，通过数据资产价值变现实现价值增值。在数据资产交易过程中，交易双方通过数据资产价值评估、价格磋商、资产交易，实现数据资产价值增值。这条由数据资产所有权和经营权更迭而形成的价值增值路径，就是数据资产价值链。

数据资产价值链由数据价值→资产价值→经济价值（社会价值）构成，在数据资产价值传递的同时实现数据资产价值增值，并在数据资产价值链节点形成数据资产所有人集合和数据资产经营者集合。数据资产价值链比数据价值链更具价值增值能力，更能给数据资产所有人和经营者带来经济利益和社会利益。

2. 健康数据银行数据资产结构分析

通过价值链分析可知，数据资产价值链揭示了数据价值增值的过程，描述了数据价值转化为经济价值和社会价值的过程。健康医疗数据资产价值链由健康价值→资产价值→经济价值（社会价值）构成，为健康数据银行经营管理健康医疗数据资产奠定了基础。健康数据银行主要有个人健康数据资产和医学知识数据资产两类资产。

1）个人健康数据资产

个人健康数据资产是一类由个人健康数据资产化而形成的资产，主要来源于个人健康数据，具有个体和群体属性。个人健康数据银行通过获取所有权和经营权，以所有人和经营者的身份担负起个人健康数据资产化管理和经营化管理的重要职责，实现个人健康数据资产保值增值的目标。

在经济利益和社会利益驱动下，个人健康数据银行必将更加努力地将健康价值转化为经济价值和社会价值。个人健康数据银行应建立健全个人健康数据资产化管理和经营化管理体系，创建一条涵盖个人健康数据的采集、存储、管理、分析和使用的个人健康数据价值链，更好地集聚个人健康数据资源，更好地实现个人健康数据资产变现。

个人健康数据资产价值链由健康价值→资产价值→经济价值（社会价值）构成，能够为个人创造健康价值、带来经济价值和社会价值，从根本上保障个人健康数据资产价值。个人健康数据资产以健康价值驱动个人集合的增长，以经济价值（社会价值）驱动个人健康数据银行可持续发展。

2）医学知识数据资产

医学知识数据资产是一类由医学知识数据资产化形成的资产，主要来源于医学知识数据，来源于医疗机构和医疗相关机构。医学知识数据银行通过医学知识数据资产化管理、经营化管理，全面提升医学知识数据资产价值增值能力，为数据资产所有人和经营者带来可观的经济利益与社会利益。

在医学知识数据银行经营管理下，医疗机构、制药公司、保险公司和公共机构等机构更加努力地贡献、使用医学知识数据，在医疗服务供应链中发挥了重要作用。医学知识数据银行将有健康价值的医学知识数据资源转化为数据资产，并将数据资产转化为经济价值和社会价值。

医学知识数据银行充分利用自己拥有的专家资源，持续提升医学知识数据资产带来健康价值和经济价值（社会价值）的能力。一方面，充分挖掘医学知识数据内核知识，将数据资源转化为更具价值的数据资产；另一方面，合理配置数据资产经营管理和服务资源，提升数据资产控制力和价值增值能力。

健康数据银行数据资产结构复杂，个人健康数据资产和医学知识数据资产都对应着复杂的个人集合与机构集合，形成复杂的数据产权关系。健康数据银行凭借拥有的个人健康数据资产和医学知识数据资产，能够为个人、机构及其自身带来可观的经济利益和社会利益，创建健康数据银行可持续发展的生态环境。

3.1.3 健康数据银行数据资产管理

在健康数据银行运营管理过程中，健康医疗数据资产控制力不但来自数据资产的健康价值和经济价值（社会价值），而且来自健康数据银行数据资产管理能力。面对健康医疗数据资产，健康数据银行着重开展健康账户开设、健康医疗数据获取、健康医疗数据存储、健康医疗数据处理、健康医疗数据应用等管理。

1. 健康账户开设

健康医疗数据资产来源于数据资源，来源于个人和机构。为了能够更加充分地获取健康医疗数据资源，将数据资源转化为数据资产，健康数据银行为用户开设健康账户。健康账户成为健康数据银行与用户之间信息沟通与交流的窗口，成为健康医疗数据资源共享与交流的重要渠道。

1）健康账户分类

（1）按用户性质分类。根据用户性质的不同，健康账户可分为个人账户和机构账户。个人账户是健康数据银行为已经注册的个人会员开设的账户，用于存储个体会员或关联群体会员的健康医疗数据。机构账户是健康数据银行为已经注册的医疗机构、制药公司、保险公司和公共机构等机构会员开设的账户，用于存储机构会员获得的健康医疗数据。

健康数据银行开设的个人账户涵盖了健康医疗数据生成者、健康医疗数据加工者、健康医疗数据所有人等健康医疗数据提供者及健康医疗数据使用者，主要关联个人健康数据库和个人健康数据银行。机构账号涉及医院、救助站、慢性病护理康复中心、养老院、健康维护组织、保险公司等机构或组织，以及政府机关、卫生部门等公共机构，主要关联医学知识数据库和医学知识数据银行。

（2）按数据形式分类。根据数据形式的不同，健康账户可分为文本健康档案账户、医学影像账户、视听记录/监测设备账户、基因账户等（Gold and Ball，2007）。文本健康档案账户涉及经过结构化处理的数字及文本，包含电子医疗档案、处方药（Rx）、实验室记录、提供者订购条目等；医学影像账户存储以数字形式存在的信息，如来自放射学、核医学、核磁共振影像、档案扫描文件、病理学影像等的医疗或健康信息；视听记录/监测设备账户则包含来自心电图、24小时霍尔特监测等监测设备的连续/间断性监测信息；基因账户用于存储用户的基因信息，数据存取频率较低。

健康账户结构示意图如图 3-5 所示，体现了用户性质与数据形式的综合集成。健康数据银行的多维度、多层次健康账户管理模式，有助于更加科学、精细地管理好健康医疗数据资源，为精准的医疗服务奠定管理基础。

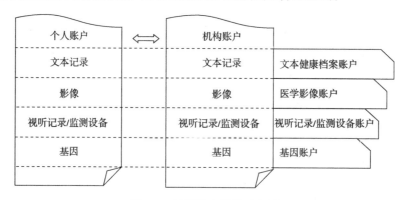

图 3-5　健康账户结构示意图

2）健康账户权限

健康医疗数据隐私是指一个人拥有的能够控制自身可识别的健康医疗数据获取、使用和公开等行为的权利。由于健康医疗数据隐私的存在，健康数据银行应为不同的账户用户设置不同的权限，如用户数据读写权限、数据产权等，采取有效措施保护好每一位用户的数据隐私。健康数据银行应建立有效的健康账户权限管理体系，如要求机构账户提供患者知情同意书，以确保机构上传的健康医疗数据是患者许可的，防止出现数据隐私和数据产权纠纷。

面对健康医疗数据隐私和数据产权纠纷，健康数据银行应从硬件和软件两方面建立完善的系统安全运营环境，全方位保障健康医疗数据隐私和数据产权不受侵犯。患者移动设备丢失可能会导致未经授权的个人访问患者私密信息，且移动设备自带的蓝牙、Wi-Fi 功能可能会增加恶意软件攻击的威胁（Els and Cilliers，

2018）。基于移动终端可穿戴设备的数据隐私保护问题也引起广泛关注，依据情境识别数据从采集端、传输、集成交互到信息反馈全过程的参与方，制定各环节具体的数据安全和隐私保护策略（何晓琳等，2017）。

2. 健康医疗数据获取

健康数据银行为用户开设健康账户之后，就可以通过账户存储健康医疗数据，进入健康医疗数据获取阶段。根据 Gold 和 Ball（2007）的健康档案银行模型，健康医疗数据来源主要涵盖家庭医护、医疗服务、商业健康组织、公共机构等方面（赵林度，2019），表现出来源的广泛性和数据的丰富性。随着社交媒体、可穿戴设备、物联网、环境感知等技术的发展和广泛应用，健康医疗数据获取呈现智能化、实时化、多元化特性，健康数据银行合作方式和途径进一步扩展。以社交媒体、新型医疗（移动医疗、远程医疗等）为例，描述新型的健康医疗数据获取方式。

1）基于社交媒体的数据获取

社交媒体以虚拟社区和网络平台的形式建立数据共享与交流的渠道，有效集聚个人和机构的健康医疗数据资源，如 Facebook、PatientsLikeMe 平台。

Gittelman 等（2015）将 Facebook 点赞行为作为健康结果及其行为决定因素的潜在预测因子，研究发现 Facebook 社交在线软件监测到的健康医疗数据比传统公共卫生监测系统更加有效，且能区分年龄、性别和经济状况等条件。研究中对数据进行主成分和回归分析，以检查 Facebook 在美国 214 个县和佛罗里达州 67 个县中的 61 个县的死亡率、疾病和生活方式行为的预测质量，并与从人口统计模型获得的结果进行比较。

PatientsLikeMe 是一个病患社交平台。根据美国国家医疗信息技术协调办公室（office of the national coordinator，ONC）的定义，患者产生型健康医疗数据（patient generated health data，PGHD）指有助于解决健康问题，由患者或其指定人员创造、记录、收集或推断出来的健康医疗数据。PatientsLikeMe 公司开发了一个收集、汇总患者产生型健康医疗数据的个性化数字平台，通过分享、研究和病例数据分析，为全球患者提供相似病例搜索和治疗服务网站。Wicks 等（2018）在 2016~2017 年对 PatientsLikeMe 平台的 377 625 名成员进行了调查，结果显示，该平台对其理解病情和治疗管理有一定的帮助。PatientsLikeMe 平台运营流程如图 3-6 所示，患者数据在平台共享，平台为制药公司等机构提供基于大数据分析的解决方案，并获得机构的资金支持。

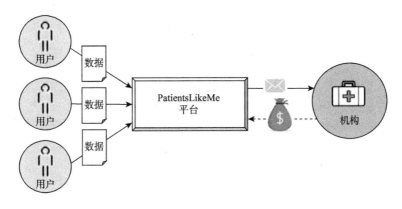

图 3-6　PatientsLikeMe 平台运营流程

2）基于新型医疗的数据获取

随着移动医疗、远程医疗等新型医疗模式的发展，基于新型医疗的健康医疗数据获取方式应运而生，并衍生出一系列新型的商业模式创新场景。Proteus 数码医疗公司研发的传感器药丸、Fitbit 和 Nike+的燃料腕带、打造社交健康网络的 Endomondo 运动追踪器、可以监测血糖等体征数据的 BodyTel 等，都是场景健康时代的新产物（斯考伯和伊斯雷尔，2014），如远程医疗信息平台——Health Tap。

Health Tap 远程医疗信息平台为客户提供全天候的一站式（从问诊到开药方）在线问诊服务，该平台拥有 6 万多名美国执业医生和强大的医疗信息数据库，每个月有超过 1 000 万人访问。Health Tap 平台能够快速将用户描述的症状与相应领域的专家进行匹配，医生根据自己的医学专长解答用户的问题。Health Tap 推出了 Health Tap Prime 服务，用户交付 99 美元月费就能够与医生进行视频对话，达到远程医疗的效果。

健康医疗数据获取来源广泛、形式多样、渠道复杂，涉及医疗、卫生、保险、金融、互联网、政府等多个领域或行业，基于社交媒体、新型医疗模式的健康医疗数据获取方式必将持续演进、持续创新。为提高个人和机构贡献健康医疗数据的意愿，健康数据银行应持续提高自身的信用体系和激励机制，以持续增强的数据获取能力提高数据的完备性和准确性。

3. 健康医疗数据存储

健康医疗数据存储即以可扩展的方式实现对数据的持久性管理，从而满足数据应用时快速访问数据的需求。关系型数据库管理系统成为主要的数据存储范式，以 ACID 原则保证数据库事务正常执行，即原子性（atomicity）、一致性（consistency）、隔离性（isolation）、持久性（durability）。但是，随着数据量和复杂性急剧增长，这种类型的数据库在架构转变、性能和容错率方面则缺乏足够的弹性（Curry，2016）。

1）健康医疗数据存储系统特征

结合 Curry（2016）对大数据存储的描述，同时考虑到健康医疗数据的性质和特点，理想的健康医疗数据存储系统特征应至少具备以下几点。

（1）能够存储几乎无限量的数据，满足对海量健康医疗数据的随机写入和读取访问。

（2）能够灵活、有效地处理一系列不同的数据模型，便于对不同类型健康医疗数据进行数据集成与整合。

（3）支持结构化和非结构化数据，以实现对病理学影像、语音信息等非结构化数据的兼容和操作。

（4）支持加密型数据的访问操作，保护用户敏感的健康医疗数据隐私。

2）大数据存储和分析技术

目前已有许多新兴的大数据存储技术和专业的第三方大数据存储解决方案提供商。例如，提供基于 Hadoop 平台解决方案的 Cloudera、Hortonworks 和 MapR，以及形形色色的 NoSQL、NewSQL 技术提供商。先进的大数据存储和分析技术，都是规划设计一个理想的健康医疗数据存储系统的重要组成部分。

大数据存储技术为健康医疗数据存储系统建设提供了可能，大数据查询平台和查询接口则简化了对底层存储的健康医疗数据的查询操作。大数据查询平台提供类似于 SQL 的数据访问界面，但是在方法和性能方面有所区别。例如，Hive 允许以类 SQL 语言对结构化文件进行查询（Thusoo et al.，2010）。查询接口标准化有利于 NoSQL 数据库的进一步发展和推广。对于 Key-Value、文档类型的数据库，标准化数据库语言的缺乏则是一大问题。

在健康医疗数据存储体系中，能否保障数据安全和隐私关乎数据质量和用户隐私，尤其是在保障数据隐私方面，保障在健康医疗数据获取和存储过程中不会对数据隐私造成任何损害。由于健康医疗数据价值、价值挖掘、应用领域等均呈现不确定性，故在健康医疗数据共享与交易之前，充分保障健康医疗数据存储阶段的安全性和隐私性至关重要。

4. 健康医疗数据处理

健康医疗数据处理应涵盖数据质量、可信度和来源、注释、数据验证、规模化和流通性等健康医疗数据管理内容，在此基础上提升健康医疗数据处理能力。在健康医疗数据处理阶段，包括数据典藏、数据集成、数据分析等一系列旨在提高数据质量和数据使用价值的数据综合管理行为，为健康医疗数据共享、交易和应用奠定基础。

1）数据典藏

健康医疗数据来源多样、数据形式复杂，所以健康医疗数据重复使用和集成活动实际上就是如何处理这种多样性和复杂性。数据典藏就是专门应对这种挑战的有效工具。数据典藏是指在数据生命周期内主动进行管理，以满足数据有效使用而对数据质量提出的必要要求（Pennock，2007）。按照英国数字化典藏中心（Digital Curation Centre）的定义，数据典藏活动的生命周期可以分为以下几个阶段。

（1）构思。构思和计划数字对象的创建，包括数据采集方法和存储选择。

（2）创建。创建数字对象并分配管理性、描述性、结构性和技术档案元数据。

（3）访问和使用。确保指定的用户可以方便地日常访问数字对象。尽管一些人可能受密码保护，但是一些数字对象可公开查阅。

（4）评价和选择。评估数字对象，并选择那些需要长期典藏和保护的数据。遵从文档指导、政策和法律的要求。

（5）处置。排除那些未被选定为需要长期典藏和保存的数字对象系统。文档指导、政策和法律的要求可能会破坏这些对象的安全性。

（6）提取。将数字对象转移到档案化、可信的数字化存储仓库或类似的数据中心，同样需要遵从文档指导、政策和法律的要求。

（7）保存活动。采取行动以确保数字对象权威性的长期保存和保持。

（8）再评价。返回验证程序失败的数据对象以进一步再评价和再选择。

（9）存储。按照相关标准所述，以安全的方式保存数据。

（10）访问和再使用。确保数据可被指定用户第一次使用或重复访问。一些数据可公开，而其他的数据则可能受密码保护。

（11）转换。由原始数据创建新的数字对象，如通过数字迁移来转换到不同形式。

2）数据集成

健康数据银行各健康账户内存储的健康医疗数据，主要存储在电子病历、电子健康档案中，并分别存储在个人健康数据库和医学知识数据库中。为了保证第三方能够更好地应用健康医疗数据，以电子病历、电子健康档案为载体的数据集成必不可少（Kim et al.，2019）。以电子健康档案为例，电子健康档案由信封信息和信体内容两部分组成。信封信息包含用于患者档案查询索引的元数据，信体内容包含完整的数据体，每一部分都由几乎很少改变的、相对比较稳定的要素和经常发生变化的要素组成（表3-1）。

表 3-1   电子健康档案数据格式

类别	数据类型	数据段	举例
信封信息	稳定	患者标示符	姓名
			标识（如社保号）
			关联
			家族标识符
			提供者标识符
			通信方式（电话、地址、E-mail、紧急联系方式等）
			行政管理信息（账单、保险）
		安全/隐私	存取许可权限
			去 ID 数据存取许可参数
		关联	家庭成员
			电子健康档案账号（文本健康档案、影像档案、视听监测设备档案、化验或病理学档案、基因档案等）
			提供者
			长期丧失劳动力的管理协议、材料和群体
		传承信息	年龄、性别
			人口统计调查数据
			民族、国籍
			遗传学
			家族史
			风险因素评估环节
		管理信息	账单、报销单、红利、提供者等
			委托书
	易变	关键词索引	UMLS 术语（所有与 UMLS 术语或关键词对应的新数据条目）
信体内容	稳定和易变组份	背景医学信息	紧急救治概要
			免疫史
			当前的慢性病治疗
			当前（或过去）的医疗设备、假体、视听辅助设备、牙科设备
			既往疾病史
			环境/暴露数据
		医师/保健提供者	SOAP（主观信息、客观信息、评估和计划）条目
			医院记录
		牙科档案	牙科问题清单
			记录或影像（文本档案、影像档案）

续表

类别	数据类型	数据段	举例
信体内容	稳定和易变组份	用药档案	药剂服用安排（日期，药品的名称、用量、包装）
			药品销售记录（日期、地点）
		个人保健日志	对患者患病过程的观察
			医疗指导和遗嘱
		影像档案	放射学、核医疗、数字摄影等
			扫描的文件
		视听记录/监测设备记录	视听/监测设备医疗检查
		化验报告/病理学档案	
		基因档案	

注：UMLS 即 unified medical language system，统一医学语言系统；SOAP 即 simple object access protocol，简单对象访问协议

资料来源：Gold 和 Ball（2007）

3）数据分析

针对健康医疗数据多态性、时效性等特点，健康数据银行在健康医疗数据有效存储、处理、查询和分析过程中应采用多重数据分析方法和建模技术，健康医疗数据分析方法有数据挖掘、语义分析、机器学习和信息提取等（Lerner et al.，2018；Alhussain，2018）。面对健康医疗数据的大数据属性，健康数据银行可以采用分类、回归分析、聚类、关联规则、特征分析等数据挖掘方法进行数据分析（颜延等，2014；王若佳等，2018）。

5. 健康医疗数据应用

从健康数据银行健康账户分析可知，个人用户和机构用户不仅是健康医疗数据提供者，也可能是健康医疗数据使用者。健康数据银行可以采用数据交易、数据租赁、数据服务等方式实现健康医疗数据应用，依托拥有的专家资源进行健康医疗数据分析，形成更具价值增值能力的数据衍生物，充分挖掘健康医疗数据在不同领域的巨大价值。

1）健康医疗数据应用领域

健康医疗数据应用领域广泛、效果显著，主要体现在实时监测、临床诊疗与决策、药物研发和个性化医疗等方面（赵林度，2019），涉及医疗机构、制药公司、保险公司和公共机构等机构用户，以及具有健康需要和医疗服务需求的个人用户。健康医疗数据应用致力于提高健康医疗数据价值增值能力，实现健康医疗数据价值增值目标。

面对个性化医疗、个性化健康管理等需求，健康数据银行的个人健康管理分行、健康数据商业分行、医学知识增值分行等职能部门，应履行好健康医疗数据增值服务的职责。健康数据银行在服务个人和机构过程中，必须注重将健康价值转化为经济价值和社会价值，以营利性和公益性双重价值创造可持续发展的机遇。

2）健康医疗数据交易平台

在健康医疗数据应用方面，数据交易、数据租赁、数据服务等方式比较常见，以健康医疗数据交易为例，需要建立健全健康医疗数据交易平台。健康数据银行主要由个人健康管理分行和健康数据商业分行承担数据交易职能，健康数据银行经数据获取、数据存储、数据处理等一系列数据资产管理行为，已经将来源于个人和机构的数据资源转化为具有法律产权属性的数字化资产。

健康医疗数据交易涉及数据隐私和数据产权等问题，健康数据银行的数据交易活动必须在相关法律的监管范围之内。为了保护数据隐私和数据产权，健康数据银行仅服务于具有健康账户的个人会员和机构会员，数据交易平台提供用户真实性识别功能。以电子健康档案查询为例，当健康数据银行收到一条来自会员的电子健康档案查询请求时，用户真实性识别功能启动并甄别用户身份和权限，对于具有查询权限的会员，电子健康档案的信封信息就会根据查询参数定位到相应的档案，并将这个反识别档案复制到一个临时查询文件，用作健康医疗数据交易活动。

参考 Gold 和 Ball（2007）的"银行关联数据交换"模型，建立健康医疗数据交易平台如图 3-7 所示。健康数据银行的个人健康管理分行、健康数据商业分行、医学知识增值分行主要依托健康医疗数据交易平台进行数据交易。健康医疗数据交易平台以个人健康数据库和医学知识数据库为载体，交易对象主要有个人用户和机构用户，其中机构用户包括医疗机构、制药公司、保险公司、科研机构、学术机构、公共机构、疾控中心和国家安全机构。

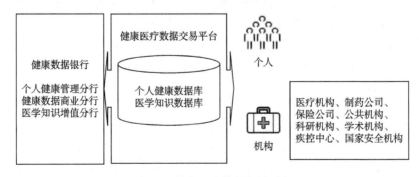

图 3-7　健康医疗数据交易平台

3.2 健康数据银行数据产权关系

产权是一种以资产为纽带的物质利益关系。产权关系用于描述产权主体之间，在财产占有、使用、收益、处置中发生的各种权利和义务的关系集合，不同的产权关系会产生不同的效果。能够产生最优激励效果的产权关系，可以使资源得到最有效率的配置和使用（陈永伟，2018）。在我国政府日益重视健康医疗大数据管理、存储、安全等问题的背景下，探索具有中国情景的健康数据银行数据产权关系具有重要意义。

3.2.1 健康医疗数据权利理论

健康医疗数据权利理论提供了最大化保障个体和群体健康医疗数据资产权利的理论，为实现个体隐私保护、个体健康利益和群体公共利益最大化提供了新的途径，形成了基于健康利益最大化的个体数据权利理论，以及基于公共利益最大化的群体数据权利理论（赵林度，2019）。健康医疗数据具有个体、群体、区域和国家属性，可以分别从区域和国家层面拓展健康医疗数据权利理论。

1. 基于居民利益最大化的区域数据权利理论

区域健康医疗数据能够以数据脉象价值反映一个区域居民的健康状况，反映一个区域的医疗服务资源均等化水平。一个区域的健康医疗数据资产属于这个区域的所有居民，应该建立一个科学、有效的区域数据权利理论，充分保障区域居民的健康利益、社会利益和经济利益最大化。

1）基于区域数据资产的居民利益最大化模型

基于区域数据资产的居民利益最大化模型如图 3-8 所示。区域（即数据所有人）凭借集聚的个人和机构健康医疗数据转化的数据资产，拥有依法占有、支配、使用和收益的权利。区域健康医疗数据资产所有人来自个人、医疗机构、制药公司、保险公司等，区域（即数据所有人）可以凭借经营权为数据所有人带来更大的收益，实现区域居民利益最大化目标。

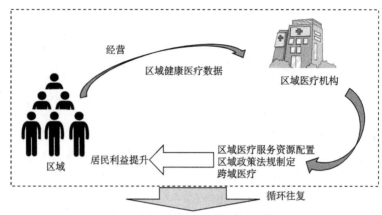

图 3-8　基于区域数据资产的居民利益最大化模型

　　在一个国家范围内，区域健康医疗数据经营权局限在这个国家，具体表现为经营者对区域（即数据所有人）的健康医疗数据信息的决策经营权、有限使用权和收益权。通过区域医疗服务资源配置、区域政策法规制定和跨域医疗等方式提高数据资产价值，以获取更大的社会价值和经济价值。

　　在健康医疗数据脉象价值驱动下，通过医疗服务资源优化配置，科学合理地制定政策法规，提高区域医疗服务能力，提高保障区域居民健康利益的能力。根据健康医疗数据资产价值链结构，即健康价值→资产价值→经济价值（社会价值），可知经济价值（社会价值）来自健康价值，如何提高区域健康医疗数据资产健康价值值得关注。

　　由于不同区域医疗服务资源配置不均衡现象的存在，借助跨域医疗满足跨域医疗流动人口医疗服务需求成为一种必然趋势。为保障区域居民利益最大化目标的实现，不同区域之间应建立健全健康医疗数据资产共享机制，形成利益共享、利益协同的区域数据权利交换、交易机制。在健康医疗数据脉象价值驱动下，跨域医疗成为不同区域之间健康价值协同提升的重要途径。

　　2）区域数据权利理论应用

　　区域数据权利理论提供了将区域健康医疗数据资产的健康价值转化为经济价值（社会价值）的理论方法，能够通过区域医疗服务资源配置、区域政策法规制定和跨域医疗等实现区域居民利益最大化。

　　（1）区域医疗服务资源配置。区域健康医疗数据资产价值在于以集聚的健康价值精准衡量区域数据脉象价值，精准衡量区域医疗服务资源均等化水平，形成数据驱动的区域医疗服务资源配置方案。医疗服务资源均等化水平的提高，有助于推动医疗服务资源均衡配置、均等享受目标的实现，实现"人人享有基本医疗服务"的目标。

在一个区域内，不同个体、群体健康状态存在差异，反映了一个区域医疗服务资源配置状况，凸显了医疗服务资源均衡配置的重点个体、人群。区域医疗服务资源配置能力的提高，不仅可以正向激励区域健康保障能力提高，还可以正向激励个人和机构，提高贡献健康医疗数据的意愿，使健康医疗数据资产价值得以提升。

（2）区域政策法规制定。在医疗服务领域，有关健康医疗服务数据标准、安全和服务管理等政策法规的影响深远，如何科学合理地制定区域政策法规值得探索。区域数据权利理论具有的健康价值成为区域政策法规制定的主要依据，致力于给区域居民带来可持续增长的健康价值。

区域健康医疗数据资产价值挖掘、分析和管理能力，直接影响着区域政策法规制定的有效性，直接影响区域居民的健康利益。从本质上讲，区域健康医疗数据资产价值挖掘、分析和管理的目的在于区域居民健康状态的分析与刻画，从区域居民健康状态及其演化趋势中寻找政策法规的突破口，探索消除政策法规实施后真空地带的方法。

（3）跨域医疗。跨域医疗流动人口数量反映了不同区域医疗水平和医疗服务水平的差异，反映了跨域医疗流动人口对更高医疗水平和医疗服务水平的追求。跨域医疗更加依赖跨域医疗流动人口的健康医疗数据资产，依赖跨域医疗流动人口的健康医疗数据来进行诊断、治疗，制订治疗方案和康复方案。

由于跨域医疗流动人口的健康医疗数据资产会涉及流入地和流出地医疗机构，应借助区域数据权利理论明晰不同区域医疗机构的数据权利，形成区域居民健康利益最大化的数据资产权利关系。区域数据权利理论以居民健康利益最大化支持跨域医疗，以更加科学合理的个人健康数据资产和机构医疗数据资产产权关系支持跨域医疗，推动跨域医疗决策的支撑点由经济利益转向社会利益和区域居民健康利益。

2. 基于公民利益最大化的国家数据权利理论

国家健康医疗数据能够以数据脉象价值反映一个国家公民的健康状况，反映一个国家医疗服务资源均等化水平。一个国家的健康医疗数据资产属于这个国家的全体公民，应该建立一个科学、有效的国家数据权利理论，充分保障国家公民的健康利益、社会利益和经济利益最大化。

1）基于国家数据资产的公民利益最大化模型

基于国家数据资产的公民利益最大化模型如图 3-9 所示。国家（即数据所有人）凭借集聚的个人和机构健康医疗数据转化的数据资产，拥有依法占有、支配、使用和收益的权利。国家健康医疗数据资产所有人来自个人、医疗机构、制药公司、保险公司等，国家（即数据所有人）可以凭借经营权为数据所有人带来更大的收益，实现国家公民利益最大化目标。

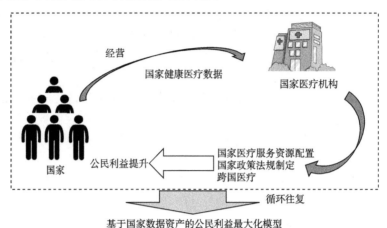

图 3-9　基于国家数据资产的公民利益最大化模型

国家健康医疗数据所有权代表国家利益，国家和全体公民利益至高无上。国家健康医疗数据经营权局限在这个国家，具体表现为经营者对国家（即数据所有人）的健康医疗数据信息的决策经营权、有限使用权和收益权，通过国家医疗服务资源配置、国家政策法规制定和跨国医疗等方式提高数据资产价值，以获取更大的社会价值和经济价值。

为保障公民利益最大化目标的实现，国家应通过医疗服务资源优化配置、科学合理地制定政策法规，以提高整个国家的医疗服务能力和全体公民的健康保障能力。国家健康医疗数据资产形成的健康价值驱动力，推动国家持续优化医疗服务资源配置、提高政策法规的科学性和有效性。

由于不同国家医疗水平和医疗服务水平的差异，跨国医疗成为满足跨国医疗流动人口医疗服务需求的重要途径。在全体公民健康利益最大化目标驱动下，国家应充分挖掘国家健康医疗数据资产价值，建立以国家利益、公民利益为纽带的国家公民健康医疗数据共享、交流和使用的机制。

2）国家数据权利理论应用

国家数据权利理论提供了将国家健康医疗数据资产的健康价值转化为经济价值（社会价值）的理论方法，能够通过国家医疗服务资源配置、国家政策法规制定和跨国医疗实现国家公民利益最大化。

（1）国家医疗服务资源配置。在国家层面上，医疗服务资源配置追求空间公平性和人口公平性，致力于实现医疗服务资源均等化。在医疗服务资源领域，洛伦兹曲线、基尼系数和泰尔指数等方法常用于评价医疗服务配置公平性，但是这些方法并不能真实反映配置不公平带来区域人群健康状态之间的差异。

国家数据权利理论提供了不同区域健康状态与资源配置关联分析的理论方法，以不同区域的数据脉象价值描述不同区域健康状态，从而遵循"公平优先，兼顾效率"的原则配置医疗服务资源。基于国家数据资产的医疗服务资源配置方法，有助于以数据脉象价值追求公民利益最大化目标，给全体公民带来更大的健康利益。

（2）国家政策法规制定。国家健康医疗数据资产描述了全体公民的健康状况，在一定程度上反映了国家政策法规的执行情况是否达到了政策法规制定时的预期效果。基于国家健康医疗数据资产的国家政策法规分析、评价，有助于更好地制定国家政策法规，有助于更好地保障全体公民的健康利益。

国家数据权利理论能够描述全体国家公民、不同区域居民的健康状态，以及医疗服务资源配置状况，有助于分析比较不同区域政策法规的影响，为更加科学合理地制定国家政策法规奠定基础。基于国家数据资产权利的国家政策法规有效性、完善性分析，从更加关注公民健康利益的视角提高国家政策法规的有效性。

（3）跨国医疗。跨国医疗流动人口产生于不同国家医疗水平和医疗服务水平之间的差距，产生于跨国医疗流动人口无法满足的医疗服务需求。面对日益增长的跨国医疗服务需求，国家应更加关注国家健康医疗数据资产价值，与输入国医疗机构建立数据共享与交流平台，为跨国医疗流动人口创建有助于实现健康利益最大化目标的生态环境。

国家数据权利理论能够清晰地描述跨国医疗产生的原因和趋势，能够深入地挖掘国家数据资产价值驱动的公民健康利益，以有效集聚的信息、资源和能力支持跨国医疗。在国家数据资产支持下，国家应以有效的跨国医疗拓展医疗服务能力，更加充分地利用国外优质医疗服务资源，保障公民健康利益、社会利益和经济利益。

健康医疗数据权利理论提供了最大化保障个体、群体、区域和国家健康医疗数据资产权利的理论，涵盖个体、群体、区域和国家健康医疗数据资产权益，有效集聚了基于健康利益最大化的个体数据权利理论、基于公共利益最大化的群体数据权利理论、基于居民利益最大化的区域数据权利理论和基于公民利益最大化的国家数据权利理论。

3.2.2　健康数据银行数据产权关系分析

健康数据银行的经营管理能力取决于拥有的健康医疗数据的价值和价值增值能力，取决于能否产生一个具有最优激励效果的产权关系。在进一步拓展健康医疗数据权利理论的基础上，更加科学地设计以健康医疗数据权利理论为基础的健康数据银行数据产权关系，有助于提高健康数据银行的经营管理能力。

1. 健康数据银行数据产权分析

健康数据银行数据资产主要是健康医疗数据资产，是健康数据银行采集、存储、管理、分析和使用的健康医疗数据资产化而形成的数据资产。健康数据银行作为典型的健康医疗数据资产经营者，生存在数据资产所有权和经营权分离的商业环境中，形成了一个复杂的产权关系，主要包含健康医疗数据资产所有权和经营权（图 3-10）。

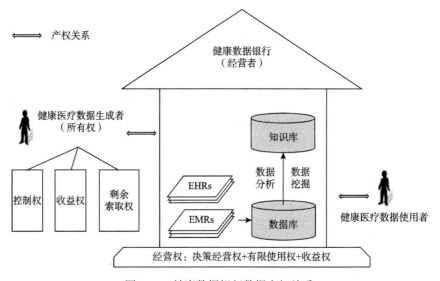

图 3-10　健康数据银行数据产权关系

1）健康数据银行数据资产所有权

健康数据银行数据资产所有权属于健康医疗数据生成者，具有健康医疗数据资产控制权、收益权和剩余索取权。根据健康医疗数据产权关系，健康医疗数据加工者和健康医疗数据所有人拥有相应的数据控制权。在健康数据银行运营过程中，主要涉及个人健康数据资产所有权、医学知识数据资产所有权和医学知识资产所有权。

（1）个人健康数据资产所有权。健康数据银行并不拥有个人健康数据资产所有权，个人健康数据资产所有权由个人健康数据生成者拥有。在健康数据银行运营过程中，拥有个人健康数据资产所有权的个人，拥有数据资产控制权、收益权和剩余索取权，能够据此获得经济收益和健康收益。

（2）医学知识数据资产所有权。健康数据银行并不拥有医学知识数据资产所有权，医学知识数据资产所有权由医学知识数据生成者拥有。在健康数据银行运营过程中，拥有医学知识数据资产所有权的机构，拥有数据资产控制权、收益权和剩余索取权，能够据此创造个人经济收益和健康收益、机构经济收益和健康收益。

（3）医学知识资产所有权。医学知识由健康数据银行聘请的专家团队经数据挖掘、分析生成，健康数据银行拥有医学知识资产所有权。在健康数据银行运营过程中，拥有医学知识资产控制权、收益权和剩余索取权，能够在创造个人健康收益的过程中获得经济利益和社会利益。

2）健康数据银行数据资产经营权

健康数据银行数据资产经营权来自拥有数据资产所有权的个人和机构的委托，健康数据银行与相应的个人和机构形成委托代理关系。健康数据银行数据资产经营权在委托代理协议中约定，主要包含决策经营权、有限使用权和收益权。在健康数据银行运营过程中，主要涉及个人健康数据资产经营权、医学知识数据资产经营权和医学知识资产经营权。

（1）个人健康数据资产经营权。个人健康数据银行拥有个人健康数据资产经营权，能够据此获得个人健康数据决策经营权、有限使用权和收益权。个人健康数据银行通过个人健康数据价值生成、数据资产化提升数据资产价值，通过个性化健康管理等服务获取经济利益和社会利益。

（2）医学知识数据资产经营权。医学知识数据银行拥有医学知识数据资产经营权，能够据此获得医学知识数据决策经营权、有限使用权和收益权。医学知识数据银行通过医学知识数据价值生成、数据资产化提升数据资产价值，通过个性化精准医疗等服务获取经济利益和社会利益。

（3）医学知识资产经营权。健康数据银行拥有医学知识资产经营权，能够据此获得医学知识决策经营权、有限使用权和收益权。健康数据银行通过医学知识构建人工智能体系，提高人类专家医疗服务能力，更有效地开展个性化健康管理、个性化精准医疗等服务，获取经济利益和社会利益。

2. 健康数据银行数据产权关系定位与设计

产权明晰已经成为现代产权制度的重要特征和基本要求。产权明晰的基本点就是理顺产权关系，具体而言，就是健康医疗数据所有权、经营权在健康医疗数据所有人和经营者之间的严格界定，以及健康数据银行在产权关系中的自我定位。健康数据银行的公益性和营利性，决定了健康数据银行数据产权关系设计必须服从于国家战略需要。

1）健康数据银行数据产权关系定位

健康数据银行已经不再是一个抽象的概念，而是一个可以承担经济责任的实体，具备了健康医疗数据资产经营管理能力。只有在健康数据银行运营之前理顺产权归属关系，健康数据银行才能更好地进行产权关系管理，从根本上避免"所有人缺位"和"所有权管理缺失"的问题。

2018年7月12号，国家卫生健康委员会颁布的《关于印发国家健康医疗大数据标准、安全和服务管理办法（试行）的通知》（国卫规划发〔2018〕23号）中明确指出，"我国公民在中华人民共和国境内所产生的健康和医疗数据，国家在保障公民知情权、使用权和个人隐私的基础上，根据国家战略安全和人民群众生命安全需要，加以规范管理和开发利用"。健康数据银行作为第三方经营机构，究竟应该形成一种什么样的产权关系呢？

健康数据银行数据产权关系设计，可以借鉴商业银行或者知识产权关系进行设计。尽管健康数据银行与商业银行或者知识产权关系在产权结构、制度体系、法律环境等方面存在差异，但是两者对用户数据的安全性、完整性以及用户隐私权和保密性的要求相同，都深刻认识到建立一个具有最优激励效果的产权关系尤为重要。

2）健康数据银行数据产权关系设计

健康数据银行数据产权主要包含数据所有权和数据经营权，可以细分为个人健康数据资产和医学知识数据资产的所有权、经营权。在健康数据银行运营过程中，个人和机构既是健康医疗数据提供者，也是健康医疗数据使用者。健康数据银行数据产权关系如图3-11所示，健康数据银行与健康医疗数据提供者之间形成一种委托代理关系，与健康医疗数据使用者之间形成一种交易服务关系。

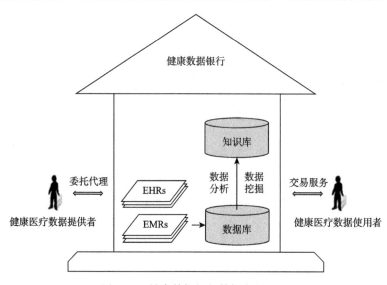

图 3-11　健康数据银行数据产权关系

a. 委托代理关系

健康数据银行的健康账户主要有个人会员和机构会员，又可以分为健康医疗数据提供者和健康医疗数据使用者。因此，健康数据银行与健康医疗数据提供者之间的委托代理关系，又会涉及个人委托代理关系和机构委托代理关系，通过委托代理协议实现数据资产所有权和经营权的分离。

（1）个人委托代理关系。个人委托代理关系是指具有个人健康数据资产所有权的个人，在将数据资产委托给健康数据银行进行经营时形成的一种关系。个人委托代理关系相对简单，如果数据提供者就是数据所有人就可以直接签订委托代理协议，如果数据提供者不是数据所有人需要提供数据所有人知情同意函，然后签订委托代理协议。

在委托代理协议中，必须明确双方的责任和权利边界，如必须约定个人会员提供个人健康数据的方式、数据种类、数据数量等，健康数据银行可以参考商业银行设置短期利息、长期利息等，作为个人会员履约后的回报。在个人会员账户中能够清晰地记录个人健康数据使用情况，以确保个人健康数据在传递、转换和交易过程中能够真正以个人会员为中心。

根据委托代理协议，健康数据银行仅拥有个人健康数据资产的经营权，可视为经个人会员许可经营，所有权仍然归个人健康数据所有人所有，最终形成所有权和经营权分离的状态。协议双方严格按照委托代理协议执行，不但有助于保障健康数据银行信用体系建设，而且有助于保障个人会员健康利益，让个人会员真正成为健康医疗数据的所有人和控制者。

（2）机构委托代理关系。机构委托代理关系是指具有医学知识数据资产所有权的机构，在将数据资产委托给健康数据银行进行经营时形成的一种关系。机构委托代理关系相对复杂，往往存在复杂的数据产权关系，如医疗机构提供的医学知识数据，不但关联着患者个人，而且关联着医生个人。

面对复杂的机构委托代理关系，健康数据银行应建立直至健康医疗数据所有人的数据价值链，如医疗机构提供的医学知识数据，可以直接追溯到医生和患者等个人会员。健康医疗数据价值链可以视为一条经济利益分配权值链，如医疗机构会员 0.6、医生会员 0.3、患者会员 0.1。

在医疗服务体系中，医疗机构、制药公司、保险公司等机构既是医学知识数据提供者也是数据使用者。健康数据银行在机构委托代理协议中约定从委托代理费用中扣减后期服务费用，以增强委托—代理双方合作意愿和紧密程度。健康数据银行与机构之间通过建立委托代理关系，增强了彼此互信互利的合作基础，有助于推动健康数据银行信用体系建设。

b. 交易服务关系

健康数据银行与健康医疗数据使用者之间的关系就是一种交易服务关系，即健康数据银行依托健康医疗数据资源为数据使用者提供服务，如个性化健康管理、个性化精准医疗等服务。健康数据银行的交易服务关系奠定了健康医疗数据价值实现的基础，以持续的价值增值提升健康数据银行可持续运营能力。随着大数据分析技术和人工智能的发展，健康数据银行提供的交易服务向着智能化、标准化的方向发展，智能健康信息服务等新型模式涌现。

（1）个人交易服务关系。个人交易服务关系是指具有个人健康数据资产经营权的健康数据银行，为个人健康数据使用者提供交易服务时形成的一种关系。健康数据银行应充分了解个人健康数据使用者的健康需要和医疗服务需求，以个性化健康管理等服务满足不同个体、群体的需求，提升个人健康数据资产价值。

根据个人交易服务协议，健康数据银行提供个性化健康管理等服务，个人健康数据使用者的满意度成为持续改进服务质量的依据，最终体现为个人健康利益的提高和个人健康状态的改善。健康数据银行以完善的闭环信息和交易制度，提升个人健康数据价值生成和价值实现能力，提升服务范围内个体、群体的数据脉象价值。

健康数据银行应建立健全服务质量标准体系，以一个可实现、可度量、可视化的标准衡量服务质量和服务流程，如以个人健康状态改善程度作为变现的标准，或者作为增加个人会员黏性的手段。尽管健康数据银行会面对大量的个人健康数据使用者，但是仍需要坚持以机构交易服务作为获取经济收益的主渠道，个人交易服务更多地体现公益性和社会价值。

（2）机构交易服务关系。机构交易服务关系是指具有医学知识数据资产和医学知识资产经营权的健康数据银行，为医学知识数据使用者和医学知识使用者提供交易服务时形成的一种关系。健康数据银行应清晰地绘制各个机构的画像、数据脉象价值，以个性化精准医疗等服务满足不同机构的需求，提升医学知识数据资产和医学知识资产的价值。

根据机构交易服务协议，健康数据银行通过提供医学知识数据和医学知识获取经济收益，医学知识数据和医学知识价值得以实现。面对医疗机构、制药公司、保险公司等机构多样化需求，健康数据银行应有针对性地集聚医学知识数据资源、转化医学知识，以增强自身服务能力和变现能力。

健康数据银行凭借数据经营权，在经营范围内以试用期、机构会员优惠等方式提供数据交易服务，以吸引更多的机构会员加盟。面向机构的数据交易服务，健康数据银行应更多地以获取经济利益和社会利益为主，以直接的机构医疗服务能力提升和间接的个人健康状态改善作为服务质量标准，持续提高自身的数据交易服务能力和影响力。

在健康数据银行运营过程中，数据分析或数据挖掘通常涉及复制或引用信息或数据库，所有这些都可能受到相关管辖区内各种形式的产权保护（Timo and Justin，2016）。唯有充分认识健康医疗数据产权关系，充分考虑产权关系中各利益相关者的利益分配机制，健康数据银行才能有效维持各利益相关者之间的均衡，才能有效规避经营风险。

3.2.3　健康数据银行数据产权关系管理

从法律的视角看，健康医疗数据所有权是指数据所有人具有的排他的、绝对的数据占有、使用、收益、处置的权利，健康数据银行并不拥有健康医疗数据所有权；健康医疗数据经营权是指健康数据银行接受授权具有的数据占有、使用、收益、处置的权利。面对复杂的以健康医疗数据为纽带的产权关系，健康数据银行应充分理解各利益相关者的利益诉求，以可持续的数据产权关系管理和知识产权关系管理思想，推动健康数据银行可持续健康发展。

1. 数据产权关系管理

只有在明晰的数据产权关系和完善的数据产权关系管理机制支持下，健康数据银行才能正常运营，才能满足数据产权关系中各利益相关者的利益。面对复杂的数据产权关系，健康数据银行致力于以优化的资源配置实现健康医疗数据资产供需平衡，提高健康数据银行整体运营能力。

1）供给侧视角的产权关系管理

从供给侧视角来看，健康医疗数据提供者的供给能力直接影响着健康医疗数据数量、数据质量和内核知识，影响着健康数据银行的运营能力。健康数据银行数据产权关系管理能力直接影响着健康医疗数据提供者的积极性和贡献数据的意愿，供给侧视角的产权关系管理（图 3-12）主要关注数据载体和数据属性两大问题。

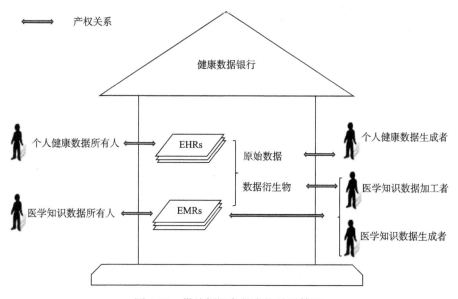

图 3-12　供给侧视角的产权关系管理

（1）数据载体。在数据产权关系管理中，健康医疗数据载体是一个关键问题，主要涉及电子健康档案和电子病历，它们承载着来自个人和机构的健康医疗数据。

电子健康档案是个人健康状况的信息载体，重点记载个人健康指标、健康日记等信息，如饮食、运动、睡眠、健康体征数据等个人健康数据。电子健康档案中的个人健康数据主要由个人健康数据所有人生成，但是也存在由个人健康数据生成者生成的情况，如孤儿院、敬老院生成和提供的护理对象数据、可穿戴设备开发商生成和提供的设备用户数据。为保障每一个主体的权益，健康数据银行应清晰地记载每一个主体的贡献和权重，形成{个人健康数据，数据所有人：权重，数据生成者：权重}记录。

电子病历是个人疾病诊断、治疗的信息载体，重点记载个人就医记录、临床表现、治疗指导建议等医学知识数据。电子病历中的医学知识数据主要由医疗机构和医护人员生成，存在数据生成者和数据所有人不一致的情况，而且存在制药公司、保险公司等机构数据。为保障每一个主体的权益，健康数据银行应清晰地记载每一个主体的贡献和权重，形成{医学知识数据，数据所有人：权重，数据生成者（个人、机构）：权重}记录。其中，数据生成者（个人）包含医生、护士等，数据生成者（机构）包含医疗机构、制药公司和保险公司等。

电子健康档案和电子病历作为健康医疗数据载体，在健康数据银行中以安全虚拟账户的形式存在，具有权限的用户可以进行数据维护和自我管理。健康数据银行担负着健康医疗数据采集、存储、管理、分析和使用等管理功能，担负着健康医疗数据资产化、资本化等经营功能，致力于健康医疗数据价值生成、数据价值传递和数据价值实现。

（2）数据属性。在数据产权关系管理中，健康医疗数据属性也是一个关键问题，它既可以是未经加工的原始数据，也可以是经数据加工产生的数据衍生物。

由于健康医疗原始数据未经加工，形成的数据产权关系清晰。在健康数据银行的电子病历和电子健康档案中会清晰地记载每一个主体的贡献和权重，数据所有人和数据生成者可以据此享有相应的权益。相对于数据衍生物，原始数据就像一座未曾开采的金矿，其价值无法估量，为大数据分析和人工智能等技术提供了用武之地。

健康医疗数据衍生物具有特定的应用对象、应用场景，通常形式多样，如有形的健康医疗产品、数据分析报告、医疗服务解决方案，以及无形的商业模式等。数据衍生物作为智力成果适用于知识产权概念和范畴，受到法律保护，健康数据银行应记载形成数据衍生物的数据加工者的贡献。

2）需求侧视角的产权关系管理

从需求侧的视角来看，健康医疗数据使用者的需求意愿决定着健康数据银行盈利能力和可持续运营能力。健康数据银行数据产权关系管理能力直接影响着健康医疗数据使用者的积极性和使用数据的意愿，需求侧视角的产权关系管理（图 3-13）主要关注产权激励与约束和资源配置与协调两大问题。

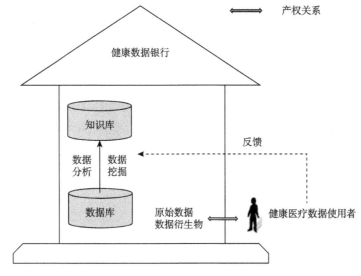

图 3-13　需求侧视角的产权关系管理

（1）产权激励与约束。产权是一种物质利益关系，结合健康医疗数据产权来说，任何产权主体对健康医疗数据客体权利的行使，都是在收益最大化动机支配下的经济行为，合理的利益分配机制能够确保各方利益，设计各方都能接受的产权激励与约束机制成为保障健康数据银行可持续运营的根本。

在健康数据银行运营过程中，通常以原始数据和数据衍生物满足健康医疗数据使用者的需求，应建立一个有效的产权激励与约束机制，激励各利益相关者更好地推广健康数据银行，激励个人和机构更多地应用健康医疗数据，给予健康数据银行有价值的反馈。对于健康医疗数据使用者，最佳的激励方式来自数据价值实现能力和健康数据银行信用体系完善程度。

在健康数据银行数据产权激励与约束机制中，应在激励机制基础上建立有效的约束机制，强制要求健康医疗数据产权主体在数据产权交易活动中注重加强数据产权和数据隐私保护。政府职能部门也要发挥规范、引导的作用，加大健康医疗数据产权和数据隐私保护力度，强有力地保障各方权益不受侵害，使每一笔健康医疗数据交易都能在法律允许的范围内进行。

（2）资源配置与协调。产权制度本身就具有资源配置与协调作用，更有效地实现市场资源配置功能，提高市场资源配置效率。健康数据银行与健康数据使用者之间形成的产权关系，依赖于市场资源形成优质优价的数据市场生态环境，支持兼具营利性和公益性的健康数据银行进入可持续发展的轨道。

在市场资源配置与协调机制作用下，健康数据银行能够更好地支持医疗机构、制药公司、保险公司、高等院校、科研机构等非营利性健康医疗数据使用者使用数据，支持健康医疗数据社会利益最大化目标的实现。为充分保障健康医疗数据使用者的健康利益，健康数据银行应广泛地申请公益基金的支持，突出健康数据银行公益性价值。

健康数据银行在运营过程中，依赖于科技创新提升自身的经营管理能力和数据产权关系管理能力。通过市场资源配置与协调，健康数据银行生态环境中的各利益相关主体的科技创新能力不断提高，从而推动着由健康医疗数据提供者、健康数据银行、健康医疗数据使用者构成的闭环价值链持续提升数据价值增值能力。

2. 知识产权关系管理

健康数据银行的专家团队凭借拥有的医学知识数据资源，应用大数据分析和人工智能等技术进行数据分析、数据挖掘，从医学知识数据中提炼医学知识，并申请获得医学知识产权。健康数据银行是医学知识生成者，拥有医学知识的所有权和经营权，形成的医学知识产权关系相对独立（图 3-14），但是医学知识产权关系管理却需要一个完善的管理体系和持续优化的管理过程。

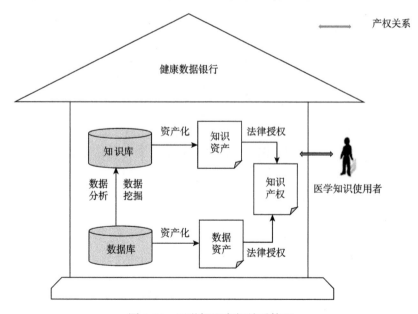

图 3-14　医学知识产权关系管理

1）健康数据银行知识产权关系管理体系
根据知识产权的定义，"知识产权是涉及知识成果和知识价值的一种权利，即人们对通过脑力劳动创造出来的智力成果和知识财产所依法享有的权利"（陈澄，2016）。健康数据银行拥有的知识产权来自专家团队智力活动获得的知识资产中受法律保护的部分，是健康数据银行依法享有的权利。健康数据银行应改变数据交易者的定位，通过深入的健康医疗数据分析、数据挖掘，创造和积累自己的核心技术和知识产权，以持续创新增强自身可持续发展能力。

健康数据银行知识产权关系管理是一个复杂的过程，即数据资产→知识资产→知识产权，并依据知识产权申请的相关流程获得法律授权。为了提高医学知识产权形成的有效性、及时性和可靠性，健康数据银行应参照图 2-7 所示的健康数据银行组织架构建立知识产权管理部，有效行使知识产权管理职能。

健康数据银行知识产权管理部应制定与健康数据银行发展战略、经营策略相适应的知识产权关系管理体系，创新知识产权申请、授权、转化（转让）的场景。健康数据银行应致力于集聚人类专家资源、加强人工智能应用，更有效地应用大数据分析和人工智能技术进行数据分析和数据挖掘，提高数据资产→知识资产→知识产权的效率和效益，提升健康数据银行竞争力。

2）健康数据银行知识产权关系管理过程

健康数据银行知识产权关系管理过程就是知识产权获取、知识产权保护和知识产权转化（转让）的过程，贯穿数据资产→知识资产→知识产权全过程（图 3-15），伴随着信息、资源和能力集聚的过程。健康数据银行知识产权关系管理可以从数据资产化、知识资产化和知识产权化三个阶段进行描述，以更好地观察健康数据银行将数据价值转化为知识价值的过程。

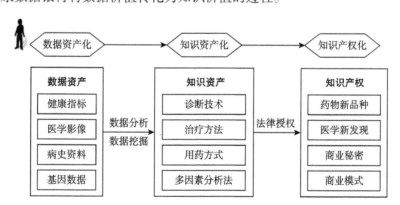

图 3-15　健康数据银行知识产权关系管理过程

a. 数据资产化阶段

面对聚集的健康医疗数据资源，健康数据银行担负着将数据变成可用资产的职责，形成涵盖健康指标、医学影像、病史资料和基因数据等要素的数据资产。健康数据银行通过数据资产化，能够深入挖掘健康医疗数据隐藏的行为模式、数据价值和健康价值，提升健康医疗数据资产的经济价值（社会价值）。在数据资产化阶段，健康数据银行建立了与健康医疗数据生成者、所有人、加工者等主体之间的数据产权关系，从而进入知识产权关系管理萌芽期。

（1）健康医疗数据资产保护范围。健康医疗数据是数据资产化的前提和保障。面对复杂的数据产权关系和知识产权关系萌芽期，健康数据银行应提高知识产权保护意识，注重加强知识产权关系管理。在健康数据银行数据资产化过程中，应将健康医疗数据纳入知识产权保护范围，重点关注如下内容。

第一，有关健康数据银行应用大数据分析、人工智能等技术，实现健康医疗数据资产化的关键技术和方法。

第二，有关健康数据银行数据隐私保护、数据安全保障、数据诚信交易等重要的技术性创新内容。

第三，有关健康数据银行未来发展的可使用或者可授权的数据资产创新内容。

第四，在健康数据银行与医疗机构、制药公司、保险公司等机构数据资产交易过程中形成的具有创新性的技术协议、交易方式。

（2）健康医疗数据资产保护方式。为合理合法地规避复杂的数据资产产权关系带来的风险，最佳的保护方式就是申请获取知识产权保护，形成如图3-14所示的"数据资源→数据资产→知识产权"路径。一旦申请成功，即健康医疗数据资产转变为知识产权，就可以获得法律的保护。

在健康医疗数据资产应用场景调研、分析的基础上，健康数据银行应充分挖掘各利益相关者的数据资产诉求。在数据资产基础上共同开发、创新数据资产应用的场景，提升数据资产价值和应用价值。在数据资产应用场景创新基础上，健康数据银行鼓励和支持各利益相关者数据资产向知识产权转化，将知识产权视为共同的利益纽带。

在数据资产化阶段，健康数据银行不但需要注重健康医疗数据积累，而且需要注重提升自身的数据资产化能力，提升数据资产价值和知识产权质量。在"数据资源→数据资产→知识产权"的过程中，健康数据银行应在"利益共享，风险共担"原则指导下，以持续增强的数据资产产权关系管理能力维持利益均衡的产权关系。

b. 知识资产化阶段

随着健康医疗数据资源的集聚，健康数据银行将数据转化为知识的能力也逐步提高，知识资产化成为健康数据银行重要的使命，形成涵盖诊断技术、治疗方法、用药方式、多因素分析法等的知识资产。健康数据银行通过知识资产化，能够深入挖掘医学知识中隐藏的医疗模式、可用知识，提升医学知识资产的经济价值（社会价值）。在知识资产化阶段，健康数据银行建立了与健康医疗数据生成者、所有人、加工者等主体之间的数据产权关系，从而进入知识产权关系管理发展期。

（1）医学知识资产保护范围。医学知识是知识资产化的前提和保障。面对复杂的数据产权关系和知识产权关系发展期，健康数据银行应进一步提升知识产权保护意识，注重加强知识产权关系管理。在健康数据银行知识资产化过程中，应将医学知识纳入知识产权保护范围，重点关注如下内容。

第一，有关健康数据银行医学知识发现、医学知识资产化的创新性理论方法及其相关技术。

第二，有关健康数据银行人类医学知识与人工智能医学知识融合的理论方法，以及不同医学知识融合的理论方法及其相关技术。

第三，有关健康数据银行未来发展的可使用或者可授权的知识资产创新内容。

第四，在健康数据银行与医疗机构、制药公司、保险公司等机构知识资产交易过程中形成的具有创新性的技术协议、交易方式。

（2）医学知识资产保护方式。为合理合法地规避复杂的知识资产产权关系带来的风险，最佳的保护方式就是申请获取知识产权保护，形成如图 3-14 所示的"医学知识→知识资产→知识产权"路径。申请获得具有法律授权的知识产权，有助于更好地保护知识产权各利益相关者的权益，更好地体现知识资产产权关系管理的价值作用。

面对日益积累的医学知识资产，健康数据银行保护知识资产不受侵害的风险管理成本持续增加，不但影响自身的经营效益，而且影响各利益相关主体的合作意愿。为创建可持续发展的生态环境，健康数据银行有责任将知识资产转化为可识别或者可利用的、有价值的、有法律保护的知识产权。

在知识资产化阶段，健康数据银行不但需要注重医学知识积累，而且需要注重提升自己的知识资产化能力，提升知识资产价值和知识产权质量。在"医学知识→知识资产→知识产权"过程中，健康数据银行应建立以知识产权为纽带的知识资产产权关系管理体系，持续增强健康数据银行的核心竞争力。

c. 知识产权化阶段

健康数据银行通常以自主研发、技术创新获取智力劳动成果来创造或积累知识产权，获得知识产权保护，也可以通过收购医疗机构、制药公司、保险公司等机构的知识产权积累知识产权。在知识产权创造和积累过程中，健康数据银行应以良好的知识产权关系管理能力提升数据资产和知识资产价值，为数据资产和知识资产各利益相关者带来新的收益。

（1）知识产权关系管理目标。针对创新性智力劳动成果的特点，健康数据银行设计或获取适当的保护方式，如专利、技术秘密或版权保护等，以及适当的保护手段，如设置核心专利、外围专利，从而形成更具价值的专利组合。在申请获取知识产权保护时，应充分考虑健康数据银行未来的目标市场及目标群体，以前瞻性的目标定位提升健康数据银行可持续发展能力。健康数据银行知识产权关系管理主要有如下两个目标。

第一，充分利用健康数据银行在知识产权上的优势，研发新技术、探索新领域、发现新价值、创造新用途，引领健康医疗行业进行健康医疗数据应用场景创造、商业模式创新和竞争力提升。

第二，健康数据银行必须将知识产权关系管理纳入经营策略的重要组成部分，以可持续的竞争优势引导健康医疗行业未来的发展方向，更有效地实施个性化健康管理、个性化精准医疗服务。

（2）知识产权关系管理实施步骤。在知识产权关系管理目标驱动下，健康数据银行不再局限于内部知识产权发掘，而是主动结合市场需求、数据使用者偏好等创造新技术或知识产权，培养引领健康医疗行业未来发展方向的敏锐洞察力、果断行动力。通过知识产权价值整合和健康医疗数据资源整合，影响健康医疗行业产业链布局。健康数据银行知识产权关系管理实施步骤主要如下。

步骤一：将知识产权管理策略转变为依据健康数据银行发展愿景制定的产权关系管理的一部分。其关键在于如何明确市场定位，分析预测健康医疗行业未来的发展方向，最终目的仍在于充分挖掘健康医疗数据价值、健康价值，最大限度地提高服务人群的健康状态改善程度，提高健康数据银行的竞争力。

步骤二：依据知识产权关系管理目标，建立各利益相关主体均能接受的利益分配机制。由于存储在健康数据银行的健康医疗数据来源广泛，涉及个人、医疗机构、制药公司、保险公司等利益相关主体，健康数据银行依托健康医疗数据获取经济利益和社会利益，必然涉及复杂的利益分配机制。若要有效协调各方利益，保障各方公平合理地获得应得利益，应从制度上保障健康数据银行数据产权关系管理目标的实现。

（3）知识产权运用策略。在知识产权关系管理体系中，健康数据银行应建立正确的知识产权运用策略，一方面开展知识产权的生成、保护、维护管理；另一方面，充分挖掘市场机遇、实时评估市场动态，依托技术创新研发新技术，提升知识产权应用价值。健康数据银行知识产权运用策略主要如下。

第一，将知识产权中涉及药物新品种、医学新发现等的相关技术转化为现实生产力，以提高健康数据银行提供个性化健康管理、个性化精准医疗服务能力。

第二，将知识产权中涉及商业秘密、商业模式等的内容转化为新型经营模式和商业模式，以提高健康数据银行经营管理能力。

第三，以知识产权投资入股公司或创设新公司，以生产或制造知识产权产品，依据股权获取相应的红利。

第四，将知识产权转让他人以获取收益。

　　总之，任何一种知识产权运用策略都是高风险、高回报并存，健康数据银行可以依据不同的情景进行最终决策。知识产权运用策略成功的标准在于健康数据银行获得的收益，综合体现在健康数据银行获得的经济利益和社会利益，以及健康医疗数据使用者获得的健康利益。健康数据银行数据产权关系管理能力，影响着各利益相关主体的资产风险管理和资产收益能力，影响着健康数据银行可持续运营能力。

3.3　健康数据银行数据产权交易

　　健康数据银行凭借集聚的健康医疗数据资产，逐步拥有健康医疗数据资产的经营权，以及自身提炼形成知识资产的所有权。在产权交易前必须建立健全健康数据银行数据产权交易机制。健康数据银行作为一个交易主体，为其他交易主体提供了交易客体、交易场所和监督管理的环境。

3.3.1　健康数据银行数据产权交易分析

　　健康数据银行为个人和机构用户提供了一个不同于传统的交易平台，交易客体的价值会在交易前后发生变化，即随着健康医疗数据的积累会产生由量变引发的质变。在健康医疗数据价值链中，健康数据银行担负着数据存储、管理和分析职能，即健康医疗数据价值生成、数据价值传递和数据价值实现职能。健康数据银行数据产权交易需要一套公开、公平、公正的交易规则和监管制度保障交易方的利益，需要应用场景创造思想增强对交易场景的创新与思考。

1. 数据产权交易利益最大化

　　健康数据银行数据产权交易就是健康医疗数据产权交易，需要遵循市场规律、遵循等价交换的原则。健康医疗数据产权交易属于一类数据产权交易，所有权和经营权有偿或无偿转让的对象为健康医疗数据（赵林度，2019）。在健康数据银行收支结构（表3-2）中，收入来自健康数据银行为个人、机构数据使用者提供基于原始数据和数据衍生物服务获得的收益，支出发生在健康数据银行向个人、机构数据提供者支付短期利息和长期利息所消耗的费用。在达到盈亏平衡点之前，健康数据银行依赖于预期收益驱动的投资维持正常运营，但是必须保障各利益相关主体的利益。

表 3-2　健康数据银行收支结构

分类	收入	支出
个人	原始数据	短期利息
	数据衍生物	长期利息
机构	原始数据	短期利息
	数据衍生物	长期利息

（1）利益最大化内涵。利益最大化是一类相对的衡量标准，即各利益相关主体获得的利益是最公平、公正、合理的，能够满足各利益相关主体的利益诉求。为培育公平竞争的生态环境，健康医疗行业应在实践基础上实施统一规范的健康医疗数据利息支付标准、使用支付标准，保障交易双方的利益。

健康数据银行数据产权交易主要涉及上游的健康医疗数据提供者和下游的健康医疗数据使用者，三方的权益分配始终是一个持续优化的过程。健康数据银行毕竟不同于传统的商业银行，以数据资源、数据资产和知识资产为纽带的产权交易，不仅体现在交易客体自身的使用价值，还体现在交易客体自身的价值和价值增值能力。

（2）利益最大化协调。数据产权交易各方利益最大化追求的是权益均衡，通过磋商、让步等博弈实现，体现了健康数据银行在资产与权利之间的协调能力。在健康医疗数据资源、数据资产和知识资产权益分配、价格磋商等方面，健康数据银行应致力于塑造一个公开、公平、公正的环境，为健康医疗数据产权交易创造良好的生态环境。

由于健康数据银行兼具公益性和营利性，健康数据银行利益最大化体现在经济和社会利益两个方面，尤其体现在个人和机构的健康收益最大化。在健康数据银行运营过程中，个人和机构的健康收益正如一个利益协调的杠杆，直接影响着数据产权交易各方利益。只有实现了个人和机构的健康收益最大化，才能推动数据产权交易各方经济和社会利益最大化目标的实现，健康收益体现的健康利益才是保障健康数据银行正常运营的真正动力源。

（3）利益最大化途径。健康医疗数据利息支付标准、使用支付标准直接受个人和机构支付意愿与支付能力影响，但是最终受数据价值转化为健康价值的能力影响，所以健康数据银行依托健康医疗数据的价值生成、数据价值传递和数据价值实现能力至关重要。健康数据银行应致力于提升原始数据价值，才能最大限度地实现各利益相关主体的利益最大化。

健康数据银行各利益相关主体实现利益最大化的过程就是利益均衡分配的过程，再科学合理的算法均无法获得三方均衡、再均衡的解，问题的关键取决于三方接受均衡解的意愿。健康数据银行应坚持长期可持续发展的战略，谋求健康医疗数据提供者以获取长期利益作为投资目标，健康医疗数据使用者也以早期的原始数据获益方式追求长期的战略合作。

2. 数据产权交易价值最大化

健康数据银行数据产权交易价值，不但取决于健康医疗数据资源、数据资产和知识资产价值，而且取决于实现数据产权交易价值的交易方式。在数据产权交易价值最大化目标驱动下，一方面致力于提高健康医疗数据资源、数据资产和知识资产价值，另一方面则需要选择最佳的数据产权交易方式。

（1）数据产权交易价值增值。健康医疗数据资源、数据资产和知识资产价值决定着健康数据银行的价值，以及转化为个人和机构的健康价值。从健康医疗数据特性可知，数据价值就像愈久弥香的美酒，蕴含在数据数量、数据质量和内核知识之中，等待着健康医疗数据使用者的深入分析、深入挖掘和深入提炼。

健康医疗数据产权交易价值增值依赖于大数据分析技术，从深层次挖掘数据价值、建立健康医疗数据与健康状态改善程度之间的关联关系，从个人和机构的健康收益中获得新的增值空间。健康数据银行应致力于创建数据产权交易价值增值生态环境，以更好地提升所在医疗服务供应链、健康医疗数据价值链的价值和价值增值能力。

（2）数据产权交易方式选择。为了实现数据产权交易价值最大化目标，必须正确地理解健康医疗数据产权交易方式。通常，健康医疗数据产权交易有多种类型，如果按照产权占有程度、交易客体、收益方式、交易主体和交易时间长短方式进行分类，可以形成如图 3-16 所示的数据产权交易分类体系。

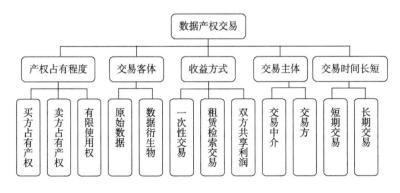

图 3-16　数据产权交易分类体系

数据产权交易方式直接影响着数据产权交易价值最大化目标的实现，如按交易时间长短划分的长期交易应比短期交易获得更大的收益，所以应激励健康医数据提供者获取长期利息。在数据产权交易价值最大化目标的驱动下，健康数据银行可以根据采集、存储健康医疗数据资源、数据资产和知识资产情况，选择更加适合的数据产权交易方式。

3. 数据产权交易福利最大化

健康数据银行兼具公益性和营利性，个人和机构的健康价值成为最具影响力的价值杠杆，健康价值也成为健康医疗数据产权交易福利最大化的核心驱动力。为最大限度地保障全体公民享有健康医疗数据福利，我国应以法律或政策将健康医疗数据资源、数据资产和知识资产纳入社会福利体系，完善公共福利制度、保障公民数据产权福利。

（1）完善国家公共福利制度。健康医疗大数据是国家重要基础性战略资源，我国应逐步完善国家公共福利制度，保障公民健康医疗数据共享与交流的基本权利，如完善重症医疗、医疗保险等健康医疗数据福利制度。在一个平等的国家公共福利制度支持下，健康数据银行公益性被激发出来，以更好地实现数据产权交易福利最大化。

国家公共福利制度在健康医疗数据福利领域的完善，有助于最大限度地保障健康医疗数据的共享与交流，保障数据价值向健康价值的转化，保障公民的健康利益。健康数据银行应支持国家公共福利制度完善，从国家战略高度规划和设计数据产权交易体制与机制，满足国家公共福利制度要求，积极推动国家健康医疗数据福利制度建设。

（2）保障公民数据产权福利。在国家健康医疗数据福利制度体系中，保障每一个数据所有人的数据隐私权、所有权，保障公民数据产权福利，即获得数据产权交易中应得的公共福利。在公民数据产权福利中，至少应包含精准医疗服务、重症医疗服务等，真正保障公民数据产权利益。

随着国家健康医疗数据福利制度的完善，公民贡献数据的意愿、共享数据的能力都将持续提高，驱动着数据产权交易福利最大化目标的实现。在国家健康医疗数据福利制度框架下，健康数据银行应建立完善数据产权福利保障机制，最大限度地增强数据价值、实现健康价值，保障公民数据产权福利。

健康数据银行数据产权交易利益、价值和福利最大化，从数据产权交易主体、客体和收益的视角阐述了公益性和营利性，以新的生态环境孕育健康医疗数据福利理论。在健康医疗数据福利理论基础上，健康数据银行数据产权交易机制又增加了国家法律和政府政策的约束，必须面向民生福祉、满足公民数据福利要求，实现数据产权交易利益、价值和福利最大化。

3.3.2　健康数据银行数据产权交易机制

健康数据银行作为数据产权交易主体必须遵循数据产权交易市场运行的执行机制，而且必须建立有效的健康数据银行数据产权交易机制，形成一套内外相互作用、相互影响的执行机制。健康数据银行数据产权交易机制有助于提高市场洞察力和资源配置效率，提高数据产权交易的公平性和科学性。

1. 数据产权交易机制分类

面对健康医疗数据提供者和使用者，健康数据银行必须建立一套结构化的规则及其运行方式。涵盖从事数据产权交易的职能部门、各交易主体之间相互作用的过程和方式，对外有输入和输出，对内有信息和反馈。健康数据银行数据产权交易机制包括激励机制、制约机制和保障机制。

1）激励机制

一个最佳的激励机制在于激励人们正确的行为。健康数据银行将个人与机构联系起来，致力于促进健康医疗数据产权交易，能否激励数据提供者提供数据、数据使用者使用数据决定着健康数据银行能否正常运营。由于健康数据银行兼具公益性和营利性，故在激励机制中融合了政府的财政激励和企业的价值激励。

（1）政府的财政激励。我国以健康医疗数据产权为客体的交易非常少，健康医疗数据产权交易主体间的数据产权交易严重缺乏（赵林度，2019），更缺乏有效的政府财政激励机制。政府的财政激励机制相当重要，包括对各利益相关主体的资助、补贴、奖励，可以直接对健康数据银行进行投资或者对健康产业基础研究进行投资，以推动健康医疗数据资产化、规模化和产业化。

税收激励是政府给予数据产权交易主体税收优惠的一种激励方式，从而使健康医疗数据产权交易主体充分享受高收益、低成本的市场环境（赵林度，2019）。健康医疗数据产权税收激励机制是国家给予数据产权的所有人、经营者和使用者，以及数据产权转让等交易者以税收优惠，给予数据产权及其产品流转过程中税收优惠。

（2）企业的价值激励。健康数据银行最大的激励在于合理利息基础上的信用，个人和机构能否获得预期的合理利息。健康数据银行应建立一个公开、公平、公正的价格发现机制（price discovery mechanism），各利益相关主体能够感知短期利息和长期利息的合理性，从而达到激励提供数据和使用数据的正确行为。

健康数据银行的价值激励主要来自个人和机构的健康收益，以低成本、便捷的方式帮助健康医疗数据使用者获取健康利益，个人和机构的健康价值成为健康数据银行重要的价值激励。健康数据银行只有将数据价值转化为健康价值，才能激励更多的数据提供者和数据使用者做出贡献。

2）制约机制

面对一个尚未成熟、缺乏规范的市场管理制度的健康医疗数据产权交易市场，为有效规避数据产权交易风险，国家、行业和企业都应建立严格的制约机制。健康数据银行在严格遵守国家和行业规范的基础上，依据企业实际情况制定更加适合的制约机制，更加全面地提高数据产权交易的安全性和经济性。

（1）国家层面制约机制。健康医疗大数据是国家重要基础性战略资源，关乎至高无上的国家利益，面临数据产权交易过程中存在的各类风险。国家层面应建立完善数据产权交易法律体系，加强政府监管，加大惩罚力度，从法律层面保障健康医疗数据产权交易市场正常运行，用强制手段制约违反法律行为的发生（赵林度，2019）。

（2）行业层面制约机制。健康医疗行业协会、企业联盟等社会组织应在国家层面制约机制基础上制定相应的行业规范，以规范整个行业的数据产权交易行为。健康医疗数据产权交易涉及多个利益相关主体，行业规范有助于协调多主体间的利益冲突、供求矛盾等复杂问题，从行业视角保障数据产权交易正常运行。

（3）企业层面制约机制。健康数据银行作为数据产权交易主体和第一责任人，在联合各利益相关主体制定企业层面制约机制方面具有不可推卸的责任。一方面，应加强对数据产权交易法律规范的理解和认识，提高各利益相关主体的社会责任观念；另一方面，应注重加强各利益相关主体之间的合作，共同维护数据产权交易市场秩序。

3）保障机制

面对复杂性和高风险性并存的数据产权交易市场，健康数据银行依赖于一个完善的安全保障机制，保障健康数据银行安全、经济运营。

（1）安全生态环境培育。为了保护数据隐私、保障数据安全，国家应通过完善数据产权法律保障机制培育安全生态环境，从法律层面对数据产权交易主体进行保护，在法律制度中明确规定数据产权交易主体的权能空间和利益限度，从而避免侵权行为的发生（赵林度，2019）。在安全生态环境中，一旦利益相关主体的数据产权受到侵害就可以诉诸法律以追回损失的利益。

（2）安全运营环境创建。健康数据银行应设立风险控制部，致力于为健康数据银行创建一个安全的运营环境。在国家法律制度和健康数据银行运营制度保障下，在健康医疗数据产权交易过程中，数据产权交易主体应全面实施协议保障，通过签署具有法律效用的契约，以保证自己的合法权益不会受到侵害。

2. 数据产权交易机制质量标准

健康医疗数据产权交易机制质量标准包括流动性、透明度、稳定性、高效率、低成本和安全性（赵林度，2019）。健康数据银行数据产权交易机制质量标准建立在健康医疗数据产权交易机制质量标准基础之上，本节介绍健康数据银行数据产权交易机制特性，重点阐述便捷性、经济性和智能化。

1）便捷性

健康数据银行数据产权交易机制作为一类执行机制必须具有便捷性，便于相关职能部门进行监管及各交易主体按要求从事数据产权交易。健康数据银行数据产权交易机制的便捷性体现在由数据产权交易机制培育的交易环境之中，即激励机制、制约机制和保障机制必须满足便捷性要求。

面对便捷性需求，健康数据银行的激励机制应便于各交易主体了解、执行和获取激励，从每一个细节唤醒激励要素激励正确的行为；健康数据银行的制约机制应便于各交易主体深刻体会到制约因素，严格遵守数据产权交易法律规范；健康数据银行的保障机制应便于各交易主体准确把握各类保障措施，全力营造数据产权交易安全的生态环境和运营环境。

2）经济性

健康数据银行数据产权交易机制必须满足经济性，低成本、高效率地执行数据产权交易机制，追求数据产权交易机制执行的高效益、高效率。健康数据银行数据产权交易机制的经济性体现在数据产权交易机制执行过程中，即激励机制、制约机制和保障机制必须满足经济性要求。

在经济性目标驱动下，健康数据银行的激励机制应在节约的基础上，激励各交易主体高效益、高效率地执行数据产权交易机制；健康数据银行的制约机制应严格控制运营成本，约束各交易主体严格遵守数据产权交易法律规范；健康数据银行的保障机制在保障安全环境的基础上，追求高效益、高效率的保障措施。

3）智能化

健康数据银行数据产权交易机制呈现智能化发展趋势，应用大数据分析和人工智能等技术提升数据产权交易的智能化，形成数据驱动的数据产权交易机制。健康数据银行数据产权交易机制智能化，充分体现了数据驱动决策的智能化，即激励机制、制约机制和保障机制智能化。

面对智能化发展趋势，健康数据银行的激励机制应更多地依托数据资源进行决策，以更好地提高激励方式、激励途径、激励效果分析的智能化水平；健康数据银行的制约机制应增强智能化评估能力，能够自动评价各交易主体遵守数据产权交易法律规范的情况；健康数据银行的保障机制应增强智能化监测能力，能够实时监测数据产权交易环境的安全性。

3. 数据产权交易机制设计

健康医疗数据产权交易机制设计，充分考虑了市场结构、规模和技术水平，以及市场的目标定位、价格发现机制的有效性和交易机制的有效性体现（赵林度，2019）。健康数据银行作为数据产权交易主体，需要在健康医疗数据产权交易机制设计思想指导下顺应时空情景进行机制设计，提高健康数据银行数据产权交易机制整体运营能力。

（1）企业的目标定位。在充分保证社会福利效应的市场环境基础上，健康数据银行以便捷性、经济性和智能化满足各交易主体需求，以最大限度地满足各交易主体利益最大化作为自己的目标定位。在健康数据银行数据产权交易机制设计时，应始终坚持企业的目标定位，始终以持续创新完善不同目标之间的协调机制，以最佳的数据资源配置培育一个理想的数据产权交易市场。

（2）价格发现机制的有效性。在设计健康数据银行数据产权交易机制时，应保障价格发现机制的有效性，以避免数据产权交易过程中出现偏离真实价值的价格扭曲现象。健康数据银行应用大数据分析和人工智能等技术，通过真实价值信息的市场表现深入挖掘数据产权价格与真实价值之间的关联性，提高数据产权交易价格发现机制的有效性，更有效地保障各利益相关主体的利益。

（3）交易机制的有效性体现。在市场的社会福利效应基础上，健康数据银行应从各交易主体利益出发，明确交易机制的有效性体现，以更好地满足各交易主体的利益需求。在设计健康数据银行数据产权交易机制时，以企业的经济利益效应作为数据产权交易机制的有效性体现，充分提高健康数据银行数据产权交易机制效率。在市场的社会福利效应和企业的经济利益效应共同作用下，健康数据银行能够以最佳的市场资源配置效率实现数据产权交易。

3.3.3 健康数据银行数据产权交易平台

从本质上讲，健康数据银行就是一个标准的数据产权交易平台，凭借集聚的健康医疗数据资源进行数据产权交易。健康数据银行数据产权交易平台连接着健康医疗数据提供者和使用者，通过数据金融、数据保险、数据监管和数据福利等多种服务构筑的生态系统，支持数据资产、知识资产和知识产权进行交易（图3-17）。

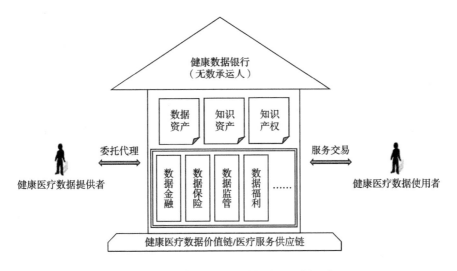

图 3-17　健康数据银行数据产权交易平台

1. 数据产权交易平台设计思想

由于健康数据银行数据产权交易平台涉及主体和运营环境的复杂性，平台设计应突出系统科学和系统工程的思想，强调无数承运人、生态系统、社会福利效应、健康医疗数据价值链和医疗服务供应链等核心思想。健康数据银行数据产权交易平台设计思想体现了诸多思想的有效集成和综合应用。

1）无数承运人

无数承运人设计思想重点突出了数据产权交易平台的第三方地位和中介作用，无须拥有健康医疗数据所有权仍然可以从事数据产权交易。健康数据银行可以凭借自身的经营能力，可以通过委托代理接受健康医疗数据所有人委托获得数据经营权，帮助数据所有人实现数据价值生成和数据价值实现。

健康数据银行拥有数据经营权，即决策经营权、有限使用权和收益权，就可以进行数据资产化、知识资产化和知识产权化，满足数据产权交易的需求。无数承运人设计思想体现了社会分工的进一步细化，健康数据银行应致力于获得健康医疗数据资源的经营权，追求不求所有但求拥有的经营理念。

无数承运人设计思想有助于提升健康数据银行运营能力。一方面，降低健康数据银行运营成本，不必在健康医疗数据所有权上投入更多的成本；另一方面，增强健康数据银行与数据提供者和数据使用者之间维持良好合作关系的意识和经营理念，积极完善自身的信用体系，提高驾驭健康医疗数据的能力。

2）生态系统

生态系统设计思想强调数据产权交易各利益相关主体与社会环境构成的统一

整体性，与社会环境之间相互影响、相互制约，能够在一定时期内处于相对稳定的动态平衡状态。健康数据银行数据产权交易平台作为一个生态系统，以一个统一整体与社会环境之间进行物质、信息和能量交换。

从生态系统的视角来看，健康数据银行数据产权交易平台必将有效集成数据金融、数据保险、数据监管、数据福利等多主体多服务功能，形成相互支持、相互促进的和谐生态环境，共同提高数据价值转化的健康价值。健康数据银行数据产权交易平台成为多主体共同孕育数据价值、共同转化健康价值的生态环境，数据产权交易平台价值得以持续提升。

生态系统设计思想有助于提升数据产权交易平台的整体性，创建一个以数据资源为纽带、和谐共生的多主体多服务功能体系。在数据产权交易平台结构完善、功能优化和行为规范的过程中，突出健康数据银行在数据价值→健康价值转化中的生态价值，以及健康医疗数据从量变到质变、从质变到突变的健康价值培育过程。

3）社会福利效应

社会福利效应设计思想反映了健康数据银行兼具公益性和营利性的特性，致力于通过健康数据银行数据产权交易平台的正常运营增加社会福利，孕育健康医疗数据福利理论成长的社会环境。社会福利效应的引入突出了健康医疗数据福利价值，增加以公共福利评判健康数据银行数据产权交易平台价值的机遇。

社会福利效应提供了从社会福利状况变化的视角，观察健康数据银行数据产权交易平台的公共福利价值，体现了面向公共福利、民生福祉设计思想的创新，能够引导平台设计者综合考虑个体、群体、区域和国家数据脉象价值。社会福利效应作为一种激励因素，能够唤醒个人和机构贡献数据的意愿，提升个人和机构维护数据价值的社会责任。

社会福利效应设计思想有助于提升健康数据银行运营能力。一方面，可以弥补面向公共福利、民生福祉设计思想的缺失，提升数据产权交易平台的公益性，更好地支持面向公共福利的精准医疗、新药研制、医学研究等创新应用；另一方面，可以激励各利益相关者贡献健康医疗数据资源，共同提升数据资产、知识资产和知识产权价值。

4）健康医疗数据价值链

健康医疗数据价值链设计思想描述了健康医疗数据采集、存储、管理、分析和使用全过程，以及在健康数据银行数据产权交易平台实现数据价值生成、数据价值传递和数据价值实现的全过程，强调健康医疗数据价值和价值增值能力。健康医疗数据价值链能够深入挖掘健康医疗数据内核知识，将集聚的内核知识转化为数据价值，通过数据产权交易将数据价值转化为健康价值。

健康医疗数据价值链为健康数据银行提供了数据价值生成、数据价值传递和数据价值实现的生态环境,通过从量变到质变的数据积累,以及大数据分析和人工智能等技术的应用,深入挖掘健康医疗数据价值。健康医疗数据价值链孕育在健康数据银行数据产权交易平台之中,在与社会环境进行物质、信息和资源交换的过程中逐步成长,提升健康医疗数据价值和价值增值能力。

健康医疗数据价值链设计思想有助于提高健康数据银行数据价值和价值增值能力。一方面,通过数据资产化、知识资产化和知识产权化,实现从数据资源→数据资产→知识产权的效率和效益;另一方面,通过知识产权的创造和积累,提升健康数据银行数据产权交易平台的核心竞争力。

5）医疗服务供应链

医疗服务供应链设计思想阐述了以健康数据银行为核心企业的医疗服务供应链创造健康价值的内在机理,特别是将医疗服务供应链内部数据价值转化为外部健康价值的过程。医疗服务供应链设计思想充分体现了"利益共享,风险共担"的供应链思想,以竞争与合作关系提升健康数据银行整体运营能力。

医疗服务供应链将各利益相关者的局部利益转化为供应链的全局利益,通过有效集聚供应链成员的信息、资源和能力,支持供应链核心企业——健康数据银行正常运营。医疗服务供应链思想的引入,增强了供应链成员之间以合作代替竞争、共同降低成本、共同提高效率的意识和能力。

医疗服务供应链设计思想有助于提高健康数据银行数据产权交易平台运营能力。一方面,以集聚的信息、资源和能力支持数据产权交易平台运营,提高数据产权交易平台的运营效率和效益;另一方面,以成员之间的协作、协调、协同运营能力的提升,降低数据产权交易平台的运营时间消耗和成本支出。

2. 数据产权交易平台软件设计

健康数据银行数据产权交易平台需要得到软件支持,依托软件系统维持数据产权交易平台正常运营,提升健康数据银行将数据价值转化为健康价值的能力。健康数据银行数据产权交易平台软件设计,可以从结构、功能和行为三个方面进行阐述,以更好地体现系统科学和系统工程的设计思想。

1）平台结构设计

健康数据银行数据产权交易平台软件采用"云平台+系统平台"结构,由云平台、平台前端、平台后端、数据中心和用户 APP 构成(图 3-18)。由于健康数据银行不同于传统的商业银行,数据产权交易都应该在网络环境中进行,以云平台存储个人和机构的健康医疗数据,"平台前端+平台后端"的软件平台结构有利于提高系统的安全性。

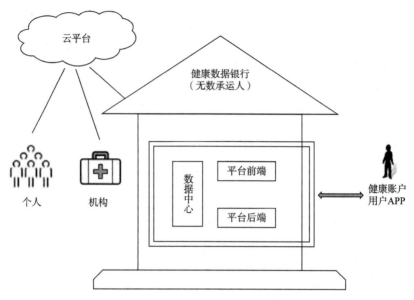

图 3-18　健康数据银行数据产权交易平台软件结构

基于无数承运人设计思想，健康数据银行数据产权交易平台采用"云平台+系统平台"结构，满足了健康医疗数据所有权、经营权分离环境的需要，个人和机构自行采集、存储、管理自己所有的健康医疗数据，健康数据银行仅在交易时依据相应的权限经营数据。健康医疗数据物理空间上的分离，不但保障了数据所有人的数据安全和数据隐私，而且避免了所有权和经营权权责界限不清造成的纠纷。

系统平台采用"平台前端+平台后端"结构仍然体现了生态系统的设计思想，如平台前端和平台后端一体化、数据提供者和数据使用者一体化、各利益相关者利益一体化等。个人和机构可以应用自己的健康账户进行数据存取、调整数据储存期限、协商数据委托权限等，用户 APP 系统增强了个人和机构随时随地进行采集、存储、管理数据，以及参与协商、经营数据的能力。

2）平台功能设计

健康数据银行数据产权交易平台软件的核心功能在于数据产权交易，主要由平台前端、平台后端、数据中心和用户 APP 共同承担（图 3-19）。由于健康数据银行数据产权交易平台的复杂性，在平台软件结构基础上设计的软件功能，突出了用户端和平台前端的对应、平台前端与平台后端的对应，更加突出了数据中心的价值作用。在平台软件功能中，平台后端和数据中心的功能至关重要。

平台前端	平台后端	数据中心	用户APP
为用户提供数据存取、数据租赁、数据购买、数据使用等管理功能	为平台提供数据模型、遍历算法、知识发现、智能获取等算法功能	通过对健康数据银行数据的大数据分析，为数据产权交易平台提供辅助决策支持，为个人和机构用户提供解决方案	为用户提供数据查询、数据管理、权限管理、收益管理等基本功能

图 3-19　健康数据银行数据产权交易平台软件功能

平台后端最重要的功能在于根据指令需要遍历云平台中的个人数据库和机构数据库，获取所需要的数据资源、数据资产，遍历云平台中的健康数据银行数据库，获取所需要的知识资产和知识产权，并生成基于区块链技术的数据使用与收益凭证。平台后端提供的数据模型、遍历算法、知识发现、智能获取等算法功能的有效性，直接影响着数据产权交易平台的有效性、及时性和智能性。

数据中心主要担负着健康医疗数据价值链管理职能，即健康数据银行获权经营数据的管理、分析和使用功能。健康数据银行能够凭借拥有的专家团队应用大数据分析技术，为数据产权交易平台积累知识资产和知识产权，为数据产权交易平台提供辅助决策支持，为个人和机构用户提供解决方案。

3）平台行为设计

健康数据银行数据产权交易平台软件行为主要集中在数据产权交易流程中，从健康账户用户通过平台前端或者用户 APP 进行数据产权交易开始，驱动形成一个清晰的指令和数据流转的行为路径（图 3-20）。在平台软件行为中，关键行为体现在从平台后端到数据中心的指令流转行为和从云平台到平台后端的数据流转行为上，两类行为的交互作用驱动着软件提供用户需求数据或者解决方案的行为。

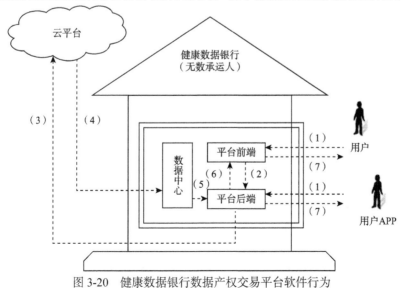

图 3-20　健康数据银行数据产权交易平台软件行为

从平台后端到数据中心的指令流转行为源自平台前端或者用户 APP 的需求信息，在需求指令驱动下平台后端相应的算法功能从平台后端指向云平台，携带相应的原始数据集合或者数据衍生物集合进入数据中心。数据中心在人机交互下充分利用人类智慧和人工智能，将具体解决方案的指令下达到平台后端。

从云平台到平台后端的数据流转行为受平台后端的指令流驱动，依据平台后端的指令和算法功能云平台将原始数据集或者数据衍生物集传递到数据中心，应用平台后端具有的大数据分析功能形成具体的解决方案。在解决方案中，充分融合了健康数据银行专家团队的知识和经验，形成指令流和数据流的一致性和统一性。

3. 数据产权交易平台运营设计

健康数据银行数据产权交易平台运营在一个公开、公平、公正的市场环境之中，市场环境状况成为影响数据产权交易平台正常运营的重要因素，如何营造一个良好的平台运营环境成为平台运营设计的一项重要任务。健康数据银行数据产权交易平台运营设计（图 3-21），致力于以区块链技术建立健全健康数据银行信用体系，营造一个可持续发展的生态环境，实现数据资产、知识资产和知识产权价值最大化。

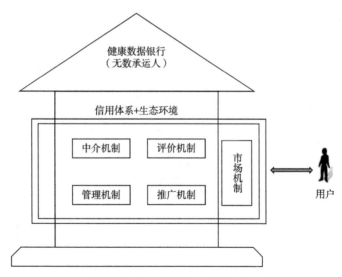

图 3-21　健康数据银行数据产权交易平台运营设计

1）数据产权交易市场机制

数据产权交易市场机制是数据产权交易平台正常运营的重要基础，也是数据产权交易平台运营设计的主要着眼点。面对健康数据银行数据产权交易平台复杂的运营环境，健康数据银行必须充分发挥市场的供求机制、价格机制和竞争机制功能，以健康数据银行内部资产化、外部市场化为动力完善交易市场机制。

（1）供求机制。供求机制就是调节健康医疗数据市场供给与需求之间矛盾，使之趋于相互平衡的市场机制，它能够及时、灵敏地反映健康医疗数据的供求关系和内在矛盾，为医疗服务供应链成员之间的数据产权交易行为提供信号、指示方向，以期实现健康医疗数据资源的有效配置和充分利用。

健康医疗数据属性及其人类对健康医疗数据价值的认知程度，提高了数据产权交易供求机制设计的困难。健康数据银行数据产权交易供求机制的难点，在于如何获取数据供求失衡信号、如何进行调节决策。健康数据银行作为医疗服务供应链的核心企业，应该担负起观察分析健康医疗数据供求关系的职责，从服务区域人群的健康状态改善程度折射供求关系。

（2）价格机制。价格机制的最大作用就是通过价格调节健康医疗数据供求关系，指导医疗服务供应链成员经营行为的运行机制，其中影响最大的就是利息价格和服务价格。从价格发现机制的有效性分析可知，在健康数据银行数据产权交易机制设计时，应保障价格发现机制的有效性，以避免数据产权交易过程中出现偏离真实价值的价格扭曲现象。

由于健康数据银行兼具公益性和营利性，所以价格机制不应该成为唯一的运行机制。一方面，健康数据银行可以将面向个人用户的利息和服务价格设计成逆差，以吸引更多的人贡献数据，使更多的人从中受益；另一方面，健康数据银行应积极提高面向机构的服务质量，形成优质优价的良性生态环境。

（3）竞争机制。竞争机制反映了数据产权交易双方受利益驱动而产生的行为特征和相互关系，它起着激励健康数据银行构筑医疗服务供应链核心竞争优势，提高健康医疗数据服务能力的功能。在健康数据银行数据产权交易市场上，通常存在着三种源于不同市场环境的竞争机制。

第一，健康医疗数据提供者在买方市场上的相互竞争。这类竞争产生于供过于求的市场环境，促使健康医疗数据提供者增强竞争力。如果健康数据银行以数据提供者身份处于买方市场环境中，应致力于提高健康医疗数据质量、服务质量，以优质服务满足服务对象健康需要和医疗服务需求。

第二，健康医疗数据使用者在卖方市场上的相互竞争。这类竞争产生于供不应求的市场环境，促使健康医疗数据使用者增强购买力。如果健康数据银行以数据使用者身份处于卖方市场环境中，应致力于提高健康医疗数据价值、增强购买力，具备以高质量服务收益补偿数据提供者利息差的能力。

第三，市场结构动态平衡时健康医疗数据提供者与数据使用者之间的竞争。这类竞争产生于动态平衡的市场环境，促使健康医疗数据提供者增强竞争力、数据使用者增强购买力。如果健康数据银行处于动态平衡的市场环境中，应致力于构筑优质优价的市场环境，提高整个医疗服务供应链的服务能力。

2）数据产权交易中介机制

在无数承运人模式下，健康医疗数据产权交易双方属于不同的利益群体，健康数据银行数据产权交易平台的任务便是以数据为中心介入的具体组织者。一方面，平台为数据产权所有人寻找最需要该数据资源和数据资产的个人和机构用户；另一方面，平台又为个人和机构用户提供能产生最大健康收益的数据资源和数据资产。

根据健康数据银行数据产权交易平台结构设计，健康医疗数据产权所有人能够自行在云平台上采集、存储、管理数据，真正实现所有权和经营权分离，提高了数据安全性和数据隐私性保护能力。健康数据银行数据产权交易平台必须具备依据数据使用情况计算收益的能力，具备合理分配收益、分摊成本的中介机制。

面对数据产权交易的复杂性，健康数据银行数据产权交易平台在中介机制中必须担负担保和监督职能。根据委托协议保障健康医疗数据提供者隐私安全，监督数据产权交易双方履行交易协议或合同，一旦出现违约和争议，健康数据银行作为中介机构能够及时调解。中介机制中的担保和监督职能，已经成为影响数据产权交易的一个重要因素。

3）数据产权交易评价机制

由于健康医疗数据资源、数据资产价值具有隐性价值属性，故需要建立健全数据产权交易评价机制，依托人类专家评价、健康价值评价，明确健康医疗数据的适用领域、应用前景和价值。健康数据银行数据产权交易评价机制依托第三方公开、公平、公正的评价保持数据价值，增强数据产权交易的可信度。

面向未来大数据分析技术的应用，健康数据银行数据产权交易平台应建立基于个人用户和机构用户的智能评价体系，及时发布健康医疗数据的先进性、成熟性、适用性和经济性，以及健康医疗数据产权的时效性、地域性和保护情况等信息。健康数据银行数据产权交易智能评价体系的建设，能够从根本上避免人为因素的干扰和影响，提高评价的客观性。

健康数据银行数据产权交易评价机制，建立在一个客观的、智能化的评价体系基础之上，可以结合个人和机构的健康收益评判数据产权交易的绩效水平，不应仅仅局限于数据产权交易额这个衡量指标。健康数据银行数据产权交易评价机制的有效性，体现在能否产生一个具有最优激励效果的产权关系，激励产生正确的数据产权交易行为。

4）数据产权交易管理机制

面对市场环境中存在的政策、法律、法规等约束条件，以及数据产权交易过程中存在的计划、指导、协调和监督的行为，健康数据银行数据产权交易平台必须建立健全数据产权交易管理机制。健康数据银行数据产权交易管理机制有助于约束数据产权交易双方的交易行为，以合法、合规、合理的交易行为完成数据产权交易。

面对数据产权交易市场环境中存在的法律规范、技术规范、管理规范等要求，健康数据银行数据产权交易平台应建立一个科学有效的管理机制，以提高数据产权交易的效率和效益。健康数据银行数据产权交易管理机制涉及健康数据银行信息、资源和能力的优化配置和调度，有助于增强数据产权交易平台的竞争力。

健康数据银行数据产权交易管理机制更多地依赖于健康数据银行专家团队资源，形成了基于数据驱动的智能化数据产权交易管理机制发展方向。基于数据产权交易行为数据分析，能够更加及时准确地发现数据产权交易过程中产生的新问题，更加科学有效地提出新的解决思路和方案。

5）数据产权交易推广机制

健康数据银行数据产权交易不但涉及整个医疗服务供应链，而且涉及所有数据产权交易利益相关主体，健康数据银行数据产权交易平台应建立有效的推广机制。为了使数据产权交易客体能够迅速转化为生产力，需要强有力的推广手段和推广机制。健康数据银行数据产权交易推广机制致力于以医疗服务供应链为单元拓展领域，扩大影响，提升平台的竞争力。

数据产权交易推广机制的有效性取决于数据产权交易客体转化的生产力，即个人和机构获得的健康收益。最终体现在个体、群体、区域和国家层面的健康状态改善程度，健康状态改善程度越高正向激励越大。健康数据银行数据产权交易平台应注重交易客体生产力的变化，注重建立可测、可观、可分析的服务对象健康状态面板，从而提升数据产权交易推广效益。

健康数据银行数据产权交易推广机制，能够形成更有力的驱动力，促进个人和机构健康价值的早日实现。数据产权交易推广是一个循序渐进的过程，只有当个人和机构获得的健康收益增长起来了，才会对潜在的用户产生影响而关注数据产权交易平台的运营状况，才会成为个人和机构用户，促进数据产权交易规模的逐步扩大。

健康数据银行数据产权交易提供了数据资源、数据资产，以及知识资产、知识产权转化为生产力的途径和渠道，推动健康数据银行内部资产化、外部市场化的衔接与融合。健康数据产权交易不是孤立的市场行为，必须综合考虑技术市场、人才市场、金融市场等生态系统要素之间的协调发展。

3.4　本 章 小 结

健康数据银行数据资产理论，阐述了数据资产化、知识资产化和知识产权化的理论方法，旨在依托健康数据银行实现"数据资源→数据资产→知识产权"和"医学知识→知识资产→知识产权"的理论方法。健康数据银行数据资产理论清晰展现了数据价值→资产价值→健康价值的转化过程，能够更加深入地挖掘数据价值，为个人和机构创造健康收益，全面提升个体、群体、区域和国家的健康状态。

第4章　健康数据银行数据价值理论

健康数据银行衍生于健康医疗数据价值，依赖于健康数据银行数据价值网络得以孕育信息、资源和能力，依赖于健康医疗数据价值和价值增值能力得以持续运营。健康数据银行数据价值理论用于描述健康医疗数据价值孕育、生成、传递和实现的理论方法，涵盖健康数据银行数据价值生成、数据价值传递和数据价值实现理论。

4.1　健康数据银行数据价值生成

健康数据银行数据价值生成网络由个人、医疗机构、制药公司、保险公司、健康数据银行等构成，个人、医疗机构、制药公司、保险公司等扮演着健康医疗数据提供者和健康医疗数据使用者的角色，健康数据银行负责采集、存储、管理、分析和使用健康医疗数据。健康数据银行数据价值生成依赖于价值生成网络，更依赖于健康医疗数据蕴含的价值和价值增值能力。

4.1.1　健康数据银行数据价值生成原理

依据健康医疗数据价值模型结构，可以应用价值酿造、价值评估和价值共创描述健康医疗数据价值生成原理（赵林度，2019）。健康数据银行能够更好地管理健康医疗数据价值模型三要素，充分发挥数据资源、数据技术和数据组织三要素的价值作用，更好地完善健康医疗数据"知识体系+"。那么，健康数据银行数据价值生成原理是否应该与健康医疗数据价值生成原理一致？

1. 健康数据银行数据价值来源

健康数据银行的价值主张在于提高个人用户的健康水平和增强机构用户的健康医疗服务能力，持续增强自身价值和价值增值能力成为重中之重。健康数据银行数据价值来源分析，一方面，能够描述健康医疗数据的价值作用，健康医疗数据价值生成；另一方面，能够描述健康数据银行的价值作用，健康数据银行数据价值生成。

1）健康医疗数据

健康医疗数据是健康医疗数据价值生成的重要资源，如果健康医疗数据数量、数据质量和内核知识等数据资源能够满足价值生成的需要，健康医疗数据就会给健康数据银行带来丰富的价值资源。健康医疗数据价值蕴含在内核知识之中，依赖于数据数量和数据质量的价值作用才能得以实现。

尽管内核知识的存在使健康医疗数据呈现价值，但健康医疗数据的价值不是显性的，需要应用大数据分析、认知计算等技术才能实现隐性价值显性化、可视化。健康医疗数据价值具有动态性，随着数据数量、数据质量和内核知识等数据资源的变化而变化，即 $0 \to \infty$ 或者 $\infty \to 0$。

健康医疗数据价值表现为数据脉象价值，即个体、群体、区域和国家数据脉象价值（赵林度，2019），能够真实准确地表征个体、群体、区域和国家的健康状态。正是健康医疗数据与健康状态之间的关联关系，为基于健康医疗数据的健康数据银行增添了实际运营的价值。

2）健康数据银行

健康数据银行是健康数据银行数据价值生成的重要环节，如果健康数据银行建立的健康医疗数据价值模型能够满足价值生成的需要，健康数据银行就会给自己带来丰厚的价值。因此，健康数据银行不但依赖于数据资源，而且依赖于数据技术和数据组织的价值作用，才能将健康医疗数据转化为健康数据银行数据价值。

健康数据银行数据价值来源于自身拥有的信用和公信力、运营管理能力，能够更有效地激励健康医疗数据所有人提供数据，能够更有效地实现健康医疗数据价值生成和价值实现。健康数据银行的盈利模式主要是通过向医疗机构、制药公司、保险公司等健康医疗数据使用者销售健康医疗数据及其衍生物获取收益，以营利性实现健康数据银行数据价值。

由于健康数据银行兼具公益性和营利性，故健康数据银行担负着增进民生福祉的公益性使命，表现为个人健康状态的改善。健康数据银行具有的群体健康状态监测、群体流行病管理等功能，突出体现了健康数据银行的公益性特性，以保障个体、群体、区域和国家的健康状态改善。

2. 健康数据银行数据价值集聚

从健康数据银行两大价值来源来看，健康数据银行数据价值集聚主要是健康医疗数据向健康数据银行聚集的过程。健康医疗数据从个人、医疗机构、制药公司、保险公司等汇集到健康数据银行，存储在个人健康数据库和医学知识数据库中，提炼出的医学知识存储在医学知识库中。

1）个人健康数据价值集聚

个人健康数据价值来源于对个人健康状况的真实反映，已经成为健康数据银行正常运营的基础。显然，单一的、零散的个人健康数据价值微乎其微，只有集聚到能够体现规律、挖掘知识的时候，其价值才能远高于原本零散数据价值的简单加和，实现个人健康数据价值生成。问题的关键在于如何有效集聚个人健康数据价值，这一问题吸引了众多学者关注。

Entwistle 和 Watt（2006）提出更广泛的患者参与治疗决策的概念模型，除了与患者交流了解信息促使其参与治疗决策之外，患者对自身角色的想法、感受、付出也有助于治疗决策和健康管理，改善患者与临床医生之间的关系。Laidsaarpowell 等（2017）提出了家庭医护人员参与治疗决策的三合一框架，深入研究医护人员对于治疗决策和数据生成的价值。

Engström（2012）认为患者既是自身康复的资源也是医疗服务和产品生成的资源，患者通过日记形式记录自身的治疗过程及感悟，可为增强医疗服务能力提供参考。Nordgren（2009）强调研究医疗服务中的价值生成应更多关注患者方面，并且医疗服务能力的体现应包含历史健康信息、生活质量、减少的等待时间、可及性、可避免的病痛和死亡等方面的价值。Liang 等（2018）认为通过搭建数据共享平台，实现数据拥有者和数据消费者间的数据流通是使数据价值最大化的方式。郭鑫鑫和王海燕（2019）研究表明，基于数据众包的健康数据共享平台可以构建一个健康数据采集—存储—利用—回馈的闭合健康生态平台，从而进一步挖掘健康数据的潜在价值。

个人健康数据价值集聚是一个单一的、零散的过程，健康人群、患病人群和康复人群以不同的数据贡献着数据价值，以不同的方式推动着数据价值集聚效应的形成。个人健康数据价值集聚不能忽视关联数据集聚，如个人日常生活数据、社会环境数据等，有助于在大数据环境下建立数据之间的关联关系。

2）医学知识数据价值集聚

医学知识数据价值来源于对医学知识应用的真实效果，已经成为健康数据银行正常运营的核心。医学知识数据不同于个人健康数据，其中蕴含了患者、医护人员、健康管理人员等人类专家的知识和经验，但是这些医学知识数据仍然需要验证、分析和挖掘，才能转化为医学知识库中的医学知识。因此，医学知识数据价值集聚是一个多主体分享、协同的价值共创过程。

在医学知识数据价值来源中，常常被忽视的患者医学知识和经验往往非常重要。Elg 等（2012）提出并评估了一个基于三个学习方法的患者协同创造及学习模型，医疗服务提供方通过与患者交互（即向患者学习）完成价值共创，研究患者协同创造的过程和机制，有利于发展健康管理模式。

McColl-Kennedy 等（2012）探究了在价值共创过程中用户健康管理行为，即用户自我健康管理行为有助于他们的价值创造，提出了"用户价值共创实践模式"的健康管理类型学理论。Spanò 等（2018）基于家庭和医院治疗策略与成本最小化的比较分析，评估替代治疗策略——自我管理策略，研究创新治疗解决方案是否可以为患者和医疗保健系统创造价值。

每一位患者的服务系统相当于一个价值配置空间，各参与者间的互动过程形成了价值共创（Kaartemo and Kansakoski，2018）。以美国患者社区PatientsLikeMe 为例，PatientsLikeMe 就是一个医学知识数据价值集聚平台，患者共享的医学知识数据价值可以在患者之间相互赋能，进一步提高医学知识数据价值。由于医学知识数据价值大、生效快、时效长，医学知识数据价值集聚就是一个数据价值生成、数据价值传递和数据价值实现的过程，能够为知识提炼奠定数据基础。

3. 健康数据银行数据价值生成原理基本框架

健康数据银行依托健康医疗数据获取收益得以正常运营，包含健康医疗数据脉象价值的健康医疗数据"知识体系+"，是包含健康数据银行信用和公信力的健康数据银行"信用体系+"，是健康数据银行数据价值生成的两大支撑体系。健康数据银行数据价值生成原理就蕴含在健康医疗数据"知识体系+"和健康数据银行"信用体系+"中。健康数据银行数据价值生成原理基本框架如图 4-1 所示。

1）健康医疗数据"知识体系+"

在健康医疗数据提供者中，个人包括健康人群、患病人群和康复人群，机构包括医疗机构、制药公司、保险公司、健康数据银行等，软硬件包括 Web 终端、移动终端、可穿戴设备。个人可以通过软硬件将数据传输到健康数据银行，同一个软硬件可支持多个个人的传输，也可以通过机构将数据传输到健康数据银行，还可自己将数据传输到健康数据银行。

健康医疗数据"知识体系+"离不开数据资源、数据技术和数据组织的有机集成，为此学者进行了广泛的探讨。Li（2010）提出基于密度等值线的3D医疗图像聚类和分段算法，可将原始图像转换成分段后图像。Lobo 等（2015）在电子健康档案中引入半结构化评估模板，并以精神状态检查记录为例，对模板引入前后

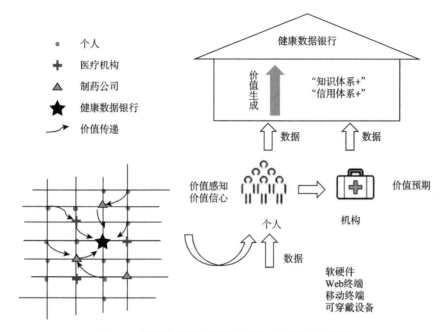

图 4-1　健康数据银行数据价值生成原理基本框架

的记录效果进行对比，研究结果表明：半结构化评估模板能显著提高精神状态检查在电子健康档案中的记录质量。

Andrews 等（2015）基于全国医院出院数据库，研究卫生服务和医疗保健数据在国家政策、公共服务、私营企业和商业领域的应用。Martin-Sanchez 等（2017）开展了电子表型、临床研究网络、生物存储库、筛选数据库的关联研究，讨论了这些方法的一些潜在局限性，重点是混杂因素和数据质量，并且进一步研究了健康数据二次使用可以带来的经济利益。

从健康医疗数据"知识体系+"的视角探讨健康数据银行数据价值生成原理，仍然可以应用价值酿造、价值评估和价值共创进行描述。健康数据银行应致力于培育健康医疗数据"知识体系+"，持续优化健康医疗数据价值模型的数据资源、数据技术和数据组织三要素，以增强健康医疗数据价值生成能力。

2）健康数据银行"信用体系+"

健康数据银行持续运营的基础，在于健康数据银行的信用和公信力，在于一个完善的健康数据银行"信用体系+"。在健康数据银行运营过程中，个人和机构贡献健康医疗数据的意愿至关重要，一个完善的激励机制有助于唤起个人和机构用户的意愿，但更重要的影响因素是健康数据银行的信用和公信力。

个体或者群体能否产生对健康数据银行的依赖性，不但取决于个体或者群体对个性化健康管理的体验，而且取决于个体或者群体对未来预期收益的信心。个体和群体的体验及信心，都需要建立健全健康数据银行"信用体系+"，以增强健康数据银行数据价值生成的价值感知和价值信心。

机构对健康数据银行的依赖性主要取决于对获取健康医疗数据及其衍生物的价值预期，以及验证后持续增强的价值预期。机构从健康数据银行获得健康医疗数据及其衍生物的价值预期，受到健康数据银行"信用体系+"影响，以价值预期的形式影响着健康数据银行的价值生成。

从健康数据银行"信用体系+"的视角探讨健康数据银行数据价值生成原理，可以应用价值感知、价值信心和价值预期进行描述，这三个方面都会受到健康数据银行"信用体系+"制约。只有健康数据银行具有完善的"信用体系+"，个人才能具有较高的价值感知和价值信心，机构才能形成较高的价值预期，从而推动健康数据银行数据价值生成。

健康数据银行数据价值生成原理不同于健康医疗数据价值生成原理，它不但依赖于健康医疗数据"知识体系+"，而且离不开健康数据银行"信用体系+"。健康医疗数据"知识体系+"和健康数据银行"信用体系+"，已经成为个人健康数据银行数据价值生成理论和医学知识数据银行数据价值生成理论的基础，建立健全"知识体系+"和"信用体系+"成为健康数据银行可持续发展的重中之重。

4.1.2　个人健康数据银行数据价值生成

个人健康数据银行作为一类逻辑实体，不同于个人健康管理分行、健康数据商业分行、医学知识增值分行，不直接参与健康数据银行运营。个人健康数据银行数据价值生成模型源于个人健康数据价值生成模型（赵林度，2019），能够描述基于个人健康数据"知识体系+"和个人健康数据银行"信用体系+"的价值生成过程（图4-2），有效地支撑个人健康数据银行数据价值生成理论的形成和发展。

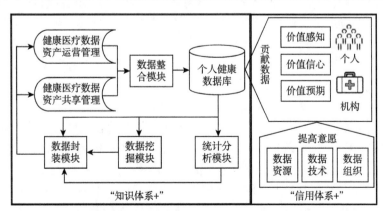

图4-2　个人健康数据银行数据价值生成模型

1. 理论基础

个人健康数据银行数据价值生成理论，提供了有效提高个人健康数据银行数据价值生成能力的基本方法，重在建立健全个人健康数据"知识体系+"和个人健康数据银行"信用体系+"，以提高个人健康数据价值和个人健康数据银行数据价值。个人健康数据银行数据价值生成理论涉及价值理论、信用理论和激励理论。

1）价值理论

价值理论是关于客观世界各种事物之间价值关系形成和演化规律的科学，是各种事物对于人类生存与发展意义的理解和认识。基于价值理论，有助于更加深刻地理解和认识个人健康数据价值和个人健康数据银行数据价值，有助于更加积极地探索个人健康数据价值和个人健康数据银行数据价值作用。

在个人健康数据银行数据价值生成理论中，价值理论的价值作用不容忽视。个人健康数据价值是核心价值，能够以脉象价值真实反映个体、群体、区域和国家的健康状态；个人健康数据银行数据价值在于创造价值，能够以个人健康数据银行信用和公信力为个人健康数据提供者和使用者创造价值。

2）信用理论

信用理论主要用于评价信用主体信用价值取向、信用责任、信用资本的可靠性及可信赖程度，奠定基于信用的信用制度的基础。个人健康数据银行之所以能够经营个人健康数据，就在于其必备的信用和公信力。因此，如何建立信用体系，如何激励更多的个体、群体贡献数据和使用数据，成为个人健康数据银行增强自身可持续健康发展能力的重要基础。

在个人健康数据银行数据价值生成理论中，相比于价值理论，信用理论是基础中的基础，没有信用理论支撑的价值理论是无法正常发挥作用的。个人健康数据银行应致力于建立健全信用体系，以增强自身的信用价值取向、信用责任、信用资本的可靠性及可信赖程度，奠定个人健康数据银行正常运营的基础。

3）激励理论

激励理论是关于如何满足人的各种需要、调动人的积极性的原则和方法的概况总结，致力于激发人的正确行为动机，调动人的积极性和创造性，以充分发挥人的智力效应和体力效应。个人健康数据银行就需要应用激励理论，激发健康医疗数据所有人成为健康医疗数据提供者和使用者，提高个人健康数据价值和个人健康数据银行数据价值。

在个人健康数据银行数据价值生成理论中，激励理论的价值作用最直接、成效最显著，可以直接表现在集聚的个人健康数据数量、数据质量和内核知识上，直接表现在个人健康数据所有人、提供者和使用者贡献数据的意愿上。个人健康数据银行应建立一个完善的激励机制，增强个人健康数据集聚和价值生成能力。

2. 理论框架

个人健康数据银行数据价值生成理论建立在价值理论、信用理论和激励理论的基础上，形成关于个人健康数据价值和个人健康数据银行数据价值的理论框架，支撑"知识体系+"和"信用体系+"完善（图4-3）。"知识体系+"和"信用体系+"的价值，最终都转化为个人健康数据库中的个人健康数据的数据数量、数据质量和内核知识。

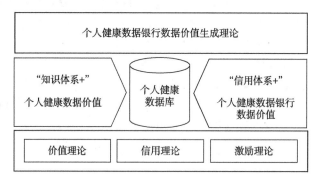

图4-3　个人健康数据银行数据价值生成理论框架

1）个人健康数据价值

个人健康数据价值产生于数据从量变到质变的积累过程，以及内核知识集聚的过程，具有0→1或者0→∞的特性。个人健康数据价值在于它能够真实反映数据主体的健康状况，能够精准预测关联特征相近数据主体的健康状况，集中表现为个体、群体、区域和国家的脉象价值。

个人健康数据银行数据价值生成依赖于健康医疗数据价值，正是个人健康数据价值支撑着"知识体系+"的形成。大数据分析技术的应用，能够将个人健康数据隐性价值转化为显性价值，从而实现个人健康数据价值可视化的目标。个人健康数据"知识体系+"本质上就是一个价值集聚、增值、再增值的价值网络，一个孕育个人健康数据价值生成的生态环境。

2）个人健康数据银行数据价值

个人健康数据银行数据价值产生于管理健康医疗数据价值模型的能力能否充分发挥数据资源、数据技术和数据组织三要素的价值作用，个人健康数据银行就像个人健康数据价值的孵化器。个人健康数据银行依托持续增长的信用和公信力，能够更好地完善个人健康数据"知识体系+"。

在个人健康数据"知识体系+"基础上，个人健康数据银行数据价值支撑着"信用体系+"的形成，信用和公信力的提高带动了个人健康数据提供者提供数据意愿的提高，更加积极地贡献数据。个人健康数据银行"信用体系+"本质上就是一个人员集聚、信任、再信任的社会网络，一个激发个人健康数据银行数据价值生成的社会环境。

　　个人健康数据银行数据价值生成理论体系，涵盖面向个人健康数据库的"知识体系+"和"信用体系+"，致力于以社会网络中"信用体系+"提升价值网络中"知识体系+"的增值能力，为个人健康数据银行数据价值生成提供基本的理论方法，为有效运用个人健康数据提供可行的技术工具。

4.1.3　医学知识数据银行数据价值生成

　　医学知识数据银行作为一类逻辑实体，不同于个人健康管理分行、健康数据商业分行、医学知识增值分行，不直接参与健康数据银行运营。医学知识数据银行数据价值生成模型源于医学知识数据价值生成模型（赵林度，2019），能够描述基于医学知识数据"知识体系+"和医学知识数据银行"信用体系+"的价值生成过程（图 4-4），有效地支撑医学知识数据银行数据价值生成理论的形成和发展。

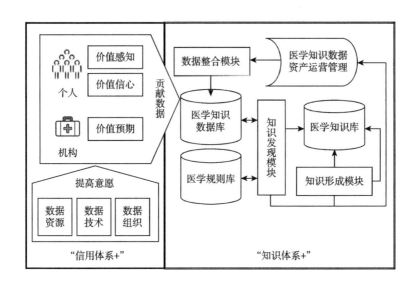

图 4-4　医学知识数据银行数据价值生成模型

1. 理论基础

医学知识数据银行数据价值生成理论，提供了有效提高医学知识数据银行数据价值生成能力的基本方法，重在建立健全医学知识数据"知识体系+"和医学知识数据银行"信用体系+"，以提高医学知识数据价值和医学知识数据银行数据价值。除了价值理论、信用理论和激励理论之外，医学知识数据银行数据价值生成理论基础还涉及大数据分析技术和数据挖掘技术。

1）大数据分析技术

健康医疗数据不但具有大数据的数据量大（Volume）、种类和来源多样化（Variety）、价值密度低（Value）、增长速度快（Velocity）、真实性高（Veracity）的 5Vs 特征，而且具有复杂性（complexity）、隐私性（privacy）和稀疏性（sparsity）等特征，形成 5Vs-cps 综合特征（赵林度，2019），所以需要应用大数据分析技术进行关联分析、预测分析、可视化分析，实现健康医疗数据智能化、可视化，能够更加科学主动地应用健康医疗数据。医学知识数据银行能够通过有效的数据管理，拥有高质量的医学知识数据。

医学知识数据银行应用大数据分析技术，致力于将医学知识数据转化为医学知识，更好地建立健全医学知识数据"知识体系+"，更好地用于指导精准医疗服务实践。在大数据分析技术支持下，医学知识数据银行能够有效管理健康医疗数据价值模型，充分发挥数据资源、数据技术和数据组织三要素的价值作用，建立健全医学知识数据银行"信用体系+"。

2）数据挖掘技术

数据挖掘是指从大量数据中搜索隐藏信息的过程，是数据库知识发现（knowledge discovery in database，KDD）的一个步骤，大数据分析技术的核心就是数据挖掘算法。大数据分析技术能够科学呈现数据具有的公认价值，让大量的医学知识数据转化成更具价值的医学知识。

数据挖掘技术的应用，能够更加深入、及时地处理医学知识数据，建立健全医学知识数据"知识体系+"和医学知识数据银行"信用体系+"。在医学知识数据向医学知识转化的过程中，医学知识数据价值被封装在医学知识数据资产运营管理体系之中，实现了医学知识数据价值向使用价值的转移。

2. 理论框架

医学知识数据银行数据价值生成理论建立在价值理论、信用理论、激励理论、大数据分析技术和数据挖掘技术基础上，形成关于医学知识数据价值和医学知识数据银行数据价值的理论框架，支撑"知识体系+"和"信用体系+"不断完善（图 4-5）。"知识体系+"和"信用体系+"的价值，转化为医学知识数据库中的医学知识数据数量、数据质量和内核知识，以及医学知识库中的医学知识。

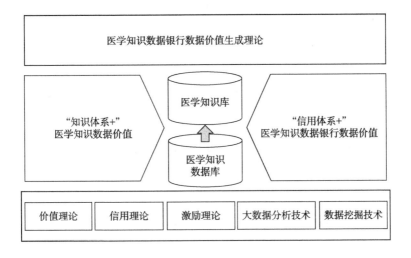

图 4-5　医学知识数据银行数据价值生成理论框架

1）医学知识数据价值

医学知识数据本身就蕴含着人类专家的知识和经验，只是一些知识和经验只有经过提炼、提升，才能升华为公认价值而得以充分共享。医学知识数据价值就是实现从 0→1 或者 0→∞ 的过程，其中 0→1 表示价值量，0→∞ 表示价值覆盖范围，是形成医学知识数据"知识体系+"的重要基础。

医学知识数据价值源于数据提供者的知识和经验，在价值覆盖范围从 0→∞ 的过程中，价值量也从 0→1，成为一个确切的有价值的知识。可见，医学知识数据价值需要得到有效的验证，才能转化为医学知识。医学知识数据"知识体系+"本质上就是一个价值提升、提炼、再提炼的价值网络，一个孕育医学知识数据价值生成的生态环境。

2）医学知识数据银行数据价值

医学知识数据银行数据价值在于提供了医学知识数据提炼、提升的场所，提供了验证医学知识数据价值的场所，以有效的技术手段实现"数据→知识""经验→知识"的转移，医学知识数据银行就像医学知识数据价值的转换器。医学知识数据银行依托持续增长的信用和公信力，能够更好地完善医学知识数据"知识体系+"。

在医学知识数据"知识体系+"基础上，医学知识数据银行数据价值支撑着"信用体系+"的形成，信用和公信力的提高带动了医学知识数据提供者提供数据意愿的提高，更加积极地贡献数据。医学知识数据银行"信用体系+"本质上就是一个知识集聚、共享、再共享的社会网络，一个激发医学知识数据银行数据价值生成的社会环境。

医学知识数据银行数据价值生成理论体系，涵盖面向医学知识数据库的"知识体系+"和"信用体系+"，致力于以社会网络中"信用体系+"提升价值网络中"知识体系+"的增值能力，为医学知识数据银行数据价值生成提供基本的理论方法，为有效运用医学知识数据提供可行的技术工具。

4.2　健康数据银行数据价值传递

健康数据银行数据价值传递是健康医疗数据价值生成和价值实现的必要环节和基础。健康数据银行数据价值传递不但依赖于健康医疗数据"知识体系+"的价值作用，而且更加依赖于健康数据银行"信用体系+"的价值作用，以有效的价值传递网络支持数据价值传递，从而提升健康数据银行竞争优势。

4.2.1　健康医疗数据价值传递原理

健康医疗数据价值传递就是使用价值或者劳动价值转移的过程，是一类在价值网络中能够将价值转移到更有利于价值生成或价值实现环节的过程。健康医疗数据价值传递不但需要融入人类智慧与人工智能，而且需要集成应用医疗服务资源、服务技术和服务组织三个要素，才能将使用价值或者劳动价值转移到更有利于价值生成或价值实现环节。健康医疗数据价值传递原理，就是对从数据价值生成到价值实现普遍的或基本规律的理解和认识。

1. 健康医疗数据价值传递资源

健康医疗数据价值传递存在向着更有利于价值生成或价值实现环节转移的特性，它必然会受到医疗服务资源影响。医疗服务人员、服务设施和服务环境等医疗服务资源影响着数据价值传递，应致力于为价值传递积蓄充足的、有价值的医疗服务资源，并实现医疗服务资源的优化配置。

原理 4-1：数据价值传递——价值复制。

健康医疗数据价值传递就是依托医疗服务人员、服务设施和服务环境等医疗服务资源进行价值转移、价值再现的过程。在这个价值复制过程中，实现了基于医疗服务资源的知识体系转移，构建了价值传递的"资源—价值"链。价值复制就是价值体系在不同的医疗服务资源主体之间转移、再现的过程，就是推动价值生成或者价值实现的过程。健康医疗数据价值传递原理——价值复制如

图 4-6 所示。

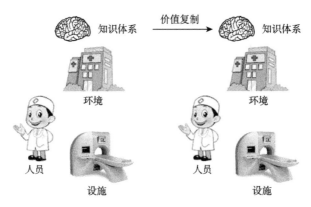

图 4-6　健康医疗数据价值传递原理——价值复制

健康医疗数据价值传递以实现价值增值为目标，以更有效地支持价值生成和价值实现。健康医疗数据价值传递是一个双向的互动的过程，相互关联的医疗服务资源主体之间都可以实现价值传递，而且知识体系涵盖的知识可以是部分的或者全部的，价值传递的"资源—价值"链成为医疗服务资源主体之间相互关联的纽带。

健康医疗数据价值传递奠定了价值生成和价值实现的基础，人类智慧与人工智能发挥了重要作用，人—人交互逐渐被人—机交互和机—机交互所替代，健康医疗数据价值传递进入智能化时代。面对医疗服务资源主体多样化需求，如何实现健康医疗数据价值按需传递备受瞩目，智能、再智能的供需匹配成为新的需求。

2. 健康医疗数据价值传递技术

精准医疗、个性化健康管理等医疗服务技术影响着数据价值传递，应致力于探索更具价值的医疗服务技术。健康医疗数据价值传递技术致力于发挥健康医疗数据价值在医疗服务领域的作用，不但需要一个数据价值精准传递的框架，而且需要一个智能靶向的数据价值传递过程。通过健康医疗数据价值智能靶向传递，实现健康医疗数据价值拓展。

原理 4-2：数据价值传递——价值拓展。

健康医疗数据价值传递依赖于精准医疗、个性化健康管理等医疗服务技术，从更大的广度和深度智能靶向传递数据价值，从而使精准医疗、个性化健康管理更加精准、有效。价值拓展就是价值覆盖的范围向广度和深度延伸，以满足精益化管理、精细化运作、精准化服务的需要。健康医疗数据价值传递原理——价值拓展如图 4-7 所示。

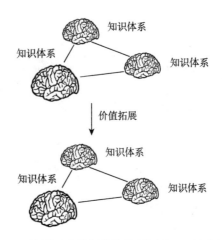

图 4-7 健康医疗数据价值传递原理——价值拓展

精准医疗、个性化健康管理等医疗服务技术的应用，提供了健康医疗数据价值拓展的场景，数据价值传递伴随着精准诊断、精准治疗和量身定做的过程，将数据价值拓展到每一个应用空间。在健康医疗数据价值拓展过程中，个性化疾病治疗方案和个性化健康管理方案成为价值传递的重要载体。

知识体系在应用空间的价值传递需要借助医疗服务技术才能实现，驱动着数据价值向广度和深度拓展，价值拓展成为健康医疗数据价值传递的必然趋势。依托医学知识数据的精准医疗和依托个人健康数据的个性化健康管理，都得益于数据价值拓展形成的个性化方案，更加科学精准地提供健康医疗服务。

3. 健康医疗数据价值传递组织

以提高医疗服务需求情景——数据适配能力价值匹配程度为目标的医疗服务组织影响着数据价值传递，应致力于提高医疗服务组织能力。健康医疗数据价值传递组织不仅需要一个优化的组织结构，能够承载医疗服务资源和医疗服务技术，还需要一个完善的激励机制，能够激励每一个医疗服务资源贡献信息、资源和能力。

原理 4-3：数据价值传递——价值扩散。

健康医疗数据价值传递离不开担负管理协调职能的医疗服务组织，有效集聚数据价值并扩散到每一个医疗服务资源之中，实现数据价值扩散。健康医疗数据价值传递组织的价值作用，在于构建基于健康医疗数据的健康数据银行、自我健康管理、远程医疗等新型医疗服务模式，增强数据价值精准传递能力，更有效地应用健康医疗数据价值。健康医疗数据价值传递原理——价值扩散如图 4-8所示。

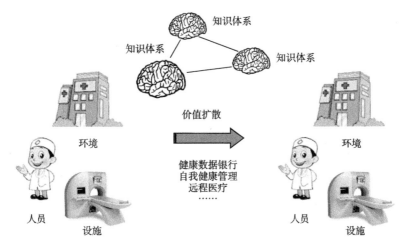

图 4-8　健康医疗数据价值传递原理——价值扩散

　　健康数据银行、自我健康管理、远程医疗等新型医疗服务模式，担负着医疗服务组织采集、存储、管理、分析和使用健康医疗数据的职能，成为数据价值扩散的有力组织者，在医疗服务资源之间保障着健康医疗数据价值扩散。新型医疗服务模式依赖于数据价值，必然成为数据价值传递的重要渠道。

　　健康医疗数据价值扩散是一个有组织、有目的的价值传递过程，致力于寻找最佳的传递目标。在健康医疗数据价值扩散过程中，医疗服务组织引导着知识体系向着价值匹配程度更高的需求情景传递，持续扩展着"知识体系+"的价值，以更好地支持健康医疗数据价值生成和价值实现。

　　价值复制、价值拓展和价值扩散分别从医疗服务资源、服务技术和服务组织的视角描述健康医疗数据价值传递普遍的或基本规律，以满足不同情景、不同对象的健康医疗数据价值传递需求。在价值传递网络中，知识体系和"知识体系+"逐渐演化为健康医疗数据价值传递的原动力。

4.2.2　健康数据银行数据价值传递原理

　　依据医疗服务价值模型结构，可以应用价值复制、价值拓展和价值扩散描述健康医疗数据价值传递原理。健康数据银行能够更好地管理医疗服务价值模型三要素，充分发挥医疗服务资源、医疗服务技术和医疗服务组织三要素的价值作用，更好地完善医疗服务"知识体系+"。那么，健康数据银行数据价值传递原理是否应该与健康医疗数据价值传递原理一致？

1. 健康数据银行数据价值传递渠道

健康数据银行作为价值传递网络的关键节点和重要渠道，担负着健康医疗数据价值生成、数据价值传递和数据价值实现的重要职责，凭借集聚的健康医疗数据价值获取健康收益。健康数据银行的主要功能在于传递健康医疗数据价值，在于健康医疗数据使用者健康状态改善程度，以及健康医疗数据资产保值增值能力的提高。

1）健康数据银行虚实结构

健康数据银行具有"总行—分行"双层结构，由个人健康管理分行、健康数据商业分行和医学知识增值分行组成。同时，健康数据银行又可以细分为个人健康数据银行和医学知识数据银行两类逻辑实体。健康数据银行虚实结构如图 4-9 所示，健康数据银行与个人健康数据银行和医学知识数据银行构成了虚拟结构，而健康数据银行总行与个人健康管理分行、健康数据商业分行和医学知识增值分行构成了实体结构，有助于更加清晰地描述健康数据银行数据价值传递渠道。

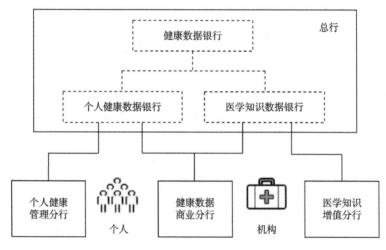

图 4-9　健康数据银行虚实结构

2）个人健康数据银行数据价值传递渠道

面向个人的个人健康数据价值传递，个人健康数据库是价值传递的逻辑起点，主要由个人健康管理分行和健康数据商业分行承担，但是个人健康管理分行和健康数据商业分行价值传递的载体不同。个人健康数据银行数据价值传递渠道，贯穿了从个人健康数据银行到个人的服务渠道。

从个人健康数据银行经由个人健康管理分行到个人的价值传递渠道，致力于以个人健康状态改善程度作为价值传递能力的重要指标，着重于健康管理领域的公益性价值。个性化健康管理、自我健康管理等成为重要的价值传递载体，并且随着人们健康理念的提升和医疗服务水平的发展会产生更多的价值传递载体，直接指向个人健康状态的改善。

从个人健康数据银行经由健康数据商业分行到个人的价值传递渠道，致力于以个人健康状态改善基础上的商业价值作为价值传递能力的重要指标，着重于健康管理领域的营利性价值。尽管健康数据商业分行与个人健康管理分行价值传递的载体相同，但是在不同目标驱动下价值传递的效率会产生差异，前者会以更高的效率直接指向个人健康状态改善基础上的商业利益。

3）医学知识数据银行数据价值传递渠道

面向机构的医学知识数据价值传递，医学知识数据库是价值传递的逻辑起点，主要由医学知识增值分行和健康数据商业分行承担，但是医学知识增值分行和健康数据商业分行价值传递的载体不同。医学知识数据银行数据价值传递渠道贯穿了从医学知识数据银行到机构的服务渠道。

从医学知识数据银行经由医学知识增值分行到机构的价值传递渠道，致力于以机构健康医疗服务能力提高程度作为价值传递能力的重要指标，着重于健康医疗数据领域的公益性价值。精准医疗、精准医药、精准保险等成为重要的价值传递载体，通过机构健康医疗服务能力提高间接指向个人健康状态的改善。

从医学知识数据银行经由健康数据商业分行到机构的价值传递渠道，致力于以机构健康医疗服务能力提高基础上的商业价值作为价值传递能力的重要指标，着重于健康医疗数据领域的营利性价值。尽管健康数据商业分行与医学知识增值分行价值传递的载体相同，但是在不同目标驱动下价值传递的效率会产生差异，前者会以更高的效率直接指向机构健康医疗服务能力提高基础上的商业利益。

2. 健康数据银行数据价值传递环境

在健康数据银行数据价值传递过程中，不可避免地受到社会、经济和环境的影响，其中最重要的影响来自人们的健康理念、就医观念和价值取向。健康医疗数据价值传递依赖健康医疗数据价值链构建"知识体系+"，健康数据银行数据价值传递依赖价值渠道链创建"信用体系+"，因此，"知识体系+"环境和"信用体系+"环境成为健康数据银行数据价值传递的重要环境。

1）"知识体系+"环境

在健康数据银行数据价值传递过程中，应培育保持健康医疗数据价值不变的"知识体系+"环境，以保障健康数据银行数据价值传递价值不变。健康医疗数据"知识体系+"环境就是一个价值传递网络，一方面保证价值向着有助于价值生成和价值实现的方向传递，以增强健康医疗数据价值；另一方面保障价值传递过程中的价值不变，以维持健康医疗数据价值。

健康医疗数据"知识体系+"生态环境，不但能够适应内外部环境动态变化，而且能够增强数据价值生成、数据价值传递和数据价值实现能力。在价值传递网络中，知识体系在不同节点、不同主体之间的价值传递具有可追溯性、完备性和整体性，能够更有效地支撑"知识体系+"的形成。

2）"信用体系+"环境

健康数据银行只有具有持续的信用和公信力，才能在健康数据银行数据价值传递过程中保持互信互利的关系，否则就会影响传递价值的可信度。由于用户对信用和公信力的依赖，健康数据银行"信用体系+"环境影响价值传递网络的效率和效益，所以应建立一个完善的健康数据银行"信用体系+"环境。

健康数据银行"信用体系+"生态环境，不但能够使用户相信传递价值的真实性，而且能够让用户体验到个人健康收益和机构健康收益的真实性，从而维持传递价值的可信度。要获得一个诚实可信的"信用体系+"生态环境，需要健康数据银行进行深入、系统的规划。

3. 健康数据银行数据价值传递原理基本框架

在健康医疗数据"知识体系+"和健康数据银行"信用体系+"驱动下，健康数据银行数据价值集聚在个人健康数据库、医学知识数据库和医学知识库之中，蕴含价值的数据库和知识库成为健康数据银行向个人和机构传递价值的逻辑起点。健康数据银行数据价值传递原理基本框架如图4-10所示。

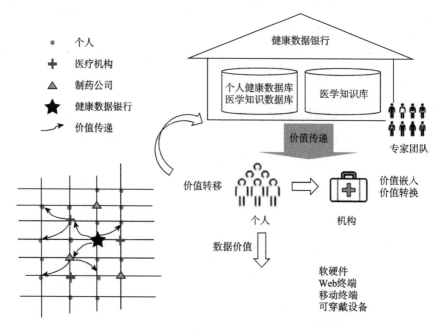

图4-10　健康数据银行数据价值传递原理基本框架

1）个人导向的价值传递

在个人健康收益驱动下，个人健康数据价值从个人健康数据库沿着个人健康数据银行、个人健康管理分行，以及个人健康数据银行、健康数据商业分行两条渠道向个人传递，从而增强个人健康状态改善能力。在个人健康数据价值传递过程中，数据价值会直接反馈给 Web 终端、移动终端、可穿戴设备软硬件，有效提高软硬件对数据价值生成和价值实现的贡献。

个人导向的价值传递侧重于以价值转移支持个人健康数据价值生成和价值实现，通过价值选择增强价值传递的合理性，从而驱动着个人健康数据向着更具价值增值的方向传递。在个人健康数据价值传递过程中，每一个环节、每一个主体对价值增值的贡献都应该记录下来，构建一条完整的个人健康数据价值增值链。

2）机构导向的价值传递

在机构健康收益驱动下，医学知识数据价值从医学知识数据库沿着医学知识数据银行、医学知识增值分行，以及医学知识数据银行、健康数据商业分行两条渠道向机构传递，从而增强机构健康医疗服务能力。在医学知识数据价值传递过程中，机构可以间接地将数据价值传递给个人，甚至同一家机构可向多个个人传递数据价值。

机构导向的价值传递侧重于以价值嵌入、价值转换支持医学知识数据价值生成和价值实现，从而推动机构健康医疗服务能力的提升。价值嵌入是将健康医疗数据价值嵌入价值传递载体，伴随价值传递载体进入目标机构的一种传递方式；价值转换是将健康医疗数据价值转化为目标机构价值的过程。

3）专家团队的价值传递

健康数据银行通过医学知识发现获得大量知识产权，知识发现过程不但依赖于知识发现工具，而且依赖于专家团队的智慧和能力。为了增强健康数据银行可持续竞争优势，健康数据银行不但应该具有个人导向和机构导向的价值传递，而且应该开展以增强专家团队知识发现能力为目标的价值传递。

健康数据银行根据专家的研究方向进行专家分类，形成不同研究方向的专家团队，并且根据专家团队的研究需求授予相应的数据访问权限。健康数据银行向专家团队推送相关领域数据，如最新的医学发现、医学期刊、医学新闻、药物更新等，以供新的知识发现使用。专家团队结合自身经验及相关数据进行研究，并将研究结果反馈到健康数据银行。

健康数据银行数据价值传递原理不同于健康医疗数据价值传递原理，它不但依赖于健康医疗数据"知识体系+"，而且离不开健康数据银行"信用体系+"。健康数据银行专家团队能够依托医学知识库中的医学知识指导个人导向的价值传递和机构导向的价值传递，用人类智慧与人工智能共同保障健康数据银行数据价值传递的效率和效益。

4.2.3　个人健康数据银行数据价值传递

个人健康数据银行数据价值传递建立了从个人健康数据库直至个人的渠道，以实现将个人健康数据价值转化为个人健康收益的目标。个人健康数据银行数据价值传递理论提供了有效提高个人健康数据银行数据价值传递能力的基本方法，重在依托个人健康数据"知识体系+"和个人健康数据银行"信用体系+"传递价值，以提高个人健康数据价值和个人健康数据银行数据价值。

1. 个人健康数据价值传递

在医疗服务领域，个人健康数据库存储着个体或群体健康医疗数据价值生成的结果，以个人健康数据库为载体的数据价值传递，同样需要一个价值复制、价值拓展和价值扩散的价值传递过程。个人健康数据价值传递模型如图 4-11 所示，包括渠道整合模块、价值匹配模块、个体/群体价值传递模块，各个模块具有相应的组成和功能。

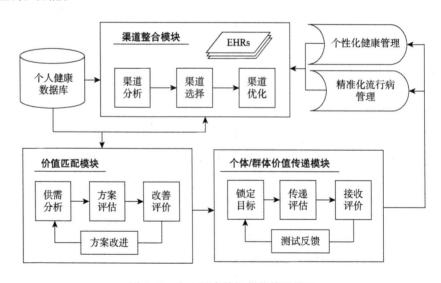

图 4-11　个人健康数据价值传递模型

1）渠道整合模块

个人健康数据价值传递依赖于从个人健康数据库到个人的渠道，通过个人健康数据价值传递渠道整合实现价值复制。渠道整合是一个动态的持续优化的过程，就是以渠道分析、渠道选择、渠道优化提高价值传递的效率和效益。渠道整合模块主要包括渠道分析、渠道选择、渠道优化三部分内容。

从个人健康数据库到个人主要有两条渠道，分别经由个人健康管理分行和健康数据商业分行传递价值，渠道整合成为个人健康数据价值传递决策的必由之路。在渠道分析、渠道选择和渠道优化过程中，个人意念和意愿、传递效率和效益、价值保护和保障等因素都直接影响着渠道整合，都应成为渠道整合决策的重要因素。

2）价值匹配模块

个人健康数据价值传递不但依赖于渠道，而且依赖于个人真实的需求，价值匹配的实质就是供需匹配，以最大限度地满足个人健康状态改善的需求。只有个人健康数据与个人需求之间实现价值匹配，才能实现个人健康数据价值拓展。价值匹配模块主要包括供需分析、方案评估、改善评价和方案改进四部分内容。

面向健康人群、患病人群和康复人群进行供需分析，有针对性地设计个性化健康管理方案、自我健康管理方案等，经过方案评估以获取最佳的实施方案。在方案实施过程中，需要根据个人健康状态改善程度的综合评价，对实施方案进行持续改进和优化，从而验证价值传递方式的有效性。

3）个体/群体价值传递模块

个人健康数据价值传递就是一个价值扩散的过程，即从个人健康数据库向个人扩散的过程，致力于实现个人健康状态改善。个人健康数据价值传递涵盖了个体和群体，形成不同的扩散路径和健康收益。个体/群体价值传递模块主要包含锁定目标、传递评估、接收评价、测试反馈四部分内容。

在渠道整合和价值匹配基础上，面向个体/群体进行价值传递，经历锁定目标、传递评估、接收评价、测试反馈等完整的价值传递过程，确保数据价值传递的及时性、准确性和完整性。个人健康数据价值传递结果，经数据封装形成个性化健康管理和精准化流行病管理两大价值传递载体，为个人健康数据价值实现奠定基础。

2. 个人健康数据银行数据价值传递模型

从个人健康数据库到个人的价值传递奠定了个人健康数据价值实现的基础。个人健康数据银行数据价值传递模型源于个人健康数据价值传递模型，能够描述基于个人健康数据"知识体系+"和个人健康数据银行"信用体系+"的价值传递过程（图 4-12），有效地支撑个人健康数据银行数据价值传递理论的形成和发展。

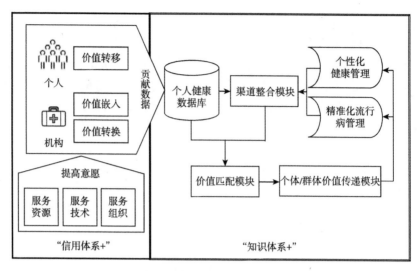

图 4-12　个人健康数据银行数据价值传递模型

个人健康数据银行数据价值传递与个人健康数据银行数据价值生成具有相同的理论基础和理论框架，在保障数据安全、隐私安全的前提下向个人传递数据价值。在个人健康数据银行数据价值传递模型中，主要涉及传递对象和传递模式。

1）个人健康数据银行数据价值传递对象

个人健康数据银行数据价值传递是一类个人导向的价值传递，价值传递对象主要涉及个人，包含个体和群体，可以划分为健康人群、患病人群和康复人群。由于不同个体和群体的意念和意愿不同，渠道整合、价值匹配、价值传递模式等都会产生差异，个人健康数据银行需要一个与之相匹配的价值传递方式。

对于健康人群，个人健康数据银行提供以预防干预为主的个性化健康管理，以提高健康人群健康管理的主动性；对于患病人群，个人健康数据银行提供以临床干预为主的个性化健康管理，以提高患病人群就医治疗的时效性；对于康复人群，个人健康数据银行提供由临床干预向预防干预转化的个性化健康管理，以提高康复人群康复治疗的有效性。

以康复人群为例，个人健康数据银行可以实时监测康复人群的各项生理数据及指标，实时了解康复人群的康复进程。个人健康数据银行通过对比分析，将康复人群的用药疗效、康复进程等数据传递给康复人群，不但有助于康复人群增加康复治疗的依从性，而且用药知情权的提高，有助于医患之间理性的沟通与交流。

2）个人健康数据银行数据价值传递模式

在满足个人健康状态改善需求目标驱动下，个人健康数据银行充分利用集聚的个人健康数据资源和拥有的大数据分析技术，通过渠道整合和价值匹配寻找最佳的价值传递对象，所以个人健康数据银行数据价值传递是一类积极主动的价值传递模式。根据个人健康数据银行数据价值传递对象的不同，可以将个人健康数据银行数据价值传递模式划分为面向个体的一对一传递模式和面向群体的一对多传递模式。个人健康数据银行数据价值传递过程如图 4-13 所示。

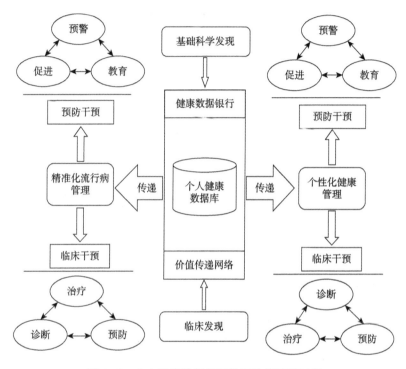

图 4-13　个人健康数据银行数据价值传递过程

（1）面向个体的一对一传递模式。在最大化个人健康收益动力驱动下，提供个性化健康管理成为个人健康数据银行的核心竞争力，面向个体的一对一传递模式也成为重要的价值传递方式。在一对一传递模式中，能够更好地调控从个人健康数据库到个体价值传递的流向、流量和流效，持续提高个人健康状态改善程度。

在大数据时代，主动交互的一对一传递模式已经成为数据价值传递的发展趋势，个人健康数据银行作为价值网络中的关键节点必将采用一对一传递模式。个人健康数据银行通过价值传递网络将有价值的数据传递给特定的个体，能够针对数据价值关联程度的高低实现专业化数据价值传递，为个性化健康管理创造条件。

在个性化健康管理体系中，通过疾病早期预警、健康促进和健康教育实现预防干预，通过疾病诊断、疾病治疗和疾病预防实现临床干预。随着远程医疗等新型医疗服务模式的应用，个人健康数据银行可以通过远程监控和评估个人日常生活健康数据，若发现数据变化异常，个人健康数据银行就会提示日常的不良习惯，进行行为干预。

（2）面向群体的一对多传递模式。面对健康人群、患病人群和康复人群，健康数据银行根据不同群体的需求有针对性地提供一对多传递模式，从而提高面向群体价值传递的效率和效益。面向群体的一对多传递模式能够主动向多个个体提供这个群体所需数据，尽管不具有针对性，但是具有数据量大、信息资源丰富的特点。

在面向群体的一对多传递模式中，价值传递建立在个人健康数据银行充分了解群体需求的基础上，如健康人群的疾病预防需求、患病人群的就医治疗需求、康复人群的康复质量需求。在渠道整合、价值匹配基础上的群体价值传递，能够更好地支持个人健康数据银行的精准化流行病管理，提高个人健康数据银行服务范围内的流行病综合防控能力。

在精准化流行病管理体系中，可以利用地理信息系统（geographic information system，GIS）构建数字化健康社区平台，实时动态显示社区居民的健康状况。数字化健康社区平台不但可以作为一个持久的健康教育平台，以更加直观、精准的社区居民健康状况开展健康教育，而且可以作为流行病防控平台，以更加科学、精准的社区居民疾病趋势防控流行病。

4.2.4　医学知识数据银行数据价值传递

医学知识数据银行数据价值传递建立了从医学知识数据库直至机构的渠道，实现将医学知识数据价值转化为机构健康收益的目标。医学知识数据银行数据价值传递理论，提供了有效提高医学知识数据银行数据价值传递能力的基本方法，重在依托医学知识数据"知识体系+"和医学知识数据银行"信用体系+"传递价值，以提高医学知识数据价值和医学知识数据银行数据价值。

1. 医学知识数据价值传递

在医疗服务领域，医学知识数据库存储着医学知识数据价值生成的结果，以医学知识数据库为载体的数据价值传递，同样需要一个价值复制、价值拓展和价值扩散的价值传递过程。医学知识数据价值传递模型如图4-14所示，包括渠道整合模块、价值匹配模块、医疗/机构价值传递模块，各个模块具有相应的组成和功能。

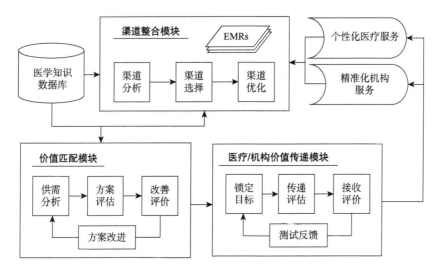

图 4-14　医学知识数据价值传递模型

1）渠道整合模块

根据能否清晰地表达和实现有效转移，可以将知识分为隐性知识和显性知识（Polanyi，1966）。显性知识是指可以通过文字、图表和数学公式等形式加以表述传播的知识，而隐性知识则来源于个体对外部实践的判断和感知，难以正式表达和交流。医学知识数据库中的医学知识数据是经过编码、记录的显性知识，可以通过机器和信息网络进行共享与传播。

医学知识数据价值传递依赖于从医学知识数据库到机构的渠道，通过医学知识数据价值传递渠道整合实现价值复制。从医学知识数据库到机构主要有两条渠道，分别经由医学知识增值分行和健康数据商业分行传递价值，渠道整合成为医学知识数据价值传递决策的必由之路。在医学知识数据价值传递过程中，信息网络是理想通道，语言符号、机器和软件系统是重要媒介。

2）价值匹配模块

医学知识数据价值传递不但依赖于渠道，而且依赖于机构真实的需求，价值匹配的实质就是供需匹配，以最大限度地满足机构提高健康医疗服务能力的需求。面向医疗机构、制药公司、保险公司等进行供需分析，有针对性地设计个性化医疗服务方案、精准化机构服务方案等，经过方案评估以获取最佳的实施方案。在方案实施过程中，需要根据机构健康医疗服务能力提高情况的综合评价，对实施方案进行持续改进和优化，从而验证价值传递方式的有效性。

3）医疗/机构价值传递模块

机构价值传递涵盖了医疗机构和医疗相关机构，形成不同的扩散路径和健康收益。在渠道整合和价值匹配基础上，面向医疗/机构进行价值传递，经历锁定目标、传递评估、接收评价、测试反馈等完整的价值传递过程，确保数据价值传递的及时性、准确性和完整性。医学知识数据价值传递结果，经数据封装形成个性化医疗服务和精准化机构服务两大价值传递载体，为医学知识数据价值实现奠定基础。

2. 医学知识数据银行数据价值传递模型

从医学知识数据库到机构的价值传递奠定了医学知识数据价值实现的基础。医学知识数据银行数据价值传递模型源于医学知识数据价值传递模型，能够描述基于医学知识数据"知识体系+"和医学知识数据银行"信用体系+"的价值传递过程（图 4-15），有效地支撑医学知识数据银行数据价值传递理论的形成和发展。

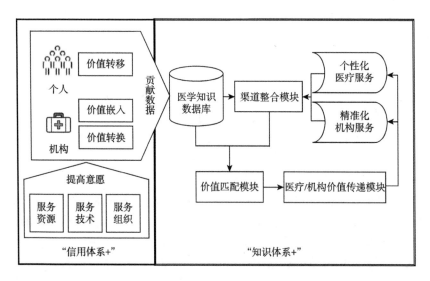

图 4-15　医学知识数据银行数据价值传递模型

医学知识数据银行数据价值传递与医学知识数据银行数据价值生成具有相同的理论基础和理论框架，在保障数据安全、隐私安全的前提下向机构传递数据价值。在医学知识数据银行数据价值传递模型中，主要涉及传递对象和传递模式。

1）医学知识数据银行数据价值传递对象

在机构导向的医学知识数据银行数据价值传递过程中，首先需要明确价值传递对象，其次需要结合机构需求确立价值传递模式，从而提高机构健康医疗服务能力。医学知识数据银行数据价值传递对象主要涉及医疗机构、医疗相关机构，在医疗相关机构中有制药公司、保险公司、公共机构等。

（1）医疗机构。医学知识数据银行向医院等医疗机构传递疾病诊断、药品使用、疗效评估等医学知识数据价值，从而提高医疗机构的医疗服务能力。医疗机构导向的医学知识数据银行数据价值传递，致力于满足医疗机构个性化医疗服务的需要，如提高风险预测、疾病诊断、疾病分类、药物应用、疗效评估等准确性，实现精准医疗的目标。

在医疗机构医护人员提高诊疗效率、提高医护质量需求驱动下，医学知识数据银行将医学知识数据库中拥有共同特征患者的疾病机制、病因、诊疗方案和预后信息等数据向医疗机构进行价值传递，从而提高医疗机构准确评估和预测患者病情、科学制订诊疗方案和护理计划方案的能力。

医学知识数据银行数据价值传递的目的，在于通过价值转移实现医学知识数据价值，特别是增强医疗机构的医疗服务能力。以康复人群为例，医学知识数据银行将康复患者日常生理数据变化趋势分析结果传递给医疗机构，有助于医生结合药效学和药动学制订用药方案，包括使用剂量、最佳服药间隔时间、适宜疗程等（Ball and Gold，2006）。

（2）医疗相关机构。医疗相关机构主要包含制药公司、保险公司、公共机构等。根据制药公司的需求，医学知识数据银行为制药公司提供销售区域药品使用、疗效评估的医学知识数据，制药公司将其用于药品的疗效评估、药品改进及新药品的研发。根据保险公司的需求，医学知识数据银行为保险公司提供风险预测相关的医学知识数据，保险公司结合相关数据进行风险分析及客户管理等工作。根据公共机构的需求，医学知识数据银行为政府提供区域相关的医学知识数据，政府结合其制定健康医疗行业的相关法律法规，优化医疗服务资源配置。

2）医学知识数据银行数据价值传递模式

知识转移的本质是组织与组织之间显性知识的传达与吸收过程（马费成和王晓光，2006）。参照 Szulanski（1996）提出的由初始、实施、调整、整合构成的知识转移四阶段模型，可以将价值传递过程描述为初始、实施、调整、整合和反馈五个阶段。通过初始阶段和实施阶段实现价值传达，通过调整阶段和整合阶段实现价值吸收（Szulanski，1996）。医学知识数据银行数据价值传递主要有两种模式，单纯的医学知识数据价值传递模式和合作的医学知识数据价值传递模式。医学知识数据银行数据价值传递过程如图 4-16 所示。

（1）单纯的医学知识数据价值传递模式。医学知识数据银行与医疗机构、制药公司、保险公司等机构达成协议，由医学知识数据银行提供医学知识数据及其衍生物，医学知识数据银行根据各机构的数据需求设置相应的数据访问权限，各机构应用获取的医学知识数据包为其客户提供服务。单纯的医学知识数据价值传递过程各个阶段描述如下。

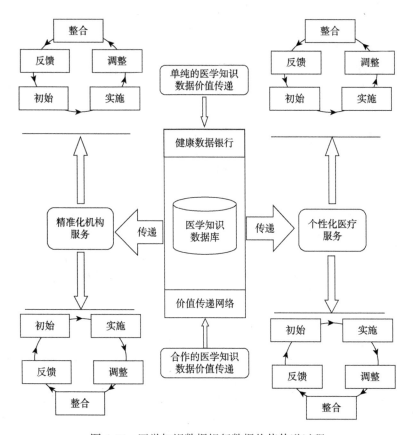

图 4-16　医学知识数据银行数据价值传递过程

第一，初始阶段。机构向医学知识数据银行发送数据请求，医学知识数据银行根据自身对机构数据需求的理解，识别、整理医学知识数据库中的相关数据。

第二，实施阶段。医学知识数据银行依据各机构数据请求，发送相应的医学知识数据包给相应的机构。

第三，调整阶段。机构对接收到的医学知识数据包进行调整，经过选择、过滤和清洗等操作形成可用的医学知识数据包。

第四，整合阶段。机构将可用的医学知识数据包融入自己的医学知识数据库，应用大数据分析技术丰富自己的医学知识库。

第五，反馈阶段。机构根据获取的医学知识数据包的使用情况进行总结，并将总结报告和新生成的医学知识数据反馈给医学知识数据银行。

（2）合作的医学知识数据价值传递模式。医学知识数据银行与医疗机构、制药公司、保险公司等机构达成战略合作协议，由医学知识数据银行提供医学知识数据及其衍生物，医学知识数据银行根据各机构的数据需求设置相应的数据访问权限，各机构专家团队应用获取的医学知识数据包开展研究。研究成果的知识产权归各机构所有，相应机构与医学知识数据银行共享研究成果、向医学知识数据银行支付数据使用费用。合作的医学知识传递过程各个阶段描述如下。

第一，初始阶段。机构向医学知识数据银行发送数据请求，医学知识数据银行根据自身对机构数据需求的理解，识别、整理医学知识数据库中的相关数据。

第二，实施阶段。医学知识数据银行依据各机构研究需要，开通相应的医学知识数据访问权限。

第三，调整阶段。机构对访问的医学知识数据进行调整，经过选择、过滤和清洗等操作形成可用的医学知识数据包。

第四，整合阶段。机构访问医学知识数据库，结合自身的专家团队、技术及设备展开研究，形成新的医学知识。

第五，反馈阶段。机构根据获取的医学知识数据包的使用情况进行总结，并将总结报告和新生成的医学知识反馈给医学知识数据银行。

4.3　健康数据银行数据价值实现

健康数据银行的价值在于将数据价值转化为服务对象的健康收益，在于健康数据银行数据价值实现。健康数据银行凭借集聚的健康医疗数据，在为个人和机构提供健康医疗服务的过程中创造价值，一方面增强自身的数据服务能力、机构的健康医疗服务能力；另一方面提高个人健康状态改善程度，最终实现个体、群体、区域和国家健康状态的改善。

4.3.1　健康数据银行数据价值实现原理

依据医疗服务价值模型结构，可以应用价值融合、价值精深和价值渗透描述健康医疗数据价值实现原理（赵林度，2019）。健康数据银行能够更好地管理医疗服务价值模型三要素，充分发挥医疗服务资源、医疗服务技术和医疗服务组织三要素的价值作用，更好地完善医疗服务"知识体系+"。那么，健康数据银行数据价值实现原理是否应该与健康医疗数据价值实现原理一致。

1. 健康数据银行数据价值

健康数据银行自身的价值在于信用和公信力，其价值的实质在于集聚的健康医疗数据价值。健康数据银行依赖于健康医疗数据"知识体系+"和健康数据银行"信用体系+"构建自己的"价值体系+"，以持续增强的"价值体系+"提升健康数据银行的公益性价值和营利性价值。健康数据银行数据价值具有整体性，公益性价值和营利性价值只是两类具体的表现。

1）健康数据银行公益性价值

健康数据银行提供的产品和服务具有公益性，即健康医疗数据产品和服务具有保障民生和国家安全、疾病预防、紧急救援等公益性，追求健康医疗数据服务过程中的公平。在公益性目标驱动下，健康数据银行最终实现健康医疗数据提供者、使用者健康状态改善，以及个体、群体、区域和国家健康状态的改善。健康数据银行存储的健康医疗数据、知识蕴含着人类专家的知识和经验，成为人工智能新知识、新智慧的重要来源，是人类认识生命规律、拯救生命的重要资源，可以用于医学知识发现、药物研发、医保创新。以精准医疗和疾病预防为例，描述健康数据银行公益性价值。

（1）精准医疗领域。Toder（2002）研究了DNA数组在医疗诊断中的作用，大量基因结构数据分析能提供研究抑制基因与癌症肿瘤增长的方法，有助于实现靶向治疗和患者监测。Davis和Chawla（2011）基于遗传关联研究收集的数据和患者病史，构建并分析了疾病交互网络，提出多层关系链接预测，为系统生物学与个性化医疗提供新的发展。

健康医疗数据的应用取决于医学知识，Celi等（2014a）利用随机对照试验和观察性研究，提出了一个基于数字化和广义决策的临床数据动态挖掘系统。Wu等（2017）通过两个典型案例，包括从多元数据识别致病标志物、将基因组数据纳入电子病历，证明了大数据分析可以高效利用多元数据和电子病历数据，从而实现精准医疗。Arora等（2019）指出医学领域正在经历一场数据革命，将贝叶斯网络与基于回归的方法进行对比得出贝叶斯网络在医学风险评估方面的优势，可以将其用来分析精准医疗时代的研究数据。刘洋等（2019）研究认为大数据虽然能够为临床决策提供参考，但更重要的是对海量数据进行规范化处理并分析数据间的关联，数据的规范化是精准医疗的前提条件之一。可见，个性化精准医疗离不开健康医疗数据的支持。

Mathias等（2016）认为大数据将变革医疗服务提供方式并有潜力改善患者治疗结果，但是许多挑战仍然存在，如大数据如何解读、整合到医师教育和医院基础建设中，并最终应用于患者治疗。Lee和Yoon（2017）通过倾向得分分析和工具变量分析，克服了医疗数据的固有局限性，提升了健康医疗数据的实用价值。

（2）疾病预防领域。在大数据视角下，随着慢性病健康、疫情及个人健康数据的增长，如何挖掘和利用有价值的数据是疾病预防工作的重点（方钦，2017）。Wherry等（2014）使用多因素Logistic回归模型预测需要补助人群，量化生活质量和健康状况信息，从而援助需要医疗的人群。Barrett等（2013）指出大数据便于对导致慢性病的风险因素进行修正，通过促使人们关注疾病危险因素，提高干预的有效性，帮助人们在更好的环境中获得健康。

Rizwan 等（2018）提出了用于信息物理系统（cyber physics system，CPS）的医疗设备关联实时大数据计算，包括许多网络增强型安全物联网集成的大数据计算平台，以及它们的体系结构，其在医疗设备监控和决策支持系统中的应用实现了整个医疗设备计算、通信、控制、资源管理和调度核心的高性能。

德国医学协会在 2000 年基于卫生系统产生的健康数据，准确地评估风险和疾病的影响，以及患者的治疗和保健基金收益。Barrett 等（2013）提出大数据可以方便对导致慢性病的风险因素进行修正，通过促使人们关注疾病危险因素，提高干预的有效性，帮助人们在更健康的环境中获得健康。

2）健康数据银行营利性价值

健康数据银行提供的产品和服务具有营利性，即健康医疗数据产品和服务是具有人道性、风险性、外溢性的特殊商品，追求商品交易过程中的效率。在营利性目标驱动下，以"数据资产化→资产价值化→价值可视化"为主线，支撑健康数据银行"价值生成→价值传递→价值实现"，从而实现健康数据银行保值增值能力的提升。健康数据银行利用自身资源提供服务，从个人和机构获取的健康收益中进行价值变现，以持续增强的营利性提升健康数据银行的可持续发展能力和竞争优势。以医疗健康服务和临床护理优化为例，描述健康数据银行营利性价值。

（1）医疗健康服务领域。健康医疗数据产品和服务已经投入应用，从深层次提高医疗健康服务的效率和效益。Blumenthal 和 Tavenner（2010）利用健康和人类服务部门政策，驱动信息推进医疗服务资源优化配置与调度，依据采集的患者信息分配宝贵的医疗服务资源。Dontje 等（2014）研究通过执业护士、患者和医疗信息技术人员合作解决健康档案实施问题，使患者能够加深理解。

Chen 等（2013）突出大数据分析相关领域在学术界与产业界的重要角色，提出大数据商务智能分析在电子政务、智能医疗、公共安全方面的应用。Austin 和 Kusumoto（2016）阐述了大数据应用的优点、潜在缺陷及对未来医学的影响，特别是心脏病。Kraus 等（2018）强调异构数据源的适应和整合对精准医学的进步产生了重大影响，并通过迭代数据协调，语义丰富和数据分析过程，提出了一种可行的健康数据集成策略。

（2）临床护理优化方面。Murphy 等（2017）发现尽管患者可能拥有丰富的成像、基因组学、监测和个人设备数据，但尚未完全融入临床护理，主要原因在于电子病历系统管理的大数据不完善。Sibbald 等（2016）认为健康管理机构的知识管理应得到人们重视，并建立了知识管理实证研究模型，研究指出知识关联分析、整合、共享有利于优化组织流程、提供决策支持。

　　Celi 等（2014b）提出了针对不良事件的检测、治疗和预警的大数据模型，指出在医学领域通过众包技术和编程马拉松来获取合并的、公开的、详细的电子病历，并且整合利益相关用户的各种输入源。Longhurst 等（2014）提出电子健康档案中的"绿色按钮"功能，可以实时应用大数据将相似患者分类、实施个性化诊疗，可以作为临床决策和解决未知问题的资源。

2. 健康数据银行数据价值网络

　　健康数据银行数据价值网络就是一个以健康数据银行为核心成员的生态环境，它集价值生成网络、价值传递网络和价值实现网络三网合一，正如 Leimeister 等（2010）描述的那样，价值网络成员通过提供有价值的服务实现价值。健康数据银行数据价值网络通过提供有价值的服务为个人和机构成员创造价值，个人包括健康人群、患病人群和康复人群，机构包括医疗机构、制药公司、保险公司、公共机构等。

1）健康数据银行数据价值生成网络

　　通常，由数据→价值的过程需要经历数据→知识→价值，但是在描述大数据价值生成的时候，这里的价值仍然来源于数据，数据价值生成就是数据积累到一定程度产生价值的过程。健康数据银行数据价值生成网络用于描述健康医疗数据生成者、数据加工者、数据所有人和数据使用者与健康数据银行之间的关系，用于描述从量变到质变的数据价值集聚和演化过程。

　　研究表明：健康医疗数据价值生成原理可以应用价值酿造、价值评估和价值共创描述，健康数据银行数据价值生成原理可以应用价值感知、价值信心和价值预期描述。价值生成原理为基于健康医疗数据"知识体系+"和健康数据银行"信用体系+"的价值生成提供了基本的理论方法。

　　在健康数据银行数据价值生成网络中，每一个成员对健康医疗数据价值生成的贡献微小但必不可少，每一个成员对健康数据银行数据价值生成的贡献巨大但可以替代。以医院为例，医院的电子病历中存储着医生的知识和经验，对于罕见病、疑难杂症等疾病诊疗知识和经验只有医生间的共享与交流才能更具价值，健康数据银行提供了医学知识数据共享与交流的渠道。

2）健康数据银行数据价值传递网络

　　由于健康医疗数据生成者、数据加工者、数据所有人和数据使用者信息结构的分布性，价值传递成为价值生成和价值实现的重要基础。健康数据银行数据价值传递网络用于呈现数据价值在价值网络中的传递过程，用于描述健康医疗数据价值在不同成员之间传递的轨迹，有助于更加清晰地观察整条价值链结构。

　　研究表明：健康医疗数据价值传递原理可以应用价值复制、价值拓展和价值扩散描述，健康数据银行数据价值传递原理可以应用价值转移、价值嵌入和价值转换描述。价值传递原理为基于健康医疗数据"知识体系+"和健康数据银行"信用体系+"的价值传递提供了基本的理论方法。

在健康数据银行数据价值传递网络中,价值传递轨迹更多地展现了数据价值流向、流量和流效的合理性,以集聚的增量价值作为数据价值传递合理性的评价标准。以个人导向的价值传递为例,从个人健康数据库向个人的数据价值传递有两个渠道,尽管个人健康管理分行和健康数据商业分行都追求个人健康收益,但是前者获取的是公益性价值,而后者获取的是营利性价值。

3)健康数据银行数据价值实现网络

无论是公益性价值还是营利性价值,健康收益都是对健康数据银行价值实现绩效的度量,个人健康收益和机构健康收益成为健康数据银行数据价值实现的重要驱动力。健康数据银行数据价值实现网络描述了个人的价值体验、机构的价值增益和价值共赢过程,以及网络成员在价值实现中的作用。

研究表明:健康医疗数据价值实现原理可以应用价值融合、价值精深和价值渗透描述,健康数据银行数据价值实现原理可以应用价值体验、价值增益和价值共赢描述。价值实现原理为基于健康医疗数据"知识体系+"和健康数据银行"信用体系+"的价值实现提供了基本的理论方法。

在健康数据银行数据价值实现网络中,价值实现表现为网络成员的新增健康收益,不同的网络成员有着不同的健康收益能力。以机构导向的价值实现为例,机构健康收益驱动的个性化医疗服务和精准化机构服务,不同网络成员的贡献不同、收益不同,健康数据银行只有制定科学合理的收益分配和成本分摊机制,才能维持可持续的竞争优势。

3. 健康数据银行数据价值实现原理基本框架

在健康医疗数据"知识体系+"和健康数据银行"信用体系+"驱动下,健康数据银行致力于构建"价值体系+",为个人和机构提供匹配度高、治愈度高、性价比高的服务。健康数据银行数据价值实现是"价值体系+"的延伸和应用,是健康数据银行价值生成和价值传递的结果。健康数据银行数据价值实现原理基本框架如图 4-17 所示。

1)个人导向的价值实现

在个人健康收益驱动下,健康数据银行提供个性化健康管理和精准化流行病管理服务,帮助个体/群体有效提高健康状态改善程度。个人凭借有效的价值体验成为健康数据银行数据价值实现的贡献者和受益者,一方面为健康数据银行贡献有价值的健康医疗数据,帮助构建"知识体系+";另一方面接受健康数据银行提供的个性化健康管理服务,帮助构建"价值体系+"。

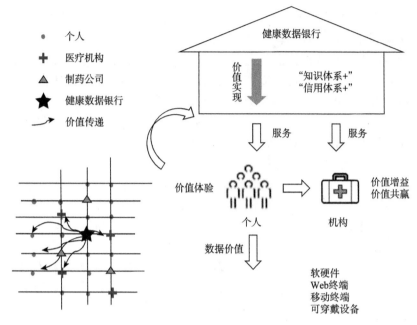

图 4-17　健康数据银行数据价值实现原理基本框架

面向个人的健康医疗服务需求，健康数据银行凭借医学服务资源、医学服务技术和医学服务组织优势推动价值实现，构筑一条完整的从个人健康数据库到个人的"价值体系+"，实现数据价值增值、再增值。健康数据银行数据价值实现就是服务链与价值链完美融合的产物，最终表现在个体、群体、区域和国家健康状态的改善，健康数据银行数据价值实现能力也随着"价值体系+"的完善而提高。

2）机构导向的价值实现

在机构健康收益驱动下，健康数据银行提供个性化医疗服务和精准化机构服务，帮助医疗/机构有效提高健康医疗服务能力。机构凭借有效的价值增益、价值共赢成为健康数据银行数据价值实现的推动者和享受者，一方面持续不断的健康医疗数据需求，成为健康数据银行以机构健康收益变现的主要来源；另一方面持续不断的健康医疗数据集聚，增强了机构健康医疗服务能力。

尽管医疗机构、制药公司、保险公司等机构的健康收益最终来源于个人，但是机构为健康数据银行提供的价值实现渠道不容忽视，正是机构的高价值数据的支付意愿和支付能力驱动着健康数据银行持续运营。健康数据银行数据价值实现就是深度挖掘机构需求、满足机构需求的过程，实现数据需求挖掘、再挖掘，以机构健康收益的增长激励健康数据银行持续的投入和深度挖掘，以提升自身的健康医疗数据服务能力。

4.3.2　个人健康数据银行数据价值实现

个人健康数据银行数据价值实现建立了将个人健康数据价值转化为个人健康收益的渠道，提高个人健康状态改善程度。个人健康数据银行数据价值实现模型源于个人健康数据价值实现模型（赵林度，2019），能够描述基于个人健康数据"知识体系+"和个人健康数据银行"信用体系+"的价值实现过程（图 4-18），有效地支撑个人健康数据银行数据价值实现理论的形成和发展。

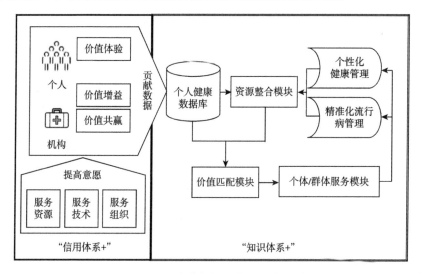

图 4-18　个人健康数据银行数据价值实现模型

个人健康数据银行数据价值实现与个人健康数据银行数据价值生成具有相同的理论基础和理论框架，都是依据价值理论、信用理论和激励理论，将个人健康数据价值、个人健康数据银行数据价值转化为个人健康收益的过程。个人健康数据银行数据价值实现主要体现在面向个体的个性化健康管理和面向群体的精准化流行病管理两个方面。

1. 个性化健康管理

个人健康数据银行可以依托个人健康数据库进行人群健康状况评估分类，实时监测健康医疗数据提供者的健康状态，有针对性地制订个性化健康管理方案，形成健康人群、患病人群和康复人群健康管理方案。个性化健康管理充分体现了以个体为单元的个人健康数据银行数据价值实现的理论方法，能够充分将个人健康数据价值转化为个人健康收益。基于个人健康数据银行的个性化健康管理如图 4-19 所示，主要有健康状态监测和预防/临床干预两大功能。

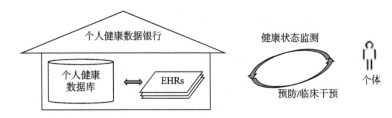

图 4-19   基于个人健康数据银行的个性化健康管理

1）健康状态监测

个人健康数据银行为每一个个体建立了电子健康档案，包括个人基本信息、健康状况、疾病家族史、既往疾病史和医疗记录等健康相关信息，利用可穿戴设备等对个人生活方式、身体指标等进行长期监测，数据同步至个人健康数据库中。根据图 4-18 所示的个人健康数据银行数据价值实现模型，个人健康数据银行数据价值实现能够为个体健康状况评估与预测、潜在危害分析、干预方案制订提供科学依据。

（1）个体健康状况评估与预测。个人健康数据银行利用已经建立的监测渠道，能够实时监测个体的健康状况，主要侧重于个人生活方式和行为监测。如果监测过程中发现个体的生活方式和行为可能带来健康风险，个人健康数据银行将会为其订制生活方式管理计划，以纠正不当的生活方式和行为。对于个人的良好行为习惯，则会督促个人持续保持。个人健康数据银行使用对健康或预防有益的行为塑造方法，促进个人形成健康的生活方式以减少健康风险因素。

健康状况评估能够预测个人在一定时间内发生某种疾病或健康危险的可能性（陈君石和李明，2005）。在个人健康状态监测基础上，个人健康数据银行针对个体的健康状况和健康危险因素，利用个人健康数据银行数据价值生成模型（图 4-2）中的统计分析模块和数据挖掘模块进行关联分析和计算，得出个人健康危险性评估报告，确定评估对象的健康状况、健康危险分层的位置，将个体分为健康人群、亚健康人群和患病人群。

（2）个体潜在危害分析。在个体健康状况评估与预测的基础上，个人健康数据银行能够获得个人健康危险性评估报告，根据个体所处的健康、亚健康和患病状态，有针对性地进行潜在危害分析。对于有明显高危倾向及疾病（高血压、糖尿病、心脑血管病、肿瘤）前期征兆、健康状况需要立即得到改善的个体，个人健康数据银行需要在专业医师的指导下密切监控疾病危险因素，降低疾病风险，及时规范其生活方式或寻求临床干预，防止疾病的进一步发生。

针对健康人群，个人健康数据银行应给予科学、系统的健康教育，逐步提高人们的自我保健意识，保持科学规范的个人生活方式、行为，不断改善和降低疾病的风险，持续长久地保持健康。针对亚健康人群，个人健康数据银行应结合健康危险因素做出科学的疾病危险评估，有针对性地采取干预措施。针对患病人群，个人健康数据银行应采用健康促进诊疗管理模式，在患者采取专业的医疗服务的同时，为患者提供健康改善服务。

2）预防/临床干预

健康管理干预是个人健康数据银行通过个体服务模块实现价值实现的重要步骤，根据个人健康状况评估结果制定科学的、全方位的个性化健康管理计划，并实现动态追踪。健康管理是一个长期的、持续的、循环往复的过程，在实施健康干预之后的后续时间内，还需要对效果进行跟踪，并相应地调整计划和措施，才能达到健康管理的预期效果。

（1）预防干预。健康管理预防干预主要针对亚健康人群。亚健康是一个动态转化不间断的过程，是介于健康与疾病之间，受健康危险因素影响最大的中间状态，容易向疾病状态转化，在人群中所占比例最大，因此健康管理的重点人群是亚健康人群，也是预防干预的重点人群。

根据处于亚健康状态个体潜在危害分析结果，个人健康数据银行依据个人健康数据关联分析结果，为个体制订一套科学合理的健康状态改善计划，避免因为健康危险因素升级而发展成疾病，有力地改善个人健康状况。在健康状态改善计划中，涵盖了生理上的营养平衡和心理上的疏导与调理等系统的预防干预措施，系统地改善个人健康状况。

（2）临床干预。健康管理临床干预主要面对患病人群。健康促进诊疗管理模式针对特定的疾病（如糖尿病等），强调患者自我保健的重要性，在科学治疗的同时需要在精神上、生活方式上进行全面改善，密切监控患者的疾病危险因素，降低风险水平，预防疾病恶化。健康促进诊疗管理模式的核心在于制订科学有效的健康促进诊疗计划。

为了保证患者临床治疗的有效性，个人健康数据银行将对个人的各项指标进行实时监控，定期追踪督导，及时进行健康再评估，不断调整健康促进诊疗计划，以确保患者早日恢复健康状态。在健康促进诊疗计划中，个人健康数据银行提供了完善的临床干预措施和精准的诊疗方案，以科学地改善个人健康状况。

基于个人健康数据银行的个性化健康管理，有效综合了面向健康人群的生活方式管理计划、面向亚健康人群的健康状态改善计划和面向患病人群的健康促进诊疗计划，能够形成一套针对不同个体的深度改善计划方案。在健康医疗数据分析的基础上，个人健康数据银行能够实现对个人健康危险因素的全面管理，充分调动个人积极性以实现最佳的健康效果。

2. 精准化流行病管理

大数据的优势在于大范围寻找流行病学研究中潜在的关联，利用机器学习算法对大数据挖掘的结果进行合成、转化和管理，最终促进流行病学研究的效率（宋菁和胡永华，2016）。个人健康数据银行可以依托个人健康数据库进行人群健康状况监测，实时监测特定区域特定群体的健康状态，有针对性地制订精准化流行病管理方案。精准化流行病管理充分体现了以群体为单元的个人健康数据银行数据价值实现的理论方法，能够充分将个人健康数据价值转化为个人健康收益。基于个人健康数据银行的精准化流行病管理如图 4-20 所示，主要有实时状态监测和预警/临床干预两大功能。

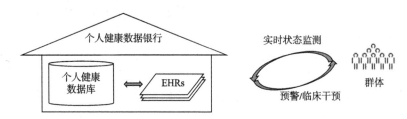

图 4-20　基于个人健康数据银行的精准化流行病管理

1）实时状态监测

个人健康数据银行提供了个体健康状态监测功能，每一个个体的健康医疗数据存储在个人电子健康档案和个人健康数据库中，如果将特定区域特定群体的健康状态监测数据汇总在一起，就可以用于精准化流行病管理。根据图 4-18 所示的个人健康数据银行数据价值实现模型，个人健康数据银行数据价值实现能够为群体健康状况评估与预测、潜在风险分析、预警方案制订提供科学依据。

（1）群体健康状况评估与预测。群体健康状况评估与预测并不是简单的个体状况的叠加，而是在整体规划的基础上综合考虑不同群体及其群体的演化规律。个人健康数据银行应用健康医疗数据和大数据分析技术，探索不同区域、不同人群、不同时间流行病的发病率、患病率或死亡率等。根据发病因素的分布差异，深入探寻影响分布的深层次原因。

通过群体健康状况评估，个人健康数据银行可以评判流行病风险因素发生的可能性和潜在危害性，对流行病发生的区域、人群和时间进行预测，提高流行病防范的有效性和科学性。基于健康医疗数据的流行病预测有其科学性，局限性在于无法对未知流行病进行预测，常用于流行性感冒、流行性腮腺炎、风疹等常见传染病。

（2）群体潜在风险分析。在群体健康状况评估与预测的基础上，个人健康数据银行能够获得群体流行病风险评估报告，根据群体所处的区域、人群和时间，有针对性地进行潜在风险分析。从健康医疗数据的视角挖掘群体潜在风险，不但需要关联个体及其个体间演化规律，而且需要关联群体及其群体间演化规律，从而确定流行病高发区域、人群和时间。

　　针对流行病高发区域，个人健康数据银行需要进行全生存空间的实时监测，实时掌握这个区域群体的健康状况和演化趋势，追踪出现的任何风险因素。针对流行病高发人群，个人健康数据银行要对这些重点人群进行重点监测，及时捕捉人群出现的各类风险。针对流行病高发时间，个人健康数据银行在确定的高发期扩大监测范围、加大监测力度，有效挖掘各类风险征兆。

　　2）预警/临床干预

　　基于个人健康数据银行的精准化流行病管理是一个有限范围、有限群体的管理，管理的有效性也是有限的，不但取决于个人健康数据银行服务对象、数据来源的有效性，而且取决于流行病管理的时空局限性。尽管如此，一旦个人健康数据银行在实时状态监测阶段发现流行病风险就应该立刻采取有效措施进行预警。

　　（1）预警管理。面对特定区域、人群和时间暴发潜在流行病风险，个人健康数据银行根据风险严重程度及时发出不同等级的预警信号，要求相关部门和人群及时做好防范工作，以阻止传染病的蔓延。个人健康数据银行的预警决策是人工智能和人类智慧相结合的产物，共同决定预警等级、预警范围和预警时机，共同发现和消除预警过程中存在的无效环节和各种隐患。

　　个人健康数据银行面对的群体风险非常复杂，往往难以界定风险的种类、危害和等级，增添了预警决策的难度。预警信号发出后，个人健康数据银行应立即从预警管理进入应急管理阶段，积极配合有关部门共享群体实时状态监测信息，控制传染源、切断传播途径、保护易感人群，提高应急准备状态，采取措施有效控制流行病暴发。

　　（2）临床干预。在群体实时状态监测过程中，个人健康数据银行对于发现的流行病患者应及时做好临床干预和有效治疗。实时监测患者就医用药疗效进程中的各项健康指标数据，通过数据分析与处理生成患者的个性化医疗指导建议计划书。当有相似病况的患者前来就医时，可以向临床医生推送正在接受治疗患者的个性化医疗指导建议计划书，并在广泛征集相似病例的基础上开放个性化医疗临床指南知识库，为后期个性化临床医疗提供必要条件。

　　为保障流行病患者治疗的有效性，个人健康数据银行在指导临床用药时，首先关联医学知识数据银行从医学知识数据库中提取数据，建立针对某病型的结构化用药案例数据，包括药物名称、类型、患者病重程度、用药后患者的关联临床检验数据、患者过往过敏史等。其次对于某病型分析数据案例中包含的各类可行药物，包括复合用药对该病型的临床效果，从而获得某病型的最佳用药方案。

　　以个性化健康管理和精准化流行病管理为载体的个人健康数据银行数据价值实现，分别以个体和群体为对象描述了数据价值→健康价值的转化过程，从本质上探索提高个人健康状态的路径和方法。个人健康数据银行数据价值实现理论系统地阐述了数据价值→健康价值转化的理论方法，以及依托"知识体系+"和

"信用体系+"创建"价值体系+"的理论方法。

4.3.3　医学知识数据银行数据价值实现

医学知识数据银行数据价值实现建立了将医学知识数据价值转化为机构健康收益的渠道，提高机构健康医疗服务能力。医学知识数据银行数据价值实现模型源于医学知识数据价值实现模型（赵林度，2019），能够描述基于医学知识数据"知识体系+"和医学知识数据银行"信用体系+"的价值实现过程（图 4-21），有效地支撑医学知识数据银行数据价值实现理论的形成和发展。

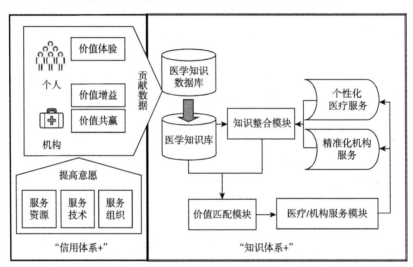

图 4-21　医学知识数据银行数据价值实现模型

医学知识数据银行数据价值实现与医学知识数据银行数据价值生成具有相同的理论基础和理论框架，都是依据价值理论、信用理论、激励理论、大数据分析技术和数据挖掘技术，将医学知识数据价值、医学知识数据银行数据价值转化为机构健康收益的过程。医学知识数据银行数据价值实现主要体现在面向医疗机构的个性化医疗服务和面向医疗相关机构的精准化机构服务两个方面。

1. 个性化医疗服务

在健康医疗数据价值驱动下，医疗服务模式也发生了变化，由传统的以疾病为中心的医疗模式转变到以患者为中心的个性化医疗服务模式。在以患者为中心的个性化医疗服务模式中，患者从医疗服务过程的被动接受者转变成主动参与者，为临床价值发现和精准医疗服务做出了贡献。基于医学知识数据银行的个性化医疗服务如图 4-22 所示。

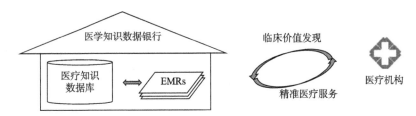

图 4-22　基于医学知识数据银行的个性化医疗服务

1）临床价值发现

在基于医学知识数据银行的个性化医疗服务体系中，医院等医疗机构以临床价值发现方式贡献着数据价值，有助于提高医疗服务质量、降低医疗事故发生频率，为实现个性化医疗（精准医疗）服务奠定基础。医学知识数据银行与医疗机构之间的临床价值发现是一个双向互动的过程，是一个持续完善医学知识数据库的过程。

（1）比较效益研究。医院等医疗机构根据患者个人体征数据、用药治疗效果等数据，从医学知识数据银行获取相应的诊疗方案集，医疗机构根据具体情况应用比较效益研究方法确定治疗效果最佳、成本效益最大的诊疗方案（Raghupathi and Raghupathi，2014）。医疗机构将选取的诊疗方案信息反馈到医学知识数据银行，以进一步完善医学知识数据库。

比较效益研究从临床实践的视角提升了临床价值发现能力，给医学知识数据银行和医疗机构带来新的价值和收益。一方面，医学知识数据银行能够提供患者副作用最小、疗效最明显、医疗费用支出最少的诊疗方案；另一方面，医院等医疗机构能够减少多余的成本支出、改善推诿重症患者的情况。

（2）临床决策支持。在长期的临床实践中，临床医生依赖于临床决策支持系统做出决策。医学知识数据银行依托医学知识数据库能够做出更好的临床决策支持，决策支持能力远远超出临床决策支持系统。临床医生在医学知识数据银行指导下，产生新的知识和经验又会作为临床价值发现反馈给医学知识数据库。

医学知识数据银行以临床决策支持获得的临床价值发现，不但可以帮助临床医生做出最恰当的决策，提高临床医生诊疗能力和患者救治效率，减少医疗事故和医疗纠纷，而且可以帮助医学知识数据银行发现新的临床知识和经验，进一步提高医学知识数据银行临床决策支持能力。

（3）医疗事故案例集。无论在什么情境和背景下发生的医疗事故，都会影响医院等医疗机构的利益和形象、损害患者的身心健康和经济利益，影响医患关系、产生新的社会矛盾。医学知识数据银行组织专家对获得的医疗事故案例进行剖析，寻找各种医疗事故发生的关键因素和特征值，并以案例形式存储在医学知识数据库中。

医疗事故案例集嵌在临床决策支持环节，在医学知识数据银行指导临床医生临床决策时能够指导临床医生决策，如果有与医疗事故案例集中相似情况发生就会预警，提醒临床医生做好阻止医疗事故发生的预防措施。医疗事故案例的丰富和集聚，以反例的形式提升医学知识数据银行临床价值发现能力，增强医学知识数据银行临床医生用户的医疗事故防范能力。

（4）疾病预防。个人健康数据银行提供的个性化健康管理和精准化流行病管理，都具有疾病预防能力，只是应用的情景与医学知识数据银行不同。医学知识数据银行应用大数据分析技术，如关联分析，探讨各类生理指标数据之间的关系，及其与各类疾病之间的相关性。通过建立疾病与诱发因素之间的内在联系，可以预测患者罹患疾病的可能，为疾病的早期预防提供机会。

医学知识数据银行在疾病预防过程中获得的临床价值发现，在于持续不断地验证疾病预防知识的有效性，持续不断地更新疾病预防知识和规则。在医学知识数据银行与医疗机构临床医生的互动交流过程中，医学知识数据价值转化为医疗机构的健康医疗服务能力和临床医生的知识经验，转化为患者健康状态的改善。

2）精准医疗服务

个性化医疗服务以精准医疗服务实现。精准医疗的核心是个体疾病治疗与预防，根据患者的个人体征制订个性化治疗方案。医学知识数据银行以个人基因组信息为基础，结合代谢组等人体内环境信息，为患者度身订制最佳治疗方案，实现治疗效果最大化目标。不同的患病人群所要实现的医疗服务价值有所不同，医学知识数据银行能够充分利用大数据技术构建精准医疗服务模式，具体表现为专业化疾病治疗和精准化健康管理。

（1）专业化疾病治疗。不同患者各类疾病的治疗方案各不相同，即使同一患者、同一疾病的治疗方案也是千差万别的。医学知识数据银行利用生物数据库、通过组学等手段有效区分不同患者，应用大数据分析技术为患者提供精准医疗服务[National Research Council（US），2011]。针对不同的患者，采用基因测序的方法，结合生物数据库数据进行分析与建模，建立具体的疾病治疗方案，涵盖易感基因检测、早期筛查、疾病确诊、个性化用药指导、随诊和疗效评价等环节。基于基因、生物数据库的疾病治疗方案能够实现专业化疾病治疗，提高每一个环节的准确度，专业化疾病治疗将患病人群分为普通病患者、流行病患者和重点人群患者三类。

普通病患者。在医学知识数据库中隐藏的数据脉象价值，能够依据患者就医时描述的病况信息自动给出"适合的"诊疗方案，数据脉象价值产生于大量普通病患者的正确诊疗案例。由于不同患者临床诊疗、预后等的影响因素存在差异，如既往疾病史、疾病状况及诊疗方案等，故需要采取专业化疾病治疗。医学知识数据银行以知识工程化集成应用诊疗关键点的知识和规则，实现统一数据、统一诊疗引擎支撑，针对健康医疗数据反映的个体差异智能选取相应的疾病诊断模型作为参照，生成不同个体、不同疾病、不同节点的临床决策支持，实现以人为中心的主动服务模式（Ball and Gold，2006）。

流行病患者。由于流行病患者的传染源属性，应采取有效措施及时控制病情，降低传播风险。医学知识数据银行应结合积累的医学知识数据资源提供有效的专业化疾病治疗，形成基于基因、生物数据库的疾病治疗方案，覆盖疾病确诊、个性化用药指导、随诊和疗效评价等重要环节。在疾病诊疗过程中，通过实时动态监测患者健康状况，及时有效地调整和优化疾病治疗方案，提高疾病治疗的有效性。

重点人群患者。重点人群包括 0～36 个月的儿童、孕产妇、老年人、慢性病患者、重性精神疾病患者，由于重点人群健康状况波动较大，需要实时掌握各项健康指标数据。医学知识数据银行提供了实时监测重点人群健康指标数据的理论方法，涵盖个体和群体的健康医疗数据，通过大数据分析技术的应用，提高重点人群患者健康状况监测、疾病治疗的准确性、及时性和有效性。

（2）精准化健康管理。从健康管理→疾病治疗→健康管理的循环往复，反映了人体健康状况波动的必然规律，从专业化疾病治疗→精准化健康管理也成为一种必然。随着精准医疗科技进步步伐的加快，提升疾病风险评估、疾病机制把握、最佳疾病治疗方案预测能力，对于扩大精准医疗在精准化健康管理领域的延伸带来益处。精准医疗计划能够支持科研人员开发创造性方法检测、测量和分析范围广泛的生物医学信息——包括基因、细胞、临床、行为、生理和环境等，从而提供精准化健康管理服务。

由于基因型可能会揭示特定的基因变异，而基因型可以通过医学知识数据银行进行研究，为特定的疾病提供保护。检测癌症早期出现、治疗或肿瘤 DNA 等，都可能通过血液检查实现。精准医疗服务能够提供一个强大的健康管理方案，从而加快了其在遗传疾病、传染病等领域的推广应用，并且已经在其他疾病领域和环境中获得积极的反馈[National Research Council（US），2011]。

2. 精准化机构服务

在价值网络中，机构包含医院等医疗机构，以及制药公司、保险公司和公共机构等医疗相关机构，医疗相关机构同样影响着医学知识数据银行数据价值实现。医学知识数据银行的数据价值同样能够向医疗相关机构转化，转化成精准化机构服务价值和综合服务能力。基于医学知识数据银行的精准化机构服务如图 4-23 所示。

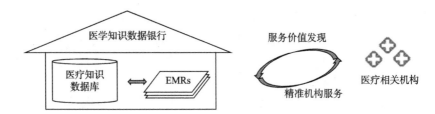

图 4-23　基于医学知识数据银行的精准化机构服务

1）服务价值发现

在基于医学知识数据银行的精准化机构服务体系中，制药公司、保险公司和公共机构等医疗相关机构以服务价值发现方式转化着数据价值，有助于提高医学知识数据价值、提高机构服务能力，为实现精准化机构服务奠定基础。医学知识数据银行与医疗相关机构之间的服务价值发现是一个双向互动的过程，是一个持续完善医学知识数据库的过程，是一个涉及多种类型机构的服务价值发现，在此以制药公司、保险公司和公共机构为例。

（1）药学服务价值发现。医学知识数据银行能够在数据价值→健康价值的转化过程中，帮助制药公司精准分析其中的药学服务价值，从更深层次上提高制药公司的健康医疗服务能力。药学服务价值发现主要涉及药物副作用分析、药效分析、药物开发等，致力于提高全过程的药学服务能力。

在医学知识数据库中包含用药患者的临床反应数据，以及该患者使用同类药物的临床反应数据，从而建立患者用药与健康状态改善之间的关联模型，以及同类药物之间的对照模型。基于医学知识数据银行的药学服务价值发现，能够更加客观准确地分析药物作用，不但有助于制药公司提高药物开发进程，而且有助于指导医院等医疗机构的临床医生合理用药。

（2）保险服务价值发现。透过数据价值→健康价值的转化过程，保险公司能够更加准确的观察潜在和现有投保人的健康状况及其演化趋势，从而更加科学、精准地提供医疗保险服务。保险服务价值发现主要涉及保险风险分析、客户关系管理、保险欺诈分析等，有助于更好地支持保险公司决策。

在潜在和现有投保人健康医疗数据中隐藏的数据脉象价值，能够清晰地描述客户健康状况及其演化趋势，建立基于数据脉象价值的客户健康状态与险种、保额、保费之间的关联模型。基于医学知识数据银行的保险服务价值发现，能够更加客观准确地分析保险作用，不但有助于保险公司提高保险服务的科学性，而且有助于指导健康医疗数据提供者选择保险服务。

（3）公共服务价值发现。从不同区域、不同人群、不同时间观察数据价值→健康价值的转化过程，有助于更加深入系统地挖掘不同区域、不同人群、不同时间的医疗服务需求，提高社会福利价值。公共服务价值发现主要涉及人口健康监测、政策法规制定、医疗费用管控、医疗服务资源配置等，有助于提高政府决策的科学性。

从数据价值→健康价值转化中的时空属性和演化属性，涉及医疗服务可及性、资源配置均等化等现实问题，建立公共服务投入与居民健康收益之间的关联模型。基于医学知识数据银行的公共服务价值发现，能够更加客观准确地分析公共服务价值，提高以民生福祉为中心的公共服务能力。

2）精准机构服务

精准化机构服务以精准机构服务实现。精准机构服务的核心是数据驱动的药学服务、保险服务和公共服务等。医学知识数据银行依据数据价值→健康价值转化模型，为制药公司、保险公司和公共机构等医疗相关机构度身订制最佳服务方案，实现医疗服务价值最大化目标。不同的医疗相关机构所要实现的医疗服务价值目标有所不同，医学知识数据银行能够充分利用大数据技术构建精准化机构服务模式，为制药公司、保险公司和公共机构等提供服务。

（1）制药公司。药学服务价值通常蕴含在数据价值→健康价值之中，医学知识数据银行应用大数据分析技术从数据价值→健康价值关联关系中剥离出药学服务价值，为制药公司提供更具价值的数据服务。面向制药公司的精准机构服务，可以从药物副作用分析、药效分析、药物开发三个方面进行描述。

药物副作用分析。用于产生用药患者的临床反应中存在药物副作用情况的统计报告。针对患者药物不良反应信息，开展药物安全信号检测和药物不良反应深度挖掘（呼万秀等，2012）具有重要意义。医学知识数据银行凭借拥有的患者用药、临床反应等医学知识数据，帮助制药公司进行药物副作用分析，提高药物副作用分析的效率和准确性。

药效分析。用于从患者的临床反应中挖掘药物作用，生成药效分析报告。医学知识数据银行基于医学知识数据库和大数据分析技术，建立药学服务价值→健康价值之间的关联关系，以及药物价值→患者健康状态改善之间的关联关系，能够深度挖掘药物在患者疾病治疗中的价值作用，有助于更加精准科学地认识药物的价值作用。

药物开发。Wilson 等（2004）描述了一类颠覆传统新药研发路径的案例，首先基于大数据分析技术建立"镁可治疗偏头痛"假设，其次通过临床实践验证假设，形成了基于知识发现的药物研发创新路径。基于医学知识数据银行的医学知识数据库和制药公司研发需求，应用数据挖掘和知识发现技术发现新的医学知识、新的药物假设，有效指导药物开发。

（2）保险公司。保险公司的险种、保额、保费等设计及风险控制都离不开潜在和现有投保人的健康状况分析，从医学知识数据银行实现的数据价值→健康价值转化过程挖掘保险服务价值，有助于提高保险公司服务能力。保险公司精准机构服务，可以从保险风险分析、客户关系管理和保险欺诈分析三个方面进行描述。

保险风险分析。在保险业务中，影响投保人索赔次数的重要因素，如年龄、收入、单位类别、健康状况（王伟辉等，2008）。可见，除了投保人基本信息之外，健康状况是一个重要的影响因素。医学知识数据银行提供的数据脉象价值，有助于保险公司获得投保人精准的健康状况信息精准预测投保人的索赔概率，从而制定科学合理的保险费率，降低保险风险。

客户关系管理。根据业务需要，保险公司将客户分为高风险型和低风险型，并根据客户类型和需求模式提供保险产品和服务。从保险风险分析可知，投保人健康状况是一个重要的影响因素。医学知识数据银行能够提供投保人精准的健康状况信息，保险公司依据投保人的特征进行分类，以实现精准保险服务、优化资源配置。

保险欺诈分析。由于保险欺诈行为的隐蔽性和危害性，保险公司的保险欺诈分析困难重重。医学知识数据银行能够提供投保人的健康状况及其演化过程数据，为保险公司准确把握投保人的医疗过程奠定了基础，有助于保险公司更加科学地开展保险欺诈分析，及时发现欺诈行为。

（3）公共机构。公共机构担负着保障民生福祉和社会福利的政府职责。医学知识数据银行呈现的数据脉象价值，能够充分反映个体、群体、区域和国家的健康状况，能够用于满足公共机构提升公共服务价值的需要。公共机构精准服务，可以从人口健康监测、政策法规制定、医疗费用管控、医疗服务资源配置等四个方面进行描述。

人口健康监测。人口健康监测的目的在于及时察觉传染病，在传染病暴发前进行预警，在传染病暴发后跟踪分析传染病的传播趋势，尽量减少疫情扩散范围。医学知识数据银行存储的个人活动区域、个人体征数据、出入院记录等数据，可以帮助政府卫生部门了解各区域的人口健康情况，及时捕捉传染病风险。

政策法规制定。政府卫生部门制定公共卫生等相关政策，必须经过系统而深入的论证才能发布和实施。医学知识数据银行能够依托拥有的医学知识数据库和大数据分析技术，进行数据关联分析、模拟仿真等方式推演政策法规实施后的情景演化过程，从而在政策法规正式发布和实施前得以调整相关内容，提高政策法规制定的科学性和有效性。

医疗费用管控。中国每年花费在健康医疗方面的费用超过30 000亿元（董诚等，2015），其中存在由于患者治疗方案不准确而产生的医疗服务资源滥用、浪费现象。在医学知识数据银行支持下，为临床医生提供精准的医疗服务方案，有助于减少医疗服务资源滥用、浪费现象，减少医护人员的不当操作，有效管控医疗费用。

医疗服务资源配置。可视化技术和决策支持技术的应用，有助于实现区域医疗服务资源均等化配置，保障医疗服务可及性（Lavrač et al.，2007）。医学知识数据银行能够掌握的区域患者就诊病情、危急等级，实现区域医生、专家等医疗服务资源的可视化，引导患者合理就医，指导公共机构优化医疗服务资源配置。

4.4　本 章 小 结

健康数据银行数据价值生成、数据价值传递和数据价值实现理论，阐述了健康数据银行依托健康医疗数据"知识体系+"和健康数据银行"信用体系+"创建"价值体系+"的理论方法，以及数据价值网络孕育价值、传递价值和实现价值的理论方法。健康数据银行数据价值理论生动地揭示了数据价值→健康价值的转化过程，能够更加深刻地理解数据脉象价值在创造健康收益中的价值作用，为全面提升个体、群体、区域和国家的数据脉象价值奠定理论基础。

第5章　健康数据银行数据可视理论

健康数据银行致力于创建的"知识体系+"、"信用体系+"和"价值体系+"都离不开数据可视理论，离不开公开、公平、公正目标驱动下的价值可视化、产权公平性、经营合法性理论的支持。在"数据资产化、资产价值化、价值可视化"目标驱动下，健康数据银行更应关注健康数据银行数据可视理论，深入理解健康数据银行数据价值可视化、产权公平性、经营合法性的内涵与关系。

5.1　健康数据银行数据价值可视化

健康数据银行数据价值包含显性价值和隐性价值，通常难以通过清晰、直观的方式呈现，难以实现共识基础上的"明码标价"。健康数据银行数据价值建立在可以改善人们的健康状态假设基础之上，只是健康状态改善程度需要通过长期的观察才能获得，如何更加清晰、直观地呈现数据价值值得健康数据银行深入探讨、深入挖掘。

5.1.1　健康医疗数据价值可视化内涵

健康医疗数据具有价值已经成为共识，成为经实践检验的事实，只是需要经过从量变到质变的积累、需要应用大数据分析技术，而且存在个体、群体、区域和国家差异。健康数据银行生存发展的动力来自健康医疗数据价值，来自将健康医疗数据价值转化为个体和机构健康价值的能力，来自在数据价值激励下提供和使用数据的数据提供者、数据使用者的贡献。因此，正确理解和应用健康医疗数据价值可视化至关重要。健康医疗数据价值可视化逻辑由挖掘数据真实价值的数据分析、富有感染力的视觉设计和完美的场景创造组成（图5-1）。

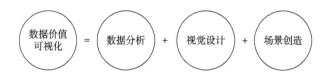

图 5-1　健康医疗数据价值可视化的逻辑

1. 健康医疗数据价值可视化概念

健康医疗数据价值随着数据量（包含数据数量、数据质量和内核知识）的增加而增加，进入一个平台期后有可能跨越到另一个平台期（图 5-2）。健康医疗数据价值可视化就是应用可视化技术真实呈现数据价值的方法，以增进个人和机构对数据价值的认知，提高健康数据银行服务定价的科学性和准确性。健康医疗数据价值可视化不但可以面对数据显性价值，而且可以面对数据隐性价值，均能够以可视化的方式呈现数据价值。

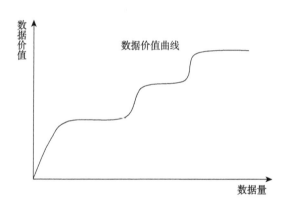

图 5-2　健康医疗数据价值与数据量之间的关系

1）健康医疗数据显性价值

经过大数据分析，健康医疗数据能够在个性化健康管理、个性化医疗服务等决策中发挥价值作用，这就是健康医疗数据显性价值。健康医疗数据显性价值能够通过相关技术、工具在管理、服务等决策中显现出来，能够通过个人和机构用户健康状态改善程度观察出来，它会直接影响健康数据银行信用的公信力。

在相关技术和工具的支持下，健康医疗数据显性价值成为看得见摸得着的价值，成为健康医疗数据价值的主体部分。健康医疗数据价值通常是以健康医疗数据显性价值计量的，数据产权交易各利益相关主体也重点关注数据显性价值，所以健康医疗数据价值可视化必将聚焦于数据显性价值。

2）健康医疗数据隐性价值

相对于健康医疗数据显性价值，健康医疗数据隐性价值难以描述和刻画、难以观察和分析，所以健康医疗数据隐性价值大部分存在于预期、跨期等特性中，如健康医疗数据探索未知疾病的能力。健康医疗数据隐性价值隐藏在时间之后、空间之后，需要经历时间演化和空间遍历才能实现。

健康医疗数据隐性价值作为一类预期收益更加具有吸引力和驱动力，已经成为健康医疗数据价值链价值增长的原动力，激励着医疗服务供应链成员为提高数据价值做出努力。面对健康医疗数据隐性价值，可以应用场景创造理论方法描述未来预期、跨期数据价值，以增加人们对健康医疗数据隐性价值的了解。

2. 健康医疗数据价值可视化特性

健康医疗数据价值可视化能够清晰、直观地描述健康医疗数据价值，可以以定性与定量、虚拟与现实、静态与动态相结合的方式实现数据可视化，以充分展现和揭示健康医疗数据价值。健康医疗数据价值可视化必须能够真实、动态、智能地反映数据价值，必须具备真实性、动态性和智能化特性。

1）真实性

大数据分析技术的应用，有助于在健康医疗数据价值关联分析的基础上，更加精准地构建健康医疗数据价值模型、可视化模型。健康医疗数据价值可视化必须能够真实地反映数据价值及其演化趋势，真实地反映个体、群体、区域和国家的数据脉象价值，综合反映健康医疗数据显性价值和隐性价值。

2）动态性

动态仿真技术的应用，增强了健康医疗数据价值动态展现能力。一方面，能够生动形象地反映健康医疗数据价值生成、数据价值传递和数据价值实现过程，能够清晰地描述数据价值演化趋势；另一方面，以动漫、视频等技术反映健康医疗数据价值，能够获得具有冲击力的动态展现效果。健康医疗数据价值可视化动态性，增加了时空演化特性。

3）智能化

人工智能技术的应用，有助于提高健康医疗数据价值可视化的智能化水平，在智能分析、智能建模、智能仿真等基础上实现数据价值智能展现。健康医疗数据价值可视化的智能化就是可视化方案形成过程中，能够更加充分地运用人工智能和大数据分析技术，以智能化形成解决方案代替传统的方案形成过程。

3. 健康医疗数据价值可视化指标

健康医疗数据价值可视化依赖于关键指标，依赖于关键指标建立数据价值模型、可视化模型，从而更加精准地展现健康医疗数据价值。健康医疗数据价值可视化指标通常选择具有代表性、植根于数据价值之中，能够满足可视化基本条件、表征数据价值的特征量，形成覆盖健康医疗数据价值可视化的指标体系。

1）价格

价格是价值的表现形式。健康数据银行服务定价应遵循优质优价的原则，以价格作为价值可视化的指标。价格既是价值的表现形式，也是市场供求关系的信号，应用价格表达真实的价值。价格可视化指标就像使用温度计测量温度一样，以价格的高低真实，准确地反映健康医疗数据价值。

2）收益

健康医疗数据价值体现在数据提供者和数据使用者的经济收益上，以及个人和机构的健康收益上，经济收益和健康收益产生的叠加效应成为重要的价值可视化指标。收益可视化指标从个人和机构用户的视角观察数据价值，提供可视化的场景和观测值，从而形成更加客观的数据价值可视化方法。

3）信用

在诚信体系完善的市场环境中，信用是一种相互信任的生产关系和社会关系，可以作为健康医疗数据价值可视化指标，以信用的高低反映数据价值的大小。信用的高低会直接影响预期收益、跨期收益的大小，能够揭示个人和机构用户对健康医疗数据未来价值的坚守信心，能够更好地展现健康医疗数据隐性价值。

4）品牌

品牌体现了用户的认知程度，已经成为一类具有经济价值的无形资产，可以作为健康医疗数据价值可视化指标，以品牌价值呈现数据价值。品牌在长期积累过程中潜移默化为用户的差异化心智模型。如果以品牌作为数据价值可视化的载体，有助于从理念、行为、感官上强化品牌效应，充分展现健康医疗数据价值。

5.1.2　健康医疗数据价值可视化策略

健康医疗数据价值可视化建立在数据价值模型基础上，涉及从数据价值生成→数据价值传递→数据价值实现全过程，以及从数据资源→数据资产→知识资产→知识产权的全过程。健康医疗数据价值可视化策略模型（图 5-3），描述了一个综合集成的策略，形成了基于可视化指标、基于资产化关系和基于行为化路径的可视化策略。

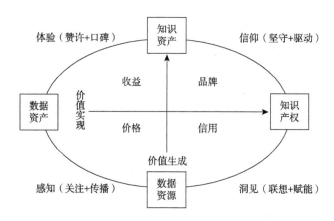

图 5-3　健康医疗数据价值可视化策略模型

1. 基于可视化指标的策略

健康医疗数据价值可视化指标策略可以直接呈现数据价值，即健康数据银行在运营过程中可以直接应用价格、收益、信用和品牌四个可视化指标，以展现和揭示健康医疗数据价值。健康医疗数据价值可视化指标不但可以单独应用，而且可以组合应用，具体应视场景和对象的不同选择更适合的可视化策略。

1）价格策略

面对健康医疗数据价值可视化价格策略，健康数据银行应始终坚持优质优价原则，确保价格始终是价值的真实信号。在健康数据银行运营过程中，利息和服务定价应有所不同。利息用于回报健康医疗数据提供者的贡献，而且长期利息远高于短期利息；服务定价面向个人和机构数据使用者需求，用于获取将数据价值转化为健康价值中的努力收益。

2）收益策略

在健康医疗数据价值可视化收益策略实施过程中，健康数据银行应始终坚持公益性与营利性相结合，始终坚持健康收益大于经济收益的原则，保障个体、群体、区域和国家健康状态的改善。收益策略能够让个人和机构用户直观地感受到数据价值，让用户从健康收益和经济收益的体验中增强提供和使用数据的意愿。

3）信用策略

健康医疗数据价值可视化信用策略，能够充分依托信用价值展现数据价值。一方面健康数据银行能够充分利用自身的信用和公信力，展现当前无法清晰呈现的预期收益、跨期收益；另一方面，健康数据银行能够将信用策略的价值作用转化为驱动力，驱动自己持续提升自身的信用和公信力，逐步建立健全"信用体系+"。

4）品牌策略

健康医疗数据价值可视化品牌策略的应用，充分展现了以品牌价值赋予数据价值无形资产价值的能力，有助于提高个人和机构用户数据价值的期望值。健康数据银行应牢固树立品牌意识，建立健康医疗数据整体或具体项目的品牌价值，形成健康价值、数据价值和品牌价值的关联关系，提升健康数据银行的竞争力。

2. 基于资产化关系的策略

健康医疗数据资产化关系策略，充分利用从数据资源→数据资产→知识资产→知识产权不同阶段数据价值不同的特性，以资产化关系表征健康医疗数据价值。健康数据银行在运营过程中，应基于资产化关系不同阶段的数据价值给出明确的价值信号，提升健康医疗数据价值可视化能力。

1）数据资源→数据资产

数据资源→数据资产是资产化关系的第一个阶段，即数据变成可用资产的数据资产化过程，健康医疗数据价值处于孕育阶段。如果健康数据银行经营的健康医疗数据处于这一阶段，就可以以第一个阶段作为数据价值可视化的信号，个人和机构用户能够透过这个信号了解数据价值的真实情况。

2）数据资产→知识资产

数据资产→知识资产是资产化关系的第二个阶段，即数据向知识转化的知识资产化过程，健康医疗数据价值处于成长阶段。健康数据银行对这一阶段数据的标识有助于唤醒个人和机构用户对知识资产价值的认知，形成一个依托资产化关系标签的"明码标价"效应，实现健康医疗数据价值可视化。

3）知识资产 →知识产权

知识资产→知识产权是资产化关系的第三个阶段，即资产获得法律授权的知识产权化过程，健康医疗数据价值处于成熟阶段。健康数据银行通过法律授权将数据价值推到顶峰，任何个人和机构用户都能深切地感受到知识产权的价值，知识产权自带的标签足以支持健康医疗数据价值可视化目标的实现。

3. 基于行为化路径的策略

健康医疗数据价值行为化路径策略，能够从个人和机构的行为模式、演化趋势中探寻可视化策略，个人和机构面对可视化指标时的行为化路径成为一个新的可视化策略。在健康医疗数据价值可视化指标中，价格、收益、信用和品牌会诱发个人和机构用户不同的行为，基于个人和机构用户行为化路径设计可视化策略必将成为一种有益的探索。

1）价格感知

健康医疗数据是否属于价格敏感型产品和服务需要市场的检验，但是个人和机构用户对价格的关注程度很高，能否自主地参与数据价值传播取决于价格杠杆作用力的大小。健康数据银行可以通过个人和机构用户的价格感知行为展现数据价值，并且以有效的激励机制驱动个人和机构用户的数据价值传播行为。

2）收益体验

个人和机构用户的收益体验影响大、影响面广，收益体验的赞许行为有助于形成良好的口碑，从而更有效地展现健康医疗数据价值。健康数据银行应注重个人和机构用户收益体验行为的观察分析，注重以用户的赞许行为和口碑展现健康医疗数据价值，从而更广泛地吸引潜在用户参与收益体验。

3）信用洞见

健康数据银行信用体系建设是一个长期、可持续的过程，个人和机构用户的信用洞见行为直接影响潜在用户的决策，特别是信用洞见的价值联想行为直接赋能用户决策。健康数据银行对个人和机构用户的信用洞见行为的挖掘，有助于展现健康医疗数据价值和信用价值，提升健康医疗数据价值可视化水平。

4）品牌信仰

信仰的力量落在品牌上仍然是力大无穷。个人和机构用户的品牌信仰的坚守行为能够形成直接的驱动力，以巨大的品牌价值驱动潜在用户向用户转变。面对自己培养的品牌信仰用户，健康数据银行应更加深入地挖掘用户的品牌信仰坚守行为，以此展现品牌赖以生成的健康医疗数据价值。

5.1.3　健康医疗数据价值可视化机制

健康医疗数据价值可视化策略凝聚着思维可视化的过程，体现了需要表达、传递的数据价值场景和关系的表征方法，可以认为可视化策略离不开可视化机制的支持。健康医疗数据价值可视化机制，致力于协调数据分析、视觉设计和场景创造三部分之间的关系，为更好地发挥数据价值可视化作用提供可行方式，如标准化、规则化和智能化机制（图5-4）。

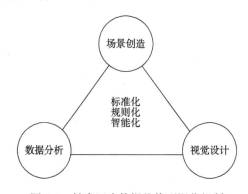

图 5-4　健康医疗数据价值可视化机制

1. 标准化机制

标准化有助于提高数据价值可视化过程的适用性,以统一的分析方法、设计规范和创造技术提高可视化过程的协调性。健康医疗数据价值可视化标准化机制的应用,能够将数据分析、视觉设计和场景创造引入标准化的轨道,从而形成能够被更多个人和机构接受的数据价值可视化标准。

1)数据分析标准化

数据分析的目的在于探索数据价值及其关联性,为了增加不同人员、团队和部门数据分析的可比性,健康数据银行应建立严格的数据分析标准,实现数据样本选取、分析工具、分析方法等规范统一。数据分析标准化有助于提升数据价值分析结果的可信度,增强不同专家团队、不同健康数据银行等之间数据价值分析结果的比较能力。

2)视觉设计标准化

视觉设计融入了设计者和用户的感官因素,深受人为因素影响而呈现各具特色的设计结果,有可能影响个人和机构用户对数据价值的判断。健康数据银行应建立统一规范的视觉设计标准,使不同的设计者均能产生符合设计规范、满足可视化要求的视觉设计方案,从而增强设计者之间的协作、协调和协同能力。

3)场景创造标准化

场景创造是一项高强度的智力活动,需要实现场景与数据提供者、数据使用者之间以数据价值为纽带的深度融合,唤醒个人和机构用户对数据价值的好奇心、认知力。健康数据银行应在一个统一规范的场景创造标准环境中创造场景,使创造者与用户在共同的认知能力、统一的规范标准环境感受数据价值。

2. 规则化机制

规则化追求数据价值可视化过程的一致性,遵循共同的规则、规范和规律进行数据分析、视觉设计和场景创造,从而保持健康医疗数据价值的同一性。健康医疗数据价值可视化规则化机制的应用,能够将数据分析、视觉设计和场景创造纳入同一平台环境,实现同一法则下的数据价值可视化感知结果。

1)数据分析规则化

数据分析规则化建立在共同遵守的数据分析秩序型构下,如健康数据银行制定一个要求数据分析者必须共同遵守的数据分析可视化流程(图 5-5),以保证健康医疗数据价值认知的一致性。从数据转换、数据关联、图形转换到用户认知,实现数据价值可视化的规则化流程成为数据分析者共同遵守的法则,数据分析可视化有了一个需要共同遵守的规则。

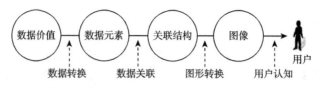

图 5-5　数据分析可视化流程

2）视觉设计规则化

为了实现视觉设计规则化，健康数据银行应制定一个要求视觉设计者必须共同遵守的视觉设计可视化流程（图 5-6）。从数据转换、视觉映射、视频转换到用户感知，实现视觉设计可视化的规则化流程成为视觉设计者共同遵守的法则，视觉设计可视化有了一个需要共同遵守的规则。

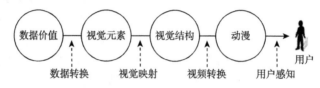

图 5-6　视觉设计可视化流程

3）场景创造规则化

在场景创造规则化需求驱动下，健康数据银行可以制定一个要求场景创造者必须共用遵守的场景创造可视化流程（图 5-7）。从数据转换、场景播放、场景切换到用户体验，实现数据价值可视化的规则化流程成为场景创造者共同遵守的法则，场景创造可视化有了一个需要共同遵守的规则。

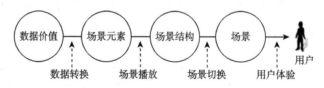

图 5-7　场景创造可视化流程

3. 智能化机制

随着人工智能和大数据分析技术的广泛应用，健康医疗数据价值可视化向着智能化方向发展，推动着数据分析、视觉设计和场景创造的智能化。数据价值可视化的智能化机制，在可视化基础上增加了可感知、可调节能力，能够依据用户需求、可视化场景等变化而提供不同的数据价值可视化解决方案。

1）数据分析智能化

健康医疗数据价值可视化方案以数据分析为基础，如果能够实现数据价值与数据元素、数据元素与用户认知之间内在逻辑关系分析的智能化，将增强可视化方案形成的智能化水平。数据分析智能化能够依据数据样本量变化、场景环境变化等数据价值影响因素的变化，自动启动数据分析程序，获取数据价值，增强健康数据银行及时应对关联结构动态变化的能力。

2）视觉设计智能化

在健康医疗数据价值可视化方案中，视觉设计需要综合考虑数据价值与视觉元素、视觉元素与用户感知之间的内在逻辑关系，依据健康数据银行长期积累的视觉设计数据资源可以增强内在逻辑关系分析的智能化元素。视觉设计智能化有助于增强健康数据银行实时把握视觉结构动态变化的能力。

3）场景创造智能化

在健康医疗数据价值可视化方案中，场景创造需要综合考虑数据价值与场景元素、场景元素与用户体验之间的内在逻辑关系，依据健康数据银行长期积累的场景创造数据资源可以增强内在逻辑关系分析的智能化元素。场景创造智能化有助于增加健康数据银行实时把握场景结构动态变化的能力。

5.2　健康数据银行数据产权公平性

数据价值可视化为健康数据银行数据可视理论提供了基础，个人和机构用户可以清晰、直观地观察分析健康医疗数据价值，从而提高个人和机构用户提供和使用数据的努力水平。尽管如此，健康数据银行仍需要从数据产权公平性的视角探讨增强数据可视化的理论方法，以人人享有健康医疗数据福利的思想努力营造公平的社会环境。

5.2.1　健康医疗数据产权公平性内涵

人与人之间的公平问题时刻存在于人类的任何活动之中。健康数据银行兼具公益性和营利性，健康医疗数据产权公平性充分体现了公益性价值，体现了人们平等追求健康价值的权利。健康医疗数据产权公平性保障机制作为社会医疗保障制度，有助于在公平的社会环境中推进医疗服务资源均等化，实现"人人享有基本医疗服务"的目标。

1. 健康医疗数据产权公平性概念

从经济学意义上说，公平是分配活动中一种基本的评价标准，具有平等和公正的内涵。健康医疗数据产权公平性体现了人们对健康医疗数据的关切，隶属于健康公平（health equality）理论范畴，意味着在一定的时空范围内人们可以平等地享有健康医疗数据产权，并具有公正地奉行贡献健康医疗数据的义务。

1）平等的权利

从健康医疗数据价值生成的过程可知，健康医疗数据价值来自每一位数据所有人的贡献，数据产权化的过程也验证了每一位数据所有人的数据价值。医学知识来源于数据资产化和知识产权化，医学知识产权关系的不可分割性验证了医学知识产权所有人平等的权利，是否意味着健康医疗数据产权所有人均享有平等的权利。

健康医疗数据产权关乎每一位利益相关者的健康权利与利益，每一位利益相关者应享有健康医疗数据产权基本的权利与利益，以及基于数据价值贡献的相应权利与利益。平等的健康医疗数据产权权利与利益不等于绝对的平均、绝对的均等，而是一种基于数据价值贡献的平等，更加强调各利益相关者的责权利关系。

一个公平的社会环境，需要每一个企业担负起自己的社会责任，保证人们平等参与、平等发展的权利。面对人人平等的权利诉求和社会保障体系的要求，健康数据银行应依据健康医疗数据权利理论创建支持健康利益最大化的社会保障体系建设，在国家相关政策的支持下最大限度地改善服务对象的健康状态。

2）公正的义务

在健康医疗数据产权公平性概念中，平等地享有权利与公正地奉行义务是对等的，即遵循责权利对等原则。面对健康医疗数据巨大的健康收益，如果没有健康医疗数据从量变到质变、从质变到突变的健康价值培育过程就不可能有数据价值与健康价值的生成与实现，因此健康收益来自每一位利益相关者的数据价值贡献。

绝对的平均、均等并不是公正，更不是公平，这在健康医疗数据产权权利与利益分配领域也是如此。在健康医疗数据资产化、知识资产化和知识产权化过程中，形成了数据资产、知识资产和知识产权，其中知识产权具有法律授权、权利与利益明晰，数据资产和知识资产更多地依赖于各利益相关者的贡献进行权利与利益分配。

健康医疗大数据作为国家重要基础性战略资源，应该纳入国家社会保障体系，以国家政策推动健康医疗大数据的形成和发展。健康数据银行应在国家政策基础上建立健全一个科学合理的制度和机制，以公正地对待每一个个人和机构用户，使每一位利益相关者都能获得公正的感受。

2. 健康公平视角的数据产权公平性

健康公平是指健康分布。研究发现健康不平等广泛存在，如由于先天遗传因素而导致健康状况的显著差异，而健康公平涉及创造健康的均等机会，并且尽可能将健康差异降到最低水平（雷光和和张海霞，2018）。健康医疗数据与健康息息相关，数据产权公平性也与健康公平密切相关。

1）健康公平基本内容

健康公平强调健康权利的必要性和不可剥夺性，即拥有健康是每个人的基本权利，一种不能被强行剥夺的基本权利。健康公平就是指可以避免所有能够避免的健康被剥夺，并且能够充分发挥个人健康最大潜能的保证。健康公平包括健康状态公平和医疗保健公平两个方面，健康医疗数据产权公平隶属于医疗保健公平。

在公平存在的起点公平（机会公平）、过程公平（程序公平）、结果公平（分配公平）三种形式中，健康公平更多地融合了过程公平和结果公平。健康公平作为人类追求健康过程和健康结果公平而不断受到重视，已经成为世界卫生组织评估各国医疗卫生绩效的重要指标，并将其提高到"人类追求的根本目标"的高度。

健康医疗数据与健康公平的融合，表现为数据产权与健康权双权融合，属于每一个人的基本权利。健康医疗数据能够描述个人的健康状态，为健康状态评估基础上发挥健康潜能、改善健康状态奠定基础，能够指导个人健康达到所应该达到的最好状态，充分享受健康公平。

2）健康公平与健康医疗数据产权公平性

健康公平与健康医疗数据产权公平性的价值作用不同，两者相互作用、相互影响、相互促进，共同保障个人的健康利益和健康收益。健康公平包含健康状态公平和医疗保健公平，奠定了健康医疗数据产权公平性的基础；健康医疗数据产权公平性包含数据价值公平性和健康价值公平性，拓展了健康公平的内涵和外延。

健康公平与健康医疗数据产权公平性的影响因素不同，来自不同的价值体系和应用领域。健康公平影响因素来自健康状态公平和医疗保健公平两个维度，分别以不同的因素影响各自的公平状态；健康医疗数据产权公平性影响因素来自数据价值公平性和健康价值公平性两个维度，分别以不同的因素影响各自的公平状态。

健康公平与健康医疗数据产权公平性的生态环境不同，分别存在于实体生态环境和虚拟生态环境之中，均能以场景创造力孕育健康价值。健康公平孕育在实体生态环境中，与所在国家和区域的医疗服务资源均等化水平正相关；健康医疗数据产权公平性孕育在虚拟生态环境中，与所在国家和区域健康医疗数据价值链管理能力正相关。

3. 公平性视角的健康医疗数据福利理论

福利又称社会福利，是一种社会保障制度。福利经济理论（theory of welfare economics）已经成为西方经济理论的重要组成部分，主要由社会保险、社会救助和社会保障构成，致力于通过公共福利设施、津贴、补助、社会服务等措施提高社会成员生活水平和生活质量。大数据时代产生的健康医疗数据福利应该在福利经济理论体系之中，并且具有自身特有的特性。

1）健康医疗数据福利理论基本观点

由于健康医疗大数据属于国家重要的基础性战略资源，故健康医疗数据福利属于国家福利，满足基于公民利益最大化的国家数据权利理论。健康医疗数据福利理论从国家福利和国家数据权利高度解决公民健康效率提高和健康收益分配问题，实现最高的公民健康效率、公平的健康收益分配，最终实现健康医疗数据福利最大化。

公民健康效率取决于健康医疗数据价值转化为健康价值的效率和健康价值的大小，转化效率越高、健康价值越大则公民健康效率越高。健康医疗数据福利理论能够最大限度地集聚健康医疗数据资源，实现健康医疗数据价值最大化、健康价值最大化、转化效率最大化，从而实现最高的公民健康效率。

研究表明，起点公平、过程公平、结果公平（绝对收入与相对收入）对分配公平满意度有显著的正向影响（孙敬水和程芳芳，2016）。健康医疗数据福利理论能够站在国家高度，追求起点公平（机会公平）、过程公平（程序公平）、结果公平（分配公平）的健康收益分配方式，实现公平的健康收益分配目标。

在健康医疗数据福利理论体系中，公民健康效率是数据福利最大化的必要条件，健康收益合理分配才是数据福利的充分条件。依据健康医疗数据福利理论制定的数据福利政策，必将带来公民健康稳定效应、健康收益分配效应和公民健康增长效应，实现健康医疗数据福利最大化目标。

2）健康医疗数据福利理论基本框架

健康医疗数据福利理论以人人享有数据福利和数据福利最大化为目标，通过健康医疗数据价值链和医疗服务供应链管理能力的提升，提高全体公民健康效率和健康收益分配的公平性。健康医疗数据福利理论由数字医疗、数字医保和数字医药构成，以"数字三医联动"保障健康医疗数据福利最大化目标的实现。健康医疗数据福利理论基本框架如图 5-8 所示。

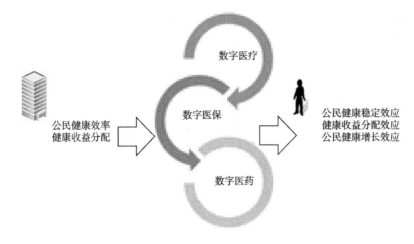

图 5-8　健康医疗数据福利理论基本框架

健康医疗数据福利理论突出了每一位公民在数据价值生成方面平等的价值作用与地位，突出了每一位公民在数据福利享有方面公正的健康权利与利益，突出了每一位公民健康医疗数据价值与健康医疗数据福利之间紧密的关联关系。健康医疗数据福利理论从个体的数据价值演变为国家的健康利益，必将成为推动健康公平和提升国家竞争力的重要理论。

健康医疗数据福利理论从国家福利和国家数据权利的高度，探索提高公民健康效率和健康收益分配公正性的途径，探索推动数字医疗、数字医保和数字医药"数字三医联动"的方式，实现公民健康稳定效应、健康收益分配效应和公民健康增长效应的方法。健康医疗数据福利理论必将成为保障个体、群体、区域和国家健康利益的重要理论基础。

3）健康医疗数据福利理论应用

健康医疗数据福利理论提供了保障全体公民健康利益的理论方法，已经成为推动数字医疗、数字医保和数字医药"数字三医联动"发展的新动力，能够以数字化、智能化提高公民健康利益、健康收益保障能力。健康医疗数据福利理论在"数字三医联动"领域的应用，成为医疗、医保和医药持续创新的有益探索。

（1）数字医疗。数字医疗是数字化医疗设备的集合、智能化医疗方式的集合，有助于推动医疗设备、医疗专家资源共享，提高诊断准确率、优化就诊流程。数字医疗提供的标准化医疗环境，为健康医疗数据集成分析创造了条件，如医生可以借助数据进行疾病诊断、患者可以依据数据进行自我健康管理，数据标准化能够提高健康医疗数据价值。

（2）数字医保。数字医疗为医疗保险提供了更具价值的健康医疗数据，不但有助于提高保险公司业务敏捷性和洞察力，更好地基于客户偏好和客户健康状况优化医疗保险计算模型，而且有助于保险公司通过数据敏捷性和连通性实现个性化、全渠道医疗保险服务，提高保险公司核心竞争力。

（3）数字医药。数字医疗和数字医保的发展，为数字医药提供了更加精准的患者用药、临床表现等数据，有助于增强制药公司药物研发的数字化创新能力。数字医药的创新发展推动着人工智能和大数据分析技术的广泛应用，使化合物构效关系分析、小分子药物晶型结构预测等更加智能化、精准化，有助于提升制药公司核心竞争力。

健康医疗数据产权公平性建立在数据产权权利与利益可视化基础上，体现了数据产权关系的可视化。从健康医疗数据产权公平性视角探讨权利与利益可视化、"数字三医联动"的应用，有助于更加深入地揭示健康医疗数据价值，追求公平的数据产权分配方式和数据福利配置方式，实现"人人享有基本医疗服务"的目标。

5.2.2　健康医疗数据产权公平性微观制度

健康医疗数据产权公平性建立在医疗、医保和医药协同优化的基础上，能够更好地挖掘健康医疗数据价值，更好地依托健康医疗数据价值进行决策。健康医疗数据产权公平性需要一系列微观制度体系建设，其中创新医疗服务体系、健全医疗保障体系、规范医药服务体系最为重要（图 5-9），才能最大限度地实现数据价值向健康价值的转化。

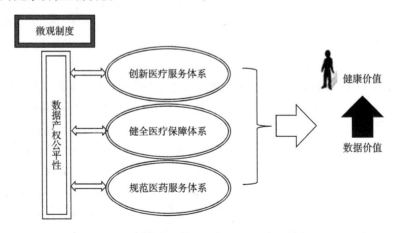

图 5-9　健康医疗数据产权公平性微观制度

1. 创新医疗服务体系

在健康医疗数据价值链和医疗服务供应链中，医疗机构提供的医疗服务始终占据核心地位，对数据价值转化为健康价值能力的提升始终保持关键卡位，对健康医疗数据产权公平性的影响始终处于首要位置。健康医疗数据产权公平性，能够以数据价值和健康价值共同推动医疗服务体系持续创新，形成了远程医疗服务、跨域医疗服务和跨国医疗服务等新型医疗服务模式。

1）远程医疗服务

远程医疗服务以一种创新的医疗服务模式，在改善医疗服务整体水平不高等方面发挥了重要作用。远程医疗服务模式应该遵循从线上线下服务配套到医疗服务资源合理配置的理念，贯穿整个医疗服务过程，覆盖整个医疗系统和患者服务全过程（赵林度，2016）。互联网医院作为远程医疗服务模式，能够依托远程医疗服务平台+医院模式进行创新，在健康医疗数据产权公平性支持下形成供应链平台对应小型商业企业（supply chain platform to business，S2b）模式，其中 S 指医疗服务供应链和医药供应链，b 指零售药店、家庭医生联盟等。基于 S2b 的互联网医院如图 5-10 所示。

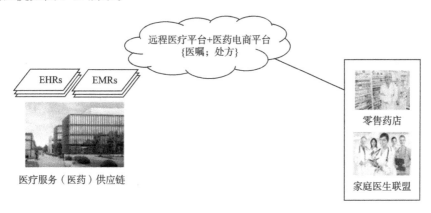

图 5-10　基于 S2b 的互联网医院

基于 S2b 的互联网医院有效集聚了医疗服务（医药）供应链、零售药店、家庭医生联盟等医疗服务资源，能够跨越时空局限性创造传统的医疗服务模式无法实现的价值，支持线上与线下融合、医与药融合、跨域与跨国融合，支持医疗、医保、医药"数字三医联动"，支持远程医疗服务商业模式创新。健康医疗数据在互联网医院的集聚，能够有效增强健康医疗数据敏捷性和连通性，从而有效提高健康医疗数据价值。

2）跨域医疗服务

面对日益增长的危急重症、疑难复杂疾病等跨域医疗流动人口，应建立持续创新的跨域医疗服务模式。数据驱动的分工协作式跨域医疗服务模式，能够更经济、更有效地满足医疗流动人口跨域医疗需求。根据健康医疗数据分析结果，有针对性地组建分工协作式医疗服务团队，尽早确诊、给出最佳救治方案，避免在一次次的转诊中浪费资源、降低诊疗效率（赵林度，2019）。数据驱动的分工协作式跨域医疗服务模式如图 5-11 所示，其中区域二医院为上转诊医院。

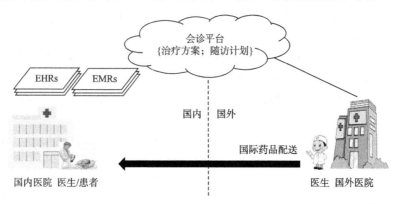

图 5-11　数据驱动的分工协作式跨域医疗服务模式

　　数据驱动的分工协作式跨域医疗服务模式，能够沿着跨域医疗流动人口行为轨迹集聚健康医疗数据资源，支持数据驱动的跨域分级诊疗制度、提高跨域医疗服务资源可及性，从而提高健康医疗数据产权公平性。在健康公平理论驱动下，将数据价值和健康价值融入跨域医疗服务体系，不同区域的医疗机构依据分级诊疗制度分工协作，共同保障跨域医疗流动人口的健康状态改善和数据福利最大化。

　　3）跨国医疗服务

　　面对重症医疗、精密体检等跨国医疗人口的快速增长，迫切需要一种更具创新性的跨国医疗服务模式。虚拟医院（virtual hospital）凭借集聚的技术能力和医疗服务资源，创建了一种不用跨国的跨国医疗模式——基于虚拟医院的跨国医疗服务模式（图 5-12）。在跨国医疗服务过程中，境内医疗机构能够参与到虚拟医院提供的延伸服务之中，境外的信息、资源和能力经过境内医疗机构直达跨国医疗人口。境内医疗服务资源配置，应该满足延伸服务过程中每一项医疗服务细节的需求，用于提高虚拟医院的医疗服务能力（赵林度，2019）。

　　虚拟医院凭借集聚的国内外诊断、治疗、康复等一流的医疗服务资源，能够提供一流的解决方案，满足跨国医疗人口的健康需要和医疗服务需求。基于虚拟医院的跨国医疗模式，应充分发挥健康医疗数据产权公平性集聚的数据价值，致力于以虚拟医院的医疗服务能力实现跨国医疗不跨国的目标。为更好地发挥"数字三医联动"的价值作用，虚拟医院可以设置在中国自由贸易区（free trade area），能够更好地保障国内外医疗机构协同运营。

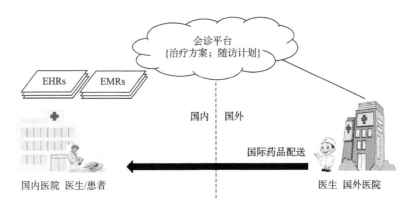

图 5-12　基于虚拟医院的跨国医疗服务模式

2. 健全医疗保障体系

医疗保障体系关乎每一位公民的切身利用，基本医疗保障体系由城镇职工基本医疗保险、城镇居民基本医疗保险和新型农村合作医疗三大社会医疗保险组成（顾昕，2017），健全医疗保障体系成为一项维系国计民生的重要工程。健康医疗数据产权公平性依赖医疗保障体系的持续完善与发展，更好地保障每一位公民的数据、健康权利与利益。

1）基于数据的按病种补贴制度

健康医疗数据产权公平性提高了数据敏捷性和连通性，成为推动科学制订补偿方案、逐步实施按病种补贴制度的新型动力。按病种补贴是指在不影响医疗质量的情况下，根据近几年病种医疗费用情况，合理确定某一病种从入院到出院的收费标准和补贴标准，当投保人出院时只负担个人自费部分，剩余由基金补贴病种所需费用。

在医疗分类和归口管理的基础上，基于共享的健康医疗数据科学地制订按病种补贴方案，保证补偿的科学性、合理性。基于数据的按病种补贴制度的实施，既可以保证患者安心养病，不用担心治疗费用问题，又可以增加医患之间的透明度，减少医患矛盾。基于数据的按病种补贴制度的推广应用，进一步增强了临床路径标准化、数据标准化，提升了健康医疗数据价值。

2）基于数据的城乡医疗保险制度

在我国基本医疗保障体系中，城镇职工基本医疗保险、城镇居民基本医疗保险和新型农村合作医疗三种医疗报销制度都各不相同，在报销比例和报销额度方面新型农村合作医疗不如城镇医疗保险。为推动城乡医疗保险制度的完善，在扩展医疗保险项目、范围和提高待遇水平的基础上，应逐步消除不公平因素影响，以公平的城乡医疗保险提升社会公平。

在健康医疗数据敏捷性和连通性支持下完善城乡医疗保险制度。一方面将包括外来务工人员在内的非国有企业的职工纳入城镇职工基本医疗保险体系，深入改革城镇职工基本医疗保险制度；另一方面将所有农村居民都纳入新型农村合作医疗体系，深入改革新型农村合作医疗制度。

3）基于数据的医疗救助制度

疾病对个人和家庭的影响是巨大的，在精神上、身体上、经济上的冲击都是巨大而长远的。医疗救助是重要的帮助弱势群体、促进弱势群体健康改进的制度。为更好地发挥医疗救助的作用，应加大医疗救助的力度、扩展必要的救助项目、扩大救助的覆盖范围，让所有需要医疗救助的个人和家庭都能够获得必要的救助。

健康医疗数据产权公平性揭示的数据价值，能够更加精准地针对无法支付必要医疗费用、无力应对疾病风险的特殊个人和家庭实施医疗救助，精准定位于常见病、慢性病需要医疗救助的人群。在健康医疗数据支持下，我国应进一步探索医疗救助体系与医疗服务体系相结合，更加科学精准地实施个性化医疗救助，提升医疗救助制度的公平性。

4）基于数据的大病保险制度

我国城乡居民大病保险制度的实施，有效减轻了城乡居民的大病负担，解决了"因病致贫、因病返贫"问题。健康医疗数据产权公平性带来的数据敏捷性和连通性，有助于推动着统一的城乡居民大病保险制度的完善，推动着医疗救助基础上的二次补偿定位更加公平，逐步提高统筹层次。

大病保险补偿政策的合理性为健康医疗数据产权公平性奠定了政策基础，有助于提高健康医疗数据价值。基于数据的大病保险制度能够充分发挥健康医疗数据的价值作用，提高基本医疗保险、大病保险与重特大疾病医疗救助的衔接能力，提高二次补偿制度的公平性和受益面，避免城乡居民发生家庭灾难性医疗支出。

5）基于数据的商业医疗保险制度

商业医疗保险是社会医疗保险的有益补充，能够满足更高保障水平、特殊疾病保障需要。尽管商业医疗保险以营利为目的，但是商业医疗保险在帮助投保人应对疾病冲击方面能够提供更高水平的保障。社会医疗保险与商业医疗保险的共同发展，有助于增强多种医疗保障制度的内在协调性。

在健全我国医疗保障体系过程中，可以透过健康医疗数据产权公平性分析数据之间的关联性，更加清晰地描绘社会医疗保险和商业医疗保险协同发展的路径，鼓励和支持商业医疗保险发展，给予商业医疗保险必要的税收优惠政策。商业医疗保险制度的完善，有利于提高我国医疗保障整体水平，满足全体公民医疗保障需求，促进社会和谐稳定与可持续发展。

3. 规范医药服务体系

药品供应保障制度关系到我国基本医疗卫生制度建设，关系到全面小康社会的实现（张新平等，2016）。药品生产和流通体制也是医疗卫生体制改革的重要内容，是"数字三医联动"的核心环节之一。在健康医疗数据产权公平性背景下，建立科学合理的药品生产、流通和价格管理体制，更好地保障公民健康利益、维护医药市场秩序。

1）基于数据的基本药物制度

2009 年 8 月 18 日，卫生部等 9 部委发布了《关于建立国家基本药物制度的实施意见》，正式启动国家基本药物制度建设工作。该意见指出，国家基本药物制度是对基本药物目录制定、生产供应、采购配送、合理使用、价格管理、支付报销、质量监管、监测评价等多个环节实施有效管理的制度，与公共卫生、医疗服务、医疗保障体系相衔接。国家基本药物制度可以改善药品供应保障体系，保障人民群众安全用药。

健康医疗数据产权公平性能够赋能国家基本药物制度决策者，在基本药物遴选、生产、流通、使用、定价、报销、质监、监测评价等方面制定更有效的管理制度，保证基本药物足量供应和合理使用。基于数据的基本药物制度，面向人民群众的用药需求遴选基本药物、制定基本药物目录，以公平的安全用药、基本用药权益维护人民群众健康、维护社会的公平正义，实现"人人享有基本医疗卫生服务"的目标。

2）基于数据的药物生产

在健康医疗数据福利理论体系中，数字医药已经呈现前所未有的发展趋势，重点表现为数据价值向药物研发、生产和流通领域延伸，最终转化为城乡居民的健康价值。基于数据的药物研发能够精准地把握药物市场需求、药物临床表现、患者用药依从性等信息，研发真正有"含金量"的新药，提升我国药物研发能力。

在关注健康医疗数据产权公平性的同时，我国应做好医药产权保护工作，有效保障药物研发者的积极性和应得利益，从国家层面完善药物研发的投资、支持、审批、价格等管理工作，如国家新药认证管制工作。在药物生产领域，做好产业布局，改变产业布局小而散、技术水平低、产品质量差的现状，促进医药生产企业规模化发展，提升我国医药生产企业竞争力。

3）基于数据的药物流通

随着我国医药卫生体制改革的深入，降低"药占比"、取消医院药品加成和医院处方外流等政策的相继出台，在持续推动医药分开的同时，我国医药供应链结构正发生根本性的变化，正从传统的以医院为主要流向的医药供应链转变为以药店为主要流向的医药供应链。医药供应链结构的变化推动新型医药模式的快速发展，其中直达客户/患者（direct to customer/direct to patient，DTC/DTP）渠道备受瞩目。

DTC/DTP 药房发源于美国，是一种直接面对客户/患者的药品经销模式，制药公司直接授权药房经销药品，客户/患者获得医院处方后自行到 DTP 药房购买或者邮寄。DTC/DTP 渠道经销的产品主要为高质量用药，包括肿瘤、靶向、免疫等药物，DTC/DTP 渠道成功地将药事服务延伸到后续对客户/患者的长期管理，可以很大程度上提高患者用药依从性。同时，DTC/DTP 渠道也为健康医疗数据产权公平性提供了新的用武之地，能够更好地实现数据价值向健康价值的转化。

5.2.3　健康医疗数据产权公平性宏观政策

健康医疗数据产权公平性需要微观制度和宏观政策的共同保障，才能形成一个可持续发展的生态环境。健康医疗数据产权公平性除了需要创新医疗服务体系、健全医疗保障体系、规范医药服务体系等微观制度之外，还需要公平的收入分配政策、教育政策、户籍政策等宏观政策保障（图 5-13），才能最大限度地实现健康医疗数据福利理论支持下的健康公平。

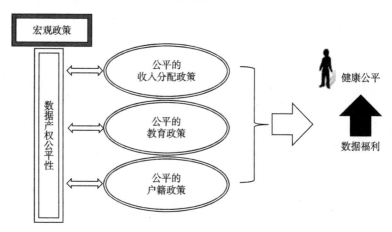

图 5-13　健康医疗数据产权公平性宏观政策

1. 公平的收入分配政策

健康公平受收入分配影响，收入水平分布结构影响相应群体的健康分布状况，不同收入水平群体的健康状况存在显著差异。健康医疗数据产权公平性建立在公平的收入分配政策基础上，因此健康医疗数据产权经营决策者必须关注收入分配政策的影响。在公平的收入分配原则指引下，坚持和完善以按劳分配为主体、多种分配方式并存的分配制度，从制度上保障收入分配公平。

1）初次分配

初次分配是指国民收入在物质生产部门内部进行分配。初次分配后国民收入形成国家、企业和个人收入三部分。初次分配着重保护劳动所得，提高居民收入在国民收入分配中的比重、劳动报酬在初次分配中的比重，努力实现居民收入增长和经济发展同步、劳动报酬增长与劳动生产率提高同步，是实现社会公平的重要举措。

（1）机会平等原则。机会平等原则就是一个人一生中的成就，应该主要取决于本人的才能和努力，而且这种才能的努力是可控的，不是被种族、性别、社会、家庭背景或出生地等自己不能决定的因素所限制的（卢周来，2017）。在初次分配中，着重保护劳动所得，提高居民收入在国民收入分配中的比重、劳动报酬在初次分配中的比重，就体现了机会平等原则。

（2）共享发展成果原则。现代意义上的国家和社会是一个共同体。经济的发展，是共同体内不同人群相互合作的结果。因此，任何人都不应该被排斥在共同体之外，都有权利分享发展成果（卢周来，2017）。在初次分配中，努力实现居民收入增长和经济发展同步、劳动报酬增长与劳动生产率提高同步，就体现了共享发展成果原则。

为了实现收入分配公平，我国持续不断地进行收入分配改革。通过不断健全体制机制和具体政策，调整国民收入分配格局，持续增加城乡居民收入，不断缩小城乡差距。促进国民收入分配公平，提高收入分配公平性，有助于缩小国民间的收入差距，有助于改进国民健康公平状况，提高健康医疗数据产权公平性。

2）再分配

再分配是国民收入继初次分配之后国家主要通过税收、财政支出在全社会范围内进行的分配。再分配要健全以税收、社会保障、转移支付为主要手段的再分配调节机制，着力解决收入分配差距较大的问题。通过税收、社会保障、转移支付手段深入影响再分配，确保社会公平分配是维护市场机制有效运行、社会秩序稳定的重要途径。

（1）完善税收制度。税收是政府调节收入分配的重要工具。面对企业税收约占税收总额三分之二的现实环境，我国应调高个人所得税在整个税收总额中的比例，进一步发挥个人所得税在调节收入分配差距中的作用；调高个人所得税起征点，将更多低收入群体刨除在个人所得税征收范围之外；通过开征遗产税、物业税、特别消费税等调整税负结构，在保证税收总额不降低的同时，减轻低收入群体的税收负担。

（2）完善社会保障体系。社会保障是再分配的重要内容，社会保障能够通过转移支付手段保障低收入群体等社会弱势群体的利益。为完善社会保障体系，需要加大社会保障覆盖面的扩展，减少社会保障覆盖的空白地带；提高社会保障基金的运营水平，保证资金保值增值；扩大社会保障支出占国民收入的比例，不断提高社会保障的待遇水平；注重保险、救助和福利制度在制度内容和保障层次方面的协调性和一致性。

（3）完善转移支付机制。要切实解决收入差距问题，还应注意不同级别政府间在财权和事权方面的匹配，特别要注重上级政府向下级政府转移支付的问题。协调不同级别政府部门在财权与事权方面的匹配，建立科学合理的财权与事权匹配机制，加大上级政府对下级政府的转移支付力度，就是要能够保证地方政府向本地区居民所提供的各种公共服务能够及时有效得到资金支持。

收入分配改革的目标不是均贫，而是共同富裕，体现了"损有余，补不足"的思想。再分配致力于规范收入分配秩序，保护合法收入，增加低收入者收入，扩大中等收入者比重，调节过高收入，清理规范隐性收入，取缔非法收入，重点在于扩大中等收入者比重，努力缩小城乡、区域、行业收入分配差距。

2. 公平的教育政策

尽管 Kuznets（1955）的技能偏向型技术变革理论（skill-based technological change），即"教育平等将提高人的技能、促进收入平等"常常被证实无效，教育并不能带来收入的平等（李群峰，2015）。但是，教育与健康从来就是不可分割的。教育与健康作为人力资本的两个最重要组成部分，两者互为补充和正向相关（王邦田和孙伦轩，2017）。教育对健康公平有着积极的促进作用，对于城乡居民和主客观健康指标都显示了很好的稳健性，直接影响着健康医疗数据产权公平性。现阶段我国教育包含义务教育（基础教育）、职业教育、专业教育和研究生教育，在此重点介绍义务教育（基础教育）、职业教育和终身教育。

1）义务教育（基础教育）

目前，我国义务教育（基础教育）覆盖小学、初中阶段。最重要的任务是做好城乡义务教育（基础教育）的普及工作，特别是农村地区。既要保证城乡居民都能够免费获得九年义务教育（基础教育），并且注重不断提高教育质量，还应确实保证所有农民都接受了必要的义务教育（基础教育）。

随着我国发展水平的提高，应当积极探索提高义务教育（基础教育）年限至高中毕业，义务教育（基础教育）从九年提高到十二年，有助于显著提高我国城乡居民受教育水平。义务教育（基础教育）的普及与推进，提供了全面提高城乡居民综合素质的机遇。教育公平带来健康行为改善、健康公平提升，从而保障健康医疗数据产权公平性。

2）职业教育

职业教育是社会发展的产物、人类文明发展的产物、人自身发展的产物。我国职业教育涵盖技工学校、职业高中（职业中学）、职业中专、高等职业学校，重点对受教育者实施可从事某种职业或生产劳动所必须的职业知识、技能和职业道德的教育。职业教育致力于满足个人的就业需求和工作岗位的客观需要，推动社会生产力发展，加快国家产业结构转型升级。

职业教育受益于社会，社会也可受益于职业教育，促进社会发展是职业教育的应有之义务和神圣职责。政府通过税收等优惠政策鼓励企业和商业培训机构，对职工提供各类免费或收费性的培训教育服务，能够切实提高劳动者素质和受教育水平。教育水平提高带来健康行为改善、健康公平提升，从而保障健康医疗数据产权公平性。

3）终身教育

终身教育（lifelong education）是指人们在一生各阶段当中所受各种教育的总和，是人所受不同类型教育的统一综合，终身教育思想成为很多国家教育改革的指导方针。个人受教育意识非常重要，只要个人愿意接受教育，具备受教育意识，个人才能有足够的兴趣接受教育，才能够提高个人的学习效果，才能融入终身教育体系。

义务教育（基础教育）和职业教育具有阶段性，应注重引导人们树立终身学习的意识，倡导持久坚持学习、随时随地学习，只有这样才能持续促进个人文化素质的不断提高，才有机会创建学习型组织。教育质量提高带来健康行为改善、健康公平提升，从而保障健康医疗数据产权公平性。

3. 公平的户籍政策

户籍，又称户口，按户进行登记并予以出证的公共证明簿。户籍制度是一项基本的国家行政制度。户籍制度本是围绕人口登记和人口管理而建立起来的社会行政管理制度，但在我国户籍制度形成和发展过程中，由于特定社会背景形成了一些特殊的功能。一是"附属"功能，即附属于户籍制度的门类繁多的社会福利制度；二是限制功能，即限制人口的迁移和流动（王文录，2010）。户籍制度不但影响健康公平，而且影响健康医疗数据产权公平性。

1）户籍制度改革

2014 年 7 月 24 日，国务院印发《关于进一步推进户籍制度改革的意见》（国发〔2014〕25 号），宣告我国"农业"和"非农业"二元户籍管理模式即将退出历史舞台，有效地促进城乡人口的有序流动。户籍制度改革涉及医疗、教育、养老、住房等保障制度，如果户籍制度改革，能够促进有能力在城镇稳定就业和生活的常住人口有序实现市民化，稳步推进城镇基本公共服务常住人口全覆盖。

第一，弱化户籍制度对人口流动和就业的限制。弱化户籍制度对人口流动和自由择业的限制，取消单位招聘工作人员时的户籍限制，提高平等、自由择业的可能性。

第二，逐步放开城镇户口的门槛和准入条件。允许有能力在城镇获得较为稳定的工作，应当允许其在城镇安家落户而成为城镇居民，不应再受户籍制度限制。

第三，使户籍制度逐步回归人口管理职能，消减其他职能。户籍制度本身就应当是一项人口管理制度，应当改变附着在户籍制度之上的其他职能，回归人口登记管理职能。

第四，消除城乡户籍制度差别与歧视。特别要注重消除户籍内部所蕴含的各种权利差别与歧视，保证不因户籍制度不同而呈现地位上的高低尊卑。

2）剥离户籍附加福利

公平的户籍政策，不但需要户籍制度改革，而且需要剥离户籍附加福利，使所有户籍人口享受标准一致的基本权利和社会福利。户籍制度改革主要涉及医疗、教育、养老、住房等保障制度，如果剥离户籍附加福利，就能够改变传统的户籍制度带来的歧视，还户籍人口应有的社会福利，包括健康医疗数据福利。

5.3　健康数据银行数据经营合法性

健康数据银行数据可视理论，涵盖了数据价值可视化、数据产权公平性和数据经营合法性。在数据价值可视化、数据产权公平性基础上，从法律透明性视角探讨数据经营合法性，以更好地支持健康数据银行"信用体系+"建设。健康数据银行数据经营合法性，重点阐述健康医疗数据责权利关系、经营法律责任，努力营造公开、公平、公正的法律环境。

5.3.1　健康医疗数据经营合法性内涵

"合法性"已经被广泛应用，用于表达某一事物符合法律法规的程度，尽管需要有机融合主观的和客观的评估标准，但是合法性界定至少需要具备有效性、规范性和正当性三个要素（赵林度，2019）。健康数据银行合法经营离不开健康医疗数据经营合法性，离不开公开、公平、公正的法律保障。从本质上来讲，健康医疗数据经营合法性就是一种透明的法律授权、一种许可经营的程度。

1. 健康医疗数据经营合法性概念

健康医疗数据经营合法性指经营健康医疗数据的主体必须符合法律法规的程

度，涉及价值判断、合规判断、正确性判断、公正性判断和技术性判断，需要深度融合主观和客观的评估标准。健康医疗数据经营合法性在合法性三要素的基础上，必须具备保密性。健康医疗数据经营合法性要素如图 5-14 所示，由有效性、规范性、正当性和保密性四要素构成。

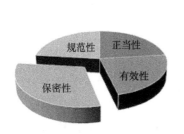

有效性：主观经验维度，价值判断
规范性：客观标准维度，合规性判断
正当性：政治和道德要求维度，正确性、公正性判断
保密性：隐私和产权保护维度，技术性判断

图 5-14　健康医疗数据经营合法性要素

1）有效性

有效性即绩效，是合法性的经验维度。尽管有效性不能直接等同于合法性，但是没有有效性的合法性是不存在的。从逻辑上来讲，有效性危机未必导致合法性危机，但是合法性危机必然由有效性危机引发（虞维华和张洪根，2004）。合法性是指既定行为秩序的有效性，即人们对负有行为决策者地位的确认和命令的服从。

健康医疗数据经营有效性是一种从主观经验维度的价值判断，要求健康医疗数据经营必须具有有效性，致力于追求健康医疗数据经营最大程度上的有效性。健康医疗数据经营有效性取决于健康数据价值，以及由健康数据价值转化的健康价值，如果个人和机构能够确认健康价值的有效性就会接受数据经营的有效性。

2）规范性

合法性这个概念始终体现着规范性与经验性的统一性。在合乎规范的意义上，合法性主要体现为与法律的一致性，必须符合相应法律法规的基本要求。合法性意味着某种行为秩序被认可的价值（哈贝马斯，1989），离不开特定规范的指导、满足特定规范的要求。

健康医疗数据经营规范性是一种从客观标准维度的合规性判断，要求健康医疗数据经营必须达到所要求的规范性。健康医疗数据经营必须具备规范性，满足法律法规合宪性等基本要求，才能得到法律的保护和民众的支持。在数据价值向健康价值转化过程中，健康医疗数据经营决策者应根据适应法律约束的数据需要满足的条件，为健康医疗数据价值链提供规范。

3）正当性

正当性意味着行为的资格、道德、正统性等层面的含义，可以归结为行为价值层面的信仰。只有行动者相信行为是正确的、公正的，并且相信行为是适宜的或者是最好的，意味着行为正当性已经得到确认。正当性是在合法性轨道上奔跑的正确的、公正的行为，符合政治和道德规范的要求。

健康医疗数据经营正当性是一种从政治和道德要求维度的正确性、公正性判断，要求健康医疗数据经营必须达到所要求的正当性。健康医疗数据经营必须具备正当性，满足法律法规的政治性、道德性等基本要求，才能得到应有的法律保护和民众的支持。健康医疗数据经营决策者应明确经营数据的权利与利益，使健康医疗数据经营符合正当性考量。

4）保密性

保密性是健康医疗数据经营合法性所特有的要素，源自对数据隐私、数据安全和数据产权的保护，具有保护、保障和激励正确的、健康的行为内涵。随着人们对数据隐私、数据安全和数据产权关注度的提高，对健康医疗数据经营决策者提出了更高的要求，要求经营过程能像知识产权保护一样保护数据隐私、数据安全和数据产权。

健康医疗数据经营保密性是一种从隐私和产权保护维度的技术性判断，要求健康医疗数据经营必须达到所要求的保密性。健康医疗数据经营决策者可以借鉴知识产权保护经验（李洁琼，2016），构筑具有先进技术的数据隐私、数据产权保护和保障能力的防火墙，提高健康医疗数据经营合法性。

健康医疗数据经营合法性，需要从有效性、规范性、正当性和保密性着手，依据现有的数据资产、知识资产和知识产权的相关法律，以法律法规的透明性保障数据经营的合法性。健康医疗数据经营决策者应充分理解和认识数据经营的合法性，最大限度地实现数据价值和健康价值。

2. 合法性视角的健康医疗数据经营原则

健康医疗数据经营合法性，贯穿健康医疗数据价值链和医疗服务供应链。基于合法性的健康医疗数据价值链，致力于在透明的法律环境中合理合法地提高数据价值；基于合法性的医疗服务供应链，致力于在透明的法律环境中合理合法地提高健康价值。2020年10月1日实施的国家标准《信息安全技术　个人信息安全规范》（GB/T 35273—2020）中明确指出，收集个人信息的合法性，"对个人信息控制者的要求包括：不应以欺诈、诱骗、误导的方式收集个人信息；不应隐瞒产品或服务所具有的收集个人信息的功能；不应从非法渠道获取个人信息"。在透明的法律环境中，健康数据银行数据经营需要遵循如下经营原则。

1）对象同意原则

健康数据银行经营数据主要来自个人和机构，个人和机构所有人将自己拥有的健康医疗数据委托给健康数据银行，以云平台存储个人和机构的健康医疗数据，从而形成数据所有权和经营权分离的无数承运人交易模式。尽管健康数据银行与数据所有人之间存在委托代理协议，但是在数据经营过程中涉及个人敏感数据时必须征得数据所有人同意，必须遵循数据交易的法律法规，即使健康医疗数据经历加工、挖掘，甚至去隐私化处理，仍然无法动摇数据的初始所有权（史宇航，2016）。健康数据银行必须遵循对象同意原则，具体遵循对象同意原则示意图如图 5-15 所示。

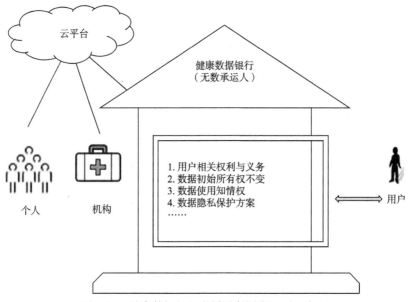

图 5-15　健康数据银行遵循对象同意原则示意图

在个人和机构用户注册前，健康数据银行必须告知用户相关权利与义务，所有来源数据必须在数据所有人知悉或同意的情况下收集，必须通过公平合法的方式收集健康医疗数据。如果来自医疗机构的数据涉及个人隐私，那么医疗机构在保存患者隐私数据时也需征得对象同意，告知收集数据的目的和数据所有人的相关权利，针对可能出现的不良后果，如隐私泄露承诺提供解决方案。

在法律保护方面，经济合作与发展组织（Organization for Economic Co-operation and Development，OECD）制定了相应的条款，明确指出涉及个人敏感数据收集时必须征得数据所有人同意。《OECD 指南》第 7 条规定"应对个人健康数据的收集加以限制，收集任何数据都应该用合法的、公正的手段，必要时应得到本人的同意或告知本人"。

我国在《信息安全技术　个人信息安全规范》（GB/T 35273—2020）中，关于收集个人信息时的授权同意明确指出，"对个人信息控制者的要求包括：收集个人信息，应向个人信息主体告知收集、使用个人信息的目的、方式和范围等规则，并获得个人信息主体的授权同意"。在《关于印发国家健康医疗大数据标准、安全和服务管理办法（试行）的通知》（国卫规划发〔2018〕23 号）中明确指出，"任何单位和个人不得擅自利用和发布未经授权或超出授权范围的健康医疗大数据，不得使用非法手段获取数据"。健康数据银行应在国家法律框架下，以无数承运人运营模式探索数据隐私、数据安全保护的合法方式，以医疗服务供应链核心企业名义探索担负起相应法律责任的合法途径。

2）目的限制原则

健康数据银行兼具公益性和营利性。健康数据银行经营健康医疗数据的目的明确，在于依托数据价值为个人和机构用户创造健康收益。为了严格遵守目的限制原则，健康数据银行一方面要求作为健康医疗数据提供者的用户遵守目的限制原则，另一方面要求作为健康医疗数据使用者的用户遵守目的限制原则。

目的限制原则要求收集、处理健康医疗数据时应有明确的目的，收集、处理的资料应与目的相关，而不能超越实现目的本身所需要的范围，健康医疗数据只能按收集时列明的目的而进行处理。个人、机构及其使用的可穿戴设备等，只能收集、处理目的限定范围内的相关数据。健康数据银行承诺获取的健康医疗数据，仅用于推动社会健康医疗水平提升的目的。

在法律保护方面，《OECD 指南》第 10 条规定"不得为明确目的以外的目的揭露、提供或利用个人资料，除非本人同意或有法律规定"。

《信息安全技术　个人信息安全规范》（GB/T 35273—2020）中，关于收集个人信息的最小必要明确指出，"对个人信息控制者的要求包括：收集的个人信息的收集类型应与实现产品或服务业务功能有直接关联；自动采集个人信息的频率应是实现产品或服务业务功能所必需的最低频率；间接获取个人信息的数量应是实现产品或服务业务功能所必需的最少数量"。在《关于印发国家健康医疗大数据标准、安全和服务管理办法（试行）的通知》（国卫规划发〔2018〕23 号）中明确指出，"严格规范不同等级用户的数据接入和使用权限，并确保数据在授权范围内使用"。均从法律的视角明确了目的与权限之间的关系，以及不得超出授权范围的法律约束。

3）实时更新原则

健康数据银行担负着健康医疗数据经营的主体责任，各利益相关者都应该严格遵循实时更新原则，集聚信息、资源和能力时刻保持数据收集、处理与目标的一致性，时刻保持健康医疗数据价值的时效性。健康医疗数据经营实时更新原则有两层含义，一是一旦目的发生变化就不应再按原目的收集、处理数据，二是时刻保持健康医疗数据的最新状态。

医疗服务供应链成员以特定的目的收集、处理健康医疗数据，当特定的目的消失后必须尽快按要求清理数据，除法律要求需要存储的数据以外，不得再存储健康医疗数据。医疗服务供应链成员在收集、处理健康医疗数据时应建立有效的数据追溯和反馈机制，及时捕捉健康医疗数据的动态变化，及时有效地更新健康医疗数据资源。

在法律保护方面，《OECD 指南》第 9 条规定"个人数据在采集时，目的应该是特定的，其后的利用也不得与最初采集的目的相抵触，在目的变更时也应该是特定的"。《信息安全技术　个人信息安全规范》（GB/T 35273—2020）中，针对个人信息保护政策明确指出，"对个人信息控制者的要求包括：个人信息主体的权利和实现机制，如查询方法、更新方法、删除方法、注销账户的方法、撤回授权同意的方法、获取个人信息副本的方法、对信息系统自动决策结果进行投诉的方法等"。在《关于印发国家健康医疗大数据标准、安全和服务管理办法（试行）的通知》（国卫规划发〔2018〕23 号）中明确指出，"责任单位应当结合服务和管理工作需要，及时更新、甄别、优化和维护健康医疗大数据，确保信息处于最新、连续、有效、优质和安全状态"。

4）数据安全原则

在健康医疗数据经营过程中，健康数据银行、数据提供者、数据使用者必须做出安全承诺，严格遵循数据安全原则，共同保护数据隐私、数据安全，共同保障健康医疗数据经营过程安全。数据安全问题包括数据来源安全、数据存储安全、数据传输安全（陈文捷和蔡立志，2016）。健康医疗数据使用者应承诺不通过任意途径寻找数据提供者，承诺数据使用不违背社会道德、不危害社会安全，能够推动社会健康医疗水平的提升（Mercuri，2004）。

健康数据银行在数据经营过程中，应遵循数据安全原则建立健全数据使用、数据销毁、事故追查等制度，承诺获取数据渠道的正当性，履行好保护数据隐私、数据安全的责任，对健康账户信息和健康医疗数据安全负全部责任。健康数据银行应致力于增加健康医疗数据使用的透明度，使数据使用情况、安全保障措施实现可视化，提高数据所有人数据隐私、数据安全意识（National Research Council（US），2011），全方位保障健康医疗数据安全。

在法律保护方面，2018 年 5 月 25 日生效的欧盟《通用数据保护条例》（general data protection regulation，GDPR），规定了企业如何收集、使用和处理欧盟公民的个人数据，不仅适用于欧盟组织，也适用于在欧盟拥有客户和联系人的组织。欧盟 GDPR 规定应当采取措施保证个人数据的保密性和安全性。《OECD 指南》第 11 条规定"应以合理的安全措施保护个人资料，以免资料面临遗失、不法接触、毁坏、利用、变更或揭露的危险"。《信息安全技术　个人信息安全规范》（GB/T 35273—2020）中，针对个人信息保护政策明确指出，"对个人信息控制者的要求包括：遵循的个人信息安全基本原则，具备的数据安全能力，以及采取的个人信息安全保护措施，必要时可公开数据安全和个人信息保护相关的合规证明"。在《关于印发国家健康医疗大数据标准、安全和服务管理办法（试行）的通知》（国卫规划发〔2018〕23 号）中明确指出，"责任单位应当采取数据分类、重要数据备份、加密认证等措施保障健康医疗大数据安全"。

随着大数据时代的不断发展，数据隐私、数据安全和数据产权保护刻不容缓。我国应完善国家通用数据保护条例。应在学习借鉴欧盟 GDPR、《OECD 指南》《加州消费者隐私保护法案》（California Consumer Privacy Act，CCPA）等成熟的数据保护条例基础上，总结《信息安全技术　个人信息安全规范》（GB/T 35273—2020）实施以来的经验，站在国家战略高度研究制定国家通用数据保护条例，更好地保护公民数据隐私、数据安全和数据产权。国家通用数据保护条例能够清晰地描述国家战略数据产权责权利关系，更好地诠释数据安全保护法律责任。

3. 合法性视角的健康数据银行信用体系

信用是社会经济发展的必然产物，也是维持社会经济秩序的重要基础，在现代市场经济运行中占据着重要地位。健康医疗数据经营合法性有助于推动健康数据银行信用体系建设，但是健康数据银行不同于传统的商业银行，商业银行是专门经营信用的企业，健康数据银行通过信用体系的完善提高数据经营能力。

1）健康数据银行信用体系结构

健康数据银行运行在市场经济环境之中，必须遵循市场规律建立健全信用体系，以此增强健康数据银行经营实力、降低经营风险。健康数据银行信用体系覆盖整个医疗服务供应链成员信用，体现了医疗服务供应链信用价值，主要涉及上游的健康医疗数据提供者、健康数据银行和下游的健康医疗数据使用者。健康数据银行信用体系结构如图 5-16 所示。

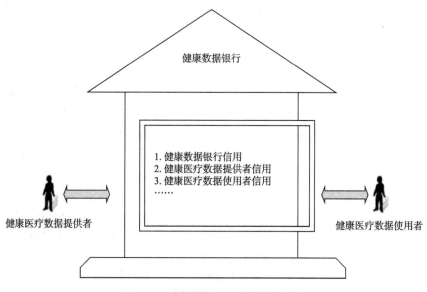

图 5-16　健康数据银行信用体系结构

合法性视角的健康数据银行信用体系，更加突出了医疗服务供应链信用价值，一个建立在综合评价基础上的公开、公平、公正的信用体系。基于健康数据银行的医疗服务供应链信用，依赖核心企业——健康数据银行信用的结构化授信，依赖核心企业的黏性、交易历史、链内地位、市场能力及供应链管理效率等评估医疗服务供应链信用。

医疗服务供应链信用体现了数据可视化思想，建立在医疗服务供应链信用价值共享机制基础上，形成一个依托核心企业信用价值和竞争优势的新型信用体系。在医疗服务供应链信用体系中，健康数据银行通过掌握的个人和机构用户信用数据、实现资金链闭环运作，在医疗服务供应链内实现信用创造和信用增级，在一定程度上能够降低医疗服务供应链成员的短期融资难度和融资成本。

2）健康数据银行信用评级方法

信用评级（credit rating）又称资信评级，是一种社会中介服务为社会提供资信信息，或为单位提供决策参考的行为。健康数据银行信用评级仍然以拓宽医疗服务供应链成员筹资渠道、稳定资金来源、降低筹资费用为目标，以医疗服务供应链信用评价为焦点，以医疗服务供应链信用价值共享机制为基础。

医疗服务供应链信用评价重点关注供应链的整体协调能力、协同运营能力、风险管控能力，评价核心企业——健康数据银行的供应链管理能力，从营运价值、营利能力、风险管控等方面对医疗服务供应链信用做出综合评价。健康数据银行信用评级成为确定贷款风险程度的依据和信贷资产风险管理的基础，有助于防范风险以及呈现资本市场的公平、公正、诚信。

医疗服务供应链信用价值共享机制更加突出了“利益共享，风险共担”的供应链思想，成为观察整体信用与局部信用、整体利益与局部利益的重要途径，共同享受信用价值可视化创造的信用文化和信用自觉。在医疗服务供应链信用价值共享机制建设过程中，健康数据银行担负着规划、协调、监管等职能，以信息、资源和能力的共享提升信用价值共享能力。

以医疗服务供应链信用评价为焦点的健康数据银行信用评级方法，有助于消除信息不对称、降低运行波动性，有利于共同构建信用文化、共同融入信用自觉。医疗服务供应链信用评价对于评估风险报酬、优化投资结构、回避投资风险具有重要意义，能够更加清晰地描述医疗服务供应链整体与局部成员的履约能力。

3）健康数据银行信用要素分析法

在健康数据银行信用体系中，涉及个人和机构两类用户，即个人信用和机构信用，应分别采用不同的信用要素分析法。健康数据银行可以依据对象、情境的不同采用如表 5-1 所示的信用要素分析法，综合评价健康数据银行的个人信用和机构信用，从而更好地完善健康数据银行信用体系。

表 5-1　信用要素分析法

信用要素分析法	要素构成
5C 要素分析法	借款人品德（character）、经营能力（capacity）、资本（capital）、资产抵押（collateral）、经济环境（condition）
5P 要素分析法	个人因素（personal factor）、资金用途因素（purpose factor）、还款财源因素（payment factor）、债权保障因素（protection factor）、企业前景因素（perspective factor）
5W 要素分析法	借款人（who）、借款用途（why）、还款期限（when）、担保物（what）、如何还款（how）
4F 要素分析法	组织要素（organization factor）、经济要素（economic factor）、财务要素（financial factor）、管理要素（management factor）
CAMPARI 法	品德，即偿债记录（character）、借款人偿债能力（ability）、企业从借款投资中获得的利润（margin）、借款的目的（purpose）、借款金额（amount）、偿还方式（repayment）、贷款抵押（insurance）
LAPP 法	流动性（liquidity）、活动性（activity）、营利性（profitability）、潜力（potentialities）
CAMEL 评估体系	资本充足率（capital adequacy ratio）、资产质量（asset quality）、管理水平（management）、收益状况（earnings）、流动性（liquidity）

健康数据银行信用要素分析法的应用，有利于推动"征信平台"建设，最大限度地支持医疗服务供应链信用体系建设。健康数据银行在信用体系建设过程中，应在法制化、社会化的基础上注重加强信用记录可视化和信用手段智能化建设，建立健全市场主体商业信用可视化系统，推动信用中介服务机构提供在线服务。

4）健康数据银行信用管理

在现代市场环境中，信用是一种建立在信任基础上的能力，一种不用立即付款就可获取资金、物资、服务的能力。企业信用来自信用中介服务机构的综合评价，包含履行经济契约能力、企业整体可信度等评价。企业信用是市场经济的产物，也是市场赋予企业的一项重要的无形资产。

企业信用管理是对企业受信活动和授信决策进行的科学管理，它的目标在于最大限度地提高企业效益和价值，以最低的信用风险实现企业经营效益最大化。健康数据银行在信用体系建设过程中，应注重加强企业信用管理，建立科学的受信活动和授信决策管理机制，最大限度地提高数据价值和健康价值。

我国非常重视社会信用体系建设，已经相继出台了一系列相关政策以推动我国"征信国家"建设，2019 年 7 月 9 日国务院办公厅颁布了《关于加快推进社会信用体系建设 构建以信用为基础的新型监管机制的指导意见》（国办发〔2019〕35 号）。随着我国社会信用观念普及化、信用管理法制化和社会化建设进程的加快，为合法性视角的健康数据银行信用体系建设创建了良好的生态环境，必将更好地支持健康数据银行"信用体系+"建设。

5.3.2　健康医疗数据经营责权利关系

健康数据银行数据的责权利关系复杂，需要在合法经营的框架下创建一个透明的责权利关系，更好地保障健康医疗数据价值及其转化的健康价值可视化。在健康数据银行数据经营过程中，必须厘清健康医疗数据经营责权利关系，即数据安全保障、主体权利实施、均衡利益协调（图 5-17）。

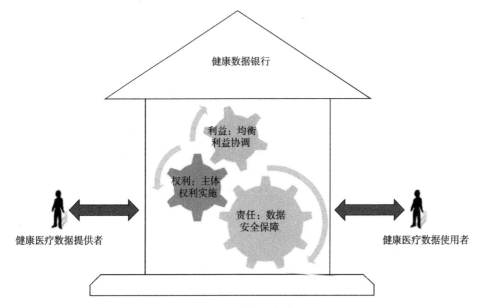

图 5-17　健康医疗数据经营责权利关系

1. 健康医疗数据经营责任：数据安全保障

健康数据银行数据经营最大的责任就是保障数据安全，即保障健康医疗数据提供者和健康医疗数据使用者的数据安全。数据信息安全是指数据信息的硬件、软件及数据受到保护，不因偶然的或者恶意的原因而遭到破坏、更改、泄露，系统连续可靠正常地运行（胡坤等，2014）。健康医疗数据安全性保障是利用物理、技术或管理方面的保护措施和工具来保护可识别的健康医疗数据，防止进行其未经授权的访问、更改和信息泄露（Cohn，2006），就是构筑用于保障健康医疗数据隐私、数据安全的"防火墙"。

1）健康医疗数据安全保障的意义

随着健康数据银行经营的深入，健康医疗数据价值和健康价值的持续增加，必将极大地激发各利益相关者从海量数据中挖掘有用信息的需求。例如，制药公司、保险公司、医学研究机构等可以对健康医疗数据进行分析，以提高个性化健康管理、个性化医疗服务的质量。但是事物往往具有两面性，当大数据分析和数据挖掘用于公开分析大量的私人信息（如病史记录、基因携带等）时，它提供强大知识发现功能的同时，也对数据隐私带来威胁。

由于健康医疗数据的特殊性，健康数据银行运营中应用的电子病历、电子健康档案等健康医疗数据载体中包含大量的患者（或个人）隐私信息。以电子病历为例，电子病历的应用使健康医疗数据采集、存储、管理、分析和使用更加便捷的同时扩大了患者信息的知情范围，通过远程会诊、保险审核等方式的数据共享将患者隐私信息暴露在威胁之下，给数据隐私保护带来新的挑战。与此同时，健康医疗数据因具有潜在价值而被视为一类重要的无形资产，健康医疗数据泄露会给数据所有人带来巨大的利益损失，因此成为数据产权保护新的挑战。

面对健康医疗数据隐私和数据产权泄露带来的巨大损失，健康数据银行在经营过程中应履行好数据隐私和数据产权保护的职责，综合运用法律杠杆、道德杠杆、行政杠杆和经济杠杆，建立健全健康医疗数据安全保障机制。健康医疗数据隐私、数据安全和数据产权保护是所有医疗服务供应链成员的共同责任，为了防止搭便车行为的产生和蔓延，健康数据银行应建立一个完善的、透明的健康医疗数据安全奖惩机制，厘清数据安全保障的责权利关系，从而提高每一个医疗服务供应链成员数据安全保障的努力水平。

2）健康医疗数据安全保障原则

数据安全强调涵盖保密性（confidentiality）、完整性（integrity）和可用性（availability）的 CIA 三元组目标（严霄凤和张德馨，2013；赵林度，2019）。为了更有效地保护数据隐私和数据产权，健康数据银行不但要求自己在数据经营过程中严格遵守，而且要求医疗服务供应链成员共同遵守如下三个原则。

（1）保密性。保密性是健康医疗数据隐私、数据产权安全保障的关键。在健康数据银行组织结构中设置了风险控制部，应由风险控制部负责制定严格的规章制度。确保健康医疗数据只能提供给经过安全认证的人员，以许可的方式使用，防止健康医疗数据被非法泄漏，更加全面系统地保护健康医疗数据产权安全。防止未经授权访问健康医疗数据，避免数据泄露带来的损失，保障健康医疗数据所指向的个人隐私安全。

（2）完整性。完整性是指获取的健康医疗数据完整、有效，不存在被删除和篡改的可能性，不会受不安全因素影响而降低数据质量。健康数据银行风险控制部负责制定健康医疗数据完整性保障机制，防止健康医疗数据在采集、存储、管理、分析和使用过程中被删除和篡改的可能性，保证原始数据和数据衍生物的真实性、完整性，更加全面地保障数据实体完整性、数据域完整性、数据参照完整性和用户定义完整性。

（3）可用性。可用性是指健康医疗数据在需要时即可使用，涵盖了硬件和软件方面的可用性保障机制，不因系统故障或操作失误等而产生数据丢失或妨碍数据使用。健康数据银行风险控制部负责搭建完善的数据安全保障软硬件环境，建立健全可用性保障机制。在硬件方面，具有硬件冗余技术以及完善的灾难备份和恢复机制；软件方面，具备预警及自动修复功能，能提供较好的安全防护服务。

3）健康医疗数据安全保障机制

传统的数据安全保障机制往往围绕数据生命周期部署，即从数据产生、存储、使用到销毁的数据生命周期。随着大数据分析技术的广泛应用，数据所有权与经营权相分离应用场景的增多，原来的数据生命周期逐渐转变为数据产生、传输、存储和使用（郭三强和郭燕锦，2013）。健康数据银行应建立贯穿整个健康医疗数据价值链的健康医疗数据全生命周期安全保障机制，覆盖健康医疗数据采集、存储、管理、分析和使用全过程。

（1）数据采集和存储过程。在健康医疗数据采集过程中，健康数据银行应采取有效措施从防范虚假数据源和虚假数据入手，以公开、透明、标准化的方式保障健康医疗数据安全性。以健康数据银行系统为核心构成了健康医疗数据网络的基本单元。由于节点分布密度大、容易被俘获，为防止数据泄露等安全隐患，在某些特殊的应用场景要求节点具备一定的抗篡改软、硬件设施和增强数据管理能力，必须严格保密，不得泄露、篡改、损毁健康医疗数据。

（2）数据管理和分析过程。健康数据银行必须采取必要的技术措施，关注健康医疗数据动态化、并行化特征动态跟踪数据边界，及时有效地管理对数据的操作行为，确保数据管理和分析过程的安全。保护健康医疗数据不受偶然或非法的破坏，防止数据的意外丢失和数据未经许可而被扩散、更改、透露或销毁；在发生或有可能发生信息泄露、损毁、丢失的情况时应当立即采取补救措施；利用专门日志审计管理软件，建立事故追查和使用追溯机制；完善数据销毁机制，如用户要求删除某项数据，可以通过"主动销毁"手段实现。

（3）数据使用过程。健康数据银行应完善健康医疗数据使用安全保障机制，要求医疗机构、保险公司、科研机构等数据使用者加强数据开发利用过程的数据隐私、数据安全和数据产权保护，在健康医疗数据提供者的监督下进行相关操作。无论在任何时候使用数据都不得出现与数据隐私相关的标识，禁止任何数据使用者通过任意途径寻找相关联的数据提供者，数据使用不违背社会道德、不危害社会安全，能够推动社会健康医疗水平的提升。

2. 健康医疗数据经营权利：主体权利实施

在健康数据银行数据经营过程中，不同的主体拥有不同的权利与利益，健康数据银行应确保数据主体权利的有效实施。健康医疗数据提供者、健康医疗数据使用者、健康数据银行在保障数据安全的前提下，依法享有各项相关权利与利益，保证健康数据银行数据价值和健康价值最大化目标的实现。

1）健康医疗数据提供者权利

在健康数据银行数据经营过程中，健康医疗数据提供者拥有数据知情权，有权要求健康数据银行提供自己的健康医疗数据使用情况信息，有权查阅或浏览自己的健康医疗数据使用对象、使用记录副本；健康医疗数据提供者拥有数据维护权，有权对自己的健康医疗数据进行必要的更新、修改和删除，并以其他方式利用自己的健康医疗数据。

在无数承运人模式下，健康医疗数据提供者自行管理维护数据，健康数据银行会实时反馈数据使用情况，从而最大限度地满足数据提供者的数据维护权和数据知情权。在数据提供者退出健康数据银行健康账户时，可以行使被遗忘权和数据清除权，有权请求健康数据银行消除或者不再扩散使用自己的健康医疗数据。

数据所有人（提供者）的权利受到法律的保护，《OECD 指南》第 13 条规定个人有权向资料控制者或他人确认是否保有其个人资料，知悉个人资料，删除、修改、完善或补正其个人资料。第 14 条规定"资料控制者有义务遵守根据以上原则而采取的措施"。欧盟的 GDPR 第 17 条提出个人拥有被遗忘权和数据清除权，数据主体有权请求数据控制者消除或免于扩散个人数据的情形；第 18 条提出数据可携权，数据主体有权从数据控制者处获取个人数据并转移到其他自动化处理系统。

健康医疗数据提供者最大的权利在于数据资产所有权赋予的权利，拥有数据资产控制权、收益权和剩余索取权，能够据此获得经济收益和健康收益。健康医疗数据使用者获取经济收益和健康收益的能力取决于健康数据银行数据经营能力，主要来源于自己存取数据时设置的短期利息或者长期利息。

2）健康医疗数据使用者权利

在健康数据银行体系中，健康医疗数据使用者担负着数据价值实现的重要使命。健康医疗数据使用者的权利来自与健康数据银行签订的使用协议，根据协议条款约定数据使用者相应的权利，如决策经营权、有限使用权和收益权。健康医疗数据使用者的权利受到相应的法律保护，所以数据使用者在签订协议条款时应认真思考、仔细磋商，自己究竟需要什么样的权利、应该履行什么样的义务。

健康医疗数据使用者最大的权利在于数据使用过程中产生的健康收益，一种由数据价值转化为健康价值所产生的健康收益，如个人健康状态的改善。健康医疗数据使用者获得的健康收益来自接受有偿服务的过程，是一个自身需求驱动的自我满足的过程，获取健康收益的能力取决于数据价值和健康价值。

健康医疗数据使用者的权利和义务均体现在协议条款中，均受到合同法等相关法律的保护。尽管健康数据使用者无法直接接触数据提供者，但是数据使用者仍然需要履行数据隐私、数据安全和数据产权保护的义务。在健康医疗数据使用过程中，遵循对象同意原则、目的限制原则、实时更新原则和数据安全原则，努力推动社会健康医疗水平的提升。

3）健康数据银行权利

健康数据银行处于健康医疗数据价值链的核心地位和医疗服务供应链的核心企业地位，呈现"双链—双核—双收益"的权利与收益结构，更好地获得数据收益、健康收益。在健康医疗数据所有权与经营权分离的经营环境中，健康数据银行拥有健康医疗数据经营权，能够据此获得健康医疗数据决策经营权、有限使用权和收益权。

基于无数承运人思想设计的健康数据银行，为数据提供者和数据使用者提供了一个交易平台，健康数据银行具有经营决策中的利息和服务定价权、数据使用者选择权、数据风险管理控制权等数据决策经营权。在数据决策经营权范围内，有权基于平台价值和平台信用提供金融服务、保险服务等增值服务。

在健康数据银行数据经营过程中，健康数据银行凭借具有的"双链—双核—双收益"地位，形成以数据价值增值为目的的数据资产化、知识资产化和知识产权化等有限使用权。健康数据银行通过数据价值增值能力的提高，可以更好地为个人和机构用户创造数据价值、健康价值，以扩大数据使用权的范围。

健康数据银行具有获取经济收益和社会收益的权利，能够在"双链—双核—双收益"的权利与收益结构中获取收益，收益的大小取决于自己创造的数据价值、健康价值的大小。健康数据银行有权制订一个合理、合法的收益分配方案，形成数据提供者的利息收益和健康数据银行的服务收益，数据使用者获得相应的健康收益。

3. 健康医疗数据经营利益：均衡利益协调

健康数据银行形成的"双链—双核—双收益"的权利与收益结构，决定了健康数据银行数据经营过程中必须处理好利益不均衡问题，避免出现利益失衡现象。在健康数据银行数据经营过程中，涉及多个利益相关主体的权利与利益协调，如公平与效率协调、公益性与营利性协调、数据保护与数据共享协调等。

1）公平与效率协调

公平与效率始终伴随着人类文明与进步，成为人类追求的两大目标。在健康数据银行数据经营过程中，必须综合利用政府与市场机制的作用、公益性与营利性的作用，更好地平衡公平与效率之间的关系。长期以来，利益协调机制主要有两种：政府机制和市场机制，都需要在公平与效率之间抉择，而且权利与利益协调机制优劣的评判标准主要有效率标准和公平标准，从而产生了两大类原则。

在宏观层面，遵循"公平优先，兼顾效率"的原则，将公平性放在健康医疗数据经营权利与利益协调决策的首要位置。首先考虑健康医疗数据经营权利与利益是否均衡，使每一个利益相关者都能获得公平感受。其次考虑健康医疗数据经营所能获得的数据价值和健康价值，是否发挥了健康医疗数据经营应有的价值作用。

在微观层面，遵循"效率优先，兼顾公平"的原则，将效率放在健康医疗数据经营权利与利益协调决策的首要位置。首先考虑健康医疗数据经营能否满足个人和机构用户的愿望和需要，使每一个个人和机构用户健康医疗数据都能获得最大的数据价值、健康价值。其次考虑健康医疗数据经营权利与利益协调决策是否合情合理，能否获得公平感受。

无论是"公平优先，兼顾效率"原则还是"效率优先，兼顾公平"原则，健康医疗数据经营权利与利益协调原则都应该与社会经济发展相适应，都致力于引导健康医疗数据经营向着效益最大化、成本最小化的方向努力。健康数据银行能够以最大的数据价值帮助个人和机构用户获得最大的健康价值，都致力于推动"人人享有基本医疗服务"目标的实现。

2）公益性与营利性协调

健康数据银行兼具公益性和营利性。在健康数据银行数据运营过程中不可避免地要协调这两个身份带来的利益冲突。公益性以社会利益为主，营利性则以经济利益为主，两者如何兼得。为了充分保障公民的健康医疗数据福利，在国家需要时健康数据银行应无条件服从，以提升国家健康公平、健康价值全力支持民生福祉。面对日益激烈的市场竞争环境，健康数据银行能够维持可持续竞争优势，需要争取政府支持和社会捐助。

健康医疗大数据已经成为国家重要的基础性战略资源[《关于印发国家健康医疗大数据标准、安全和服务管理办法（试行）的通知》（国卫规划发〔2018〕23号）]，国家应建立健全国家健康数据银行制度，以国家政策保障民生福祉、健康医疗数据福利。在健康数据银行运营过程中，各级政府职能部门可以通过购买服务的方式支持健康数据银行的公益性行为，从而形成政府支持的公益性与营利性协调。

健康数据银行面向个体、群体、区域和国家的公益性服务体现了社会责任，应该得到社会的尊重和支持。社会福利机构、民营企业等可以以社会捐助的方式补偿健康数据银行的公益性支出，以维持健康数据银行的可持续发展。社会捐助的形式多样、社会影响大，能够有效唤起社会对公益性事业的支持和关注，从而更好地实现社会支持的公益性与营利性协调。

3）数据保护与数据共享协调

健康医疗数据产权强调权利人的独占或垄断，具有专有性、排他性，代表数据所有人和投资者的利益。数据共享着眼于社会公众利益,要求数据无偿或低成本使用,反对数据垄断、限制数据专有。数据保护与数据共享协调涉及各利益相关者的利益协调,致力于处理好个体利益与公共利益的不均衡性、权利人利益与经营者利益的失衡,对于实现健康医疗数据产权保护与数据共享的协调具有重要意义。

健康医疗数据经营涉及个人利益与公共利益,为更好地解决个人利益与公共利益不均衡问题,健康数据银行应建立有效的利益协调机制,努力提高健康医疗数据提供者对于公共利益的价值归属。面对精准化流行病管理、未知疾病探索等公共利益,健康数据银行在有效的利益协调机制驱动下协调好个人利益与公共利益,共同推动医疗事业发展。

面对健康医疗数据权利人利益与经营者利益失衡现象,健康数据银行应提高健康医疗数据经营透明性,激励合法行为、约束非法行为,以合理的经营者利益保障数据权利人利益。数据权利人利益与经营者利益失衡会影响数据经营的效率和效益,影响健康医疗数据经营的可持续性。基于共同利益视角的利益协调,维持健康数据银行利息和服务定价的科学性、合理性,保持数据权利人利益与经营者利益协调。

数据保护与数据共享协调受到数据交易规则影响。数据所有人将数据授权给第三方,数据所有人倾向从被提取的数据价值中抽取一定比例作为报酬支付,而不是敲定一个固定的数额(舍恩伯格和库克耶,2013)。基于共同利益的交易规则,有利于促进各利益相关者努力实现数据再利用价值最大化。健康数据银行收益管理亦可采用支付数据所有人收益提成的交易方式,鼓励健康医疗数据所有人提高数据价值、扩大数据适用范围。

5.3.3　健康医疗数据经营法律责任诠释

健康数据银行经营必须满足合法性要求,必须履行相应的法律责任。在健康数据银行经营过程中,如果涉及非法收集与传输健康医疗数据行为,需要承担相应的法律责任;为了更好地保障健康医疗数据提供者、数据使用者合法权利与利益,健康数据银行需要建立健全个人和机构用户维权机制。健康医疗数据经营法律责任诠释如图 5-18 所示,健康数据银行作为健康医疗数据经营者必须了解相关的法律责任,做到遵纪守法、合法经营。一方面履行好自身的法律责任,切实保护好个人和机构用户的权利与利益;另一方面要严格遵守相应的法律法规,不能触碰法律红线。

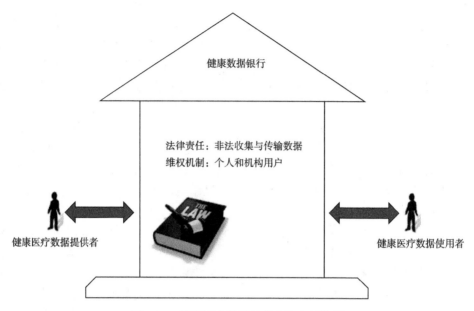

图 5-18　健康医疗数据经营法律责任诠释

1. 非法收集与传输健康医疗数据行为的法律责任

对于涉及个人和机构用户数据隐私、数据安全、数据产权的健康医疗数据，健康数据银行需要全程保证健康医疗数据的隐蔽性。同时对于构成版权的智力性创造成果需要保证数据使用者合法使用数据，不构成侵权。依行为表现进行区分，个人健康数据侵权具体可分为第三方窃取，信息管理者非法收集、泄露，非法交易，侵扰式利用，利用个人信息的衍生侵权等（鞠晔和凌学东，2016）。对于非法收集与传输健康医疗数据行为的法律责任，可以分别从法律责任和惩罚力度两个方面进行分析。

1）法律责任

对于非法收集与传输个人数据，欧盟的 GDPR 将数据处理者的责任转移到数据控制者，规定了数据控制者需要遵从的法律规定的具体责任，主要从数据处理文档和所采用的适当技术、是否有具有组织性的安全机制这些方面来测评数据控制者是否承担其责任。欧盟的 GDPR 第 78 条规定一项个人健康数据的侵权行为涉及多个数据控制者、数据处理者的，该等主体承担连带责任，并适用由被告承担证明其不应承担责任的举证规则。

我国于 2009 年 2 月 28 日通过并颁布的《中华人民共和国刑法》，新增了"出售、非法提供公民个人信息罪"和"非法获取公民个人信息罪"。2009 年修正的《中华人民共和国刑法》第二百五十三条之一："国家机关或者金融、电信、交通、教育、医疗等单位的工作人员，违反国家规定，将本单位在履行职责或者提供服务过程中获得的公民个人信息，出售或者非法提供给他人，情节严重的，处三年以下有期徒刑或者拘役，并处或者单处罚金。"

自 2015 年 11 月 1 日起施行的《中华人民共和国刑法修正案（九）》，取消了"非法获取公民个人信息罪"，变更为"侵犯公民个人信息罪"。将刑法第二百五十三条之一修改为："违反国家有关规定，向他人出售或者提供公民个人信息，情节严重的，处三年以下有期徒刑或者拘役，并处或者单处罚金；情节特别严重的，处三年以上七年以下有期徒刑，并处罚金。"

2）惩罚力度

欧盟对于侵权个人数据行为的责任追究惩罚较大。欧盟的 GDPR 第 77 条规定个人数据侵权行为补偿、赔偿金额应具有效性、适当性、威慑性，第 79 条规定了对个人数据违法行为的罚款数额：根据所列举的不同程序的违法行为分为 3 级，对自然人最高可处 25 万欧元至 100 万欧元的罚款，对企业最高可处其全年收入的 0.5%至 2%的罚款，同时规定雇员在 250 人以下的非以数据处理为主业的企业可免除上述行政处罚。欧盟的 GDPR 在加大对数据违法行为惩罚力度上做出了较大努力，对连带责任及有利于数据主体证明责任的分配规定上均有利于对数据主体权利的保护。在欧盟，"一般而言，对违法者极少提起刑事诉讼。刑事制裁主要针对那些很顽固的违法者，例如不顾反复警告仍然保留未经登记的数据库的公司、不顾反复警告仍然输出个人数据的公司以及故意蔑视法律而出售个人数据的公司或个人"。

我国对于侵权个人数据行为的责任追究方式较为统一，惩罚力度较轻。根据《中华人民共和国刑法修正案（九）》关于"侵犯公民个人信息罪"的处罚可知，"情节严重的，处三年以下有期徒刑或者拘役，并处或者单处罚金；情节特别严重的，处三年以上七年以下有期徒刑，并处罚金"。

2. 个人和机构用户维权机制

面对数据隐私、数据安全和数据产权保护存在的各类风险，健康数据银行需要建立完善个人和机构用户的维权机制，用于提高个人和机构用户维权意识和维权能力。健康数据银行应采取有效措施实现健康医疗数据经营可视化，增强个人和机构用户对健康医疗数据二次开发利用的正确认知，从而建立高效的个人和机构用户维权服务机制。

1）健康医疗数据经营可视化

健康数据银行数据价值可视化、产权公平性、经营合法化的目的，在于实现健康医疗数据经营可视化，在于以可视化的个人和机构用户权利与利益、可视化的数据经营方式形成可视化的维权机制。面对非法收集与传输健康医疗数据行为必须承担的法律责任，健康数据银行应在可视化数据经营环境中制定和执行有效的监管机制和维权机制，全方位保障个人和机构用户的合法权利与利益。

健康医疗数据隐私、数据安全和数据产权保护需要各利益相关主体共同努力，如果个人和机构用户缺乏维权意识，即使法律法规再完备、规章制度再完善也只能停留在纸面上，难以在现实中贯彻实施。健康数据银行应加大宣传力度，逐步增强个人和机构用户自我保护意识与自我保护能力。

健康医疗数据经营可视化为个人和机构用户提供了自我保护的环境，一旦发现存在擅自公开、泄漏和使用自己数据等侵害数据隐私、数据安全和数据产权的行为时，都会积极通过法律手段维护自己的合法权益。通过健康数据银行建立的监管机制和维权机制，个人和机构用户可以首先向健康数据银行提供侵权证据，要求停止侵害、赔礼道歉，对已经造成不良后果的严重侵权行为，要求相关责任人赔偿损失。

2）健康医疗数据二次开发利用

健康医疗数据价值依赖于大数据分析技术的应用，通过应用大数据分析技术提高数据价值，从而提高健康数据银行的运营能力。健康医疗数据二次开发利用就是指应用大数据分析等技术，依据健康医疗数据使用者的真实需求，将原始数据开发成可以直接应用的数据衍生物的过程。可见，健康医疗数据二次开发利用是实现数据价值生成、数据价值传递和数据价值实现的必由之路。

面对健康医疗数据二次开发利用具有的价值作用，健康数据银行需要通过公共政策讨论让用户深刻地理解和认识二次开放利用带来的好处，深刻地理解和认识二次开发利用与数据侵权行为之间的根本区别，从而建立用户对健康医疗数据二次开发利用的信任。健康数据银行应实现健康医疗数据价值链可视化，使健康医疗数据所指向的个人和机构用户能够及时了解数据采集、存储、管理、分析和使用全过程，增强用户对自身数据的自我管控能力。

健康数据银行应建立有效的风险防范机制，通过数据使用情况追溯、审计等技术的应用，帮助个人和机构用户及时了解自己提供数据的使用状况，审计数据使用或存储记录，实现用户可控的数据隐私、数据安全和数据产权保护。在互信互利的环境中，医疗服务供应链成员不但有助于共同防范数据风险、降低损失，而且有助于共同提高数据价值、提高收益，共享健康价值。

3）个人和机构用户维权服务机制

健康数据银行具有的"双链—双核—双收益"的权利与收益结构，决定了数据产权交易平台的价值作用，决定了平台必须担负运营秩序与安全管理权，决定了健康数据银行必须建立健全个人和机构用户维权服务机制。在健康医疗数据保护层面，一方面，应最大限度地发挥数据主体的能动性；另一方面，我国的数据治理也应积极发挥消费者协会和其他消费者组织的作用（孙南翔，2018）。

个人和机构用户维权服务机制建立在有效的监管机制基础上，在有效监管的同时，维权机构、维权规范、维权措施等维权机制能够更好地发挥数据保护的作用。可见，监管机制和维权机制都是数据保护的重要力量。健康数据银行应最大限度地发挥各利益相关主体的能动性，支持第三方机构提供专业的监管和维权服务。

面对复杂的市场环境，健康数据银行需要形成多元化的监管手段和维权措施，鼓励第三方机构积极参与监管和维权服务；增加数据经营全程透明度，帮助个人和机构用户了解自己的权利、解决纠纷的措施；聘请法律顾问或者引入第三方法律咨询机构，为解决法律纠纷提供专业的法律咨询服务。

5.4　本章小结

健康数据银行依赖"信用体系+"创建健康医疗数据"知识体系+"和"价值体系+"，依赖数据可视理论展现"知识体系+"和"价值体系+"的价值作用，提升健康数据银行数据集聚能力和核心竞争力。健康数据银行数据可视理论从健康医疗数据价值可视化、产权公平性、经营合法性视角展现了数据价值，为健康数据银行创建公开、公平、公正的生存环境奠定理论基础。

第三部分

应 用 篇

健康数据银行数据资产理论、数据价值理论和数据可视理论研究的目的，在于提高健康数据银行运营的有效性。在健康数据银行数据理论指导下，健康数据银行应进一步探索更加科学合理的运营模式，以创新者的姿态创新健康医疗数据服务模式和定价方式，给个人和机构用户带来更大的健康利益、经济利益和社会利益。

个人健康数据银行依赖于个人健康数据价值运营，如何更加科学合理地设置个人健康数据存取利息，如何制定更加有效的激励机制提高数据提供者和数据使用者的意愿，如何创新个人健康数据银行服务模式与定价方法，都值得个人健康数据银行设计者深入了解和细致规划。医学知识数据银行依赖于医学知识数据价值运营，如何更加科学合理地设置医学知识数据存取利息，如何制定更有效的知识发现机制提高医学知识贡献者的意愿，如何创新医学知识数据服务模式与定价方法，都值得医学知识数据银行设计者深入了解和细致规划。

在健康医疗数据所有权与经营权分离的经营环境中，创建了基于无数承运人的健康数据银行运营模式、"双链—双核—双收益"的权利与收益结构，有效融合了健康医疗数据价值链与医疗服务供应链、核心地位与核心企业地位、数据收益与健康收益。为提高健康数据银行运营能力，提出了以医疗服务供应链信用评价为焦点的健康数据银行信用体系建设方法，有助于提高健康数据银行"信用体系+"建设能力。

健康数据银行的应用与发展，有助于推动我国完善国家数据银行制度。健康医疗大数据作为国家重要的基础性战略资源，不但应该完善健康医疗数据采集、存储、管理、分析和使用机制，而且需要创新健康医疗数据运营模式。基于公民利益最大化的国家数据权利理论，完善国家健康数据银行制度，推动基于国家信用和公信力的健康数据银行可持续健康发展。

除了健康医疗大数据之外，具有国家重要的基础性战略资源属性的大数据都应该持续创新运营模式，如能源储备大数据、粮食安全大数据等，完善包含健康医疗大数据的国家数据银行制度。从国家战略高度完善国家数据银行制度，推动健康医疗数据价值链价值增值能力的提升，深入探索国家相关数据战略资源创新应用的理论方法。

第6章 个人健康数据银行运营模式

在《"健康中国 2030"规划纲要》中，明确指出国家要加强健康医疗大数据应用体系建设，推进基于区域人口健康信息平台的医疗健康大数据开放共享、深度挖掘和广泛应用，消除个人健康数据壁垒，建立跨部门跨领域密切配合、统一归口的个人健康数据共享机制，实现应用信息系统数据采集、集成共享和业务协同。在日益增长的健康需要和医疗服务需求驱动下，在健康中国的生态环境中个人健康数据银行应运而生。

6.1 个人健康数据银行服务模式

个人健康数据银行概念模型脱胎于商业银行，因此，为了分析个人健康数据银行运作模式，需要依托商业银行概念模型确定个人健康数据银行核心业务、盈利模式和运营模式。在此基础上，制定个人健康数据银行服务策略，进而根据服务策略和具体服务内容为个人健康数据银行提供科学、明确且可行的服务绩效评价方法。

6.1.1 个人健康数据银行概念模型

基于个人健康数据提供健康管理服务的商业模式在欧美国家早已出现，并且随着居民自我健康管理意识的提高，其商业模式也趋于完善，提供的服务类型也更加多样。健康数据银行的个人价值主张，主要由个人健康数据银行承担。个人健康数据银行的核心是采集个人健康数据进而提供相关增值服务，按照不同的信息推送模式传递给相应的个人用户。个人健康数据银行概念模型如图 6-1 所示。通过构建价值传递网络，向个人用户推送所需信息，满足个人用户个性化需求。

个人健康数据银行数据价值生成体现了来自个人健康数据库的个人健康数据"知识体系+"和个人健康数据银行"信用体系+"的综合作用，能够以个人健康数据银行信用和公信力集聚更多的个人健康数据，而且能够通过大数据分析和数据挖掘等技术为个人用户提供有价值的数据服务。

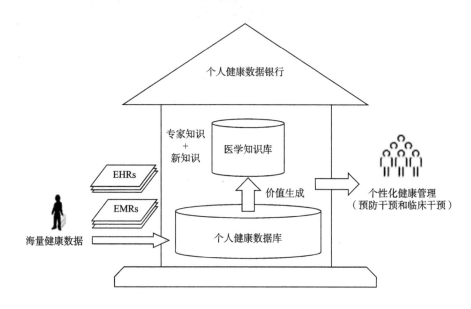

图 6-1　个人健康数据银行概念模型

1. 面向人群及其功能定位

个人健康数据银行主要服务于个人用户，通过改善个人健康状态实现个人健康数据价值，从而获得可持续发展的经济利益和社会利益。面对个人用户，无论是健康人群、患病人群还是康复人群，个人健康数据银行都致力于以个性化健康管理改善个人健康状态，提高个人健康水平。

1）健康人群

面向健康人群，个人健康数据银行重点提供预防干预服务。个人健康数据银行利用大数据分析技术，综合个人电子病历和电子健康档案数据分析结果，为健康人群提供个性化健康管理服务。通过个人健康数据分析，清晰地描述健康人群所处环境、影响因素，针对服务对象的高危行为、健康状况，提供有效可行的预防干预措施，包括远程监控、健康教育和院前救助等健康管理行为。

2）患病人群

面向患病人群，个人健康数据银行重点提供临床干预服务。个人健康数据银行利用大数据分析技术，综合个人电子病历和电子健康档案数据分析结果，为患病人群提供精准医疗服务，包括拟定治疗方案、用药干预和疗效跟踪。基于个人健康数据的精准医疗服务，能够通过精准有效的临床干预服务治疗和控制疾病，有效改善个人健康状态，从而更加科学、有效地提高个人健康水平。

3）康复人群

康复人群介于健康人群和患病人群之间，个人健康数据银行需要将重心从临床干预服务转向预防干预服务。个人健康数据银行根据康复人群的康复状态，建立与制药公司、保险公司、健康器材公司等机构统一便捷的沟通渠道，为康复人群提供信息推送康复服务。通过回访信息的采集和分析，为康复人群制订精准有效的康复方案，进而改善个人健康状态，提高个人健康水平。

2. 个人健康数据银行特性分析

个人健康数据银行概念源自商业银行，从商业银行演化而来。如果要深入探讨个人健康数据银行服务模式，首先应明晰商业银行核心业务、盈利模式和运营模式。在此基础上，确定个人健康数据银行核心业务、盈利模式和运营模式，进而细化个人健康数据银行服务内容和服务模式。

1）商业银行服务模式简介

商业银行在金融体系中扮演着重要角色，主要包括向社会提供流动性和支付服务、促进资源优化配置、通过资金集聚和分散使用实现规模经济、收集贷款企业经济信息和个人用户征信信息、为国家宏观调控提供依据等。商业银行基于这些功能开展各类业务，在提供流动性的同时将资金投向更有效率的领域，解决了投资与储蓄时间不匹配的问题，并提供相关增值服务。

商业银行服务模式如图 6-2 所示。具体而言，商业银行核心业务包括借贷、活期/支票账户及存款业务，其他业务包括交易/支付及资产管理、保险等业务。商业银行的重要盈利来源是存贷款服务。商业银行按照一定利率支付存款利息，激励用户将闲置资金存入银行；同时为具有资金需求且信用良好的客户提供贷款服务，借款人须按照一定利率支付贷款利息。存贷款的利息差别、时间差别及规模差别为商业银行提供了盈利空间，是商业银行得以生存发展的前提。

商业银行提供的存款业务按照存款时间可分为活期和定期两种方式，其中定期存款还有三个月、六个月、一年、两年、三年和五年之分。总的来说，储蓄时间越长，存款利率越高。究其原因，一方面，长期存款占比增多能够有效降低交易成本，提高客户黏性进而降低客户维护成本；另一方面，长期存款占比增多意味着单位时间商业银行资金池储蓄量升高，为银行开展贷款业务提供更多空间。商业银行存款业务按照存款方式，可以分为整存整取、整存零取、零存整取、存本取息及通知类存款等。

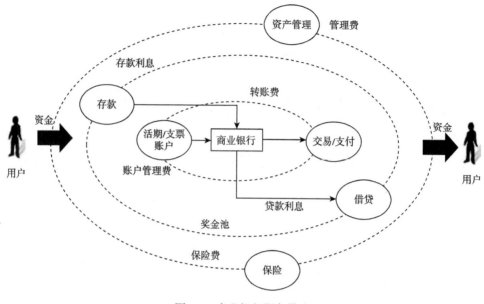

图 6-2　商业银行服务模式

2）两类系统对比分析

Gold 和 Ball（2007）通过研究健康档案银行概念模型，阐明了健康档案银行（health record banking，HRB）系统功能与商业银行系统之间的异同，强调了健康档案银行只存储特定类型的数据（如基因数据）或只维护特定的账户类型（如个体或团体从业者账户）；允许用户在安全的虚拟账户（即电子健康档案）中存储所有个人健康数据，档案为用户掌握和控制，用户可以在健康档案中向不同的数据提供者和数据使用者授以不同的存取权限。具体过程如图 6-3 所示。

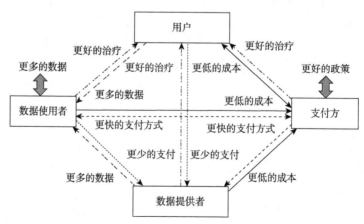

图 6-3　健康档案银行概念模型

在健康档案银行概念模型基础上，可以进一步分析个人健康数据银行与商业银行概念模型的共同机理。在个人健康数据银行中，个人健康数据类比于商业银行中的资金，其主营业务类比于商业银行的存贷款业务，个人健康数据银行可以通过个人健康数据采集服务实现个人健康数据时间层面、空间层面集聚，进而开展个人健康数据使用服务。解决数据贡献时间和使用时间不匹配的问题，在个人健康数据池中通过网络效应实现价值增值，并为国家进行区域性健康管理宏观调控提供依据。因此，个人健康数据银行服务将成为个人健康数据银行的重要盈利来源。

个人健康数据银行按照一定费率支付个人健康数据采集费用，激励用户将个人健康数据存入个人健康数据银行；同时为具有个人健康数据需求的用户提供个人健康数据使用服务，个人健康数据使用者须按照一定费率支付个人健康数据使用费用。个人健康数据银行盈利模式如图 6-4 所示。由此可见，贡献数据和使用数据的费率差别、时间差别及规模差别为个人健康数据银行创造了盈利空间，保证个人健康数据银行能够生存和发展。

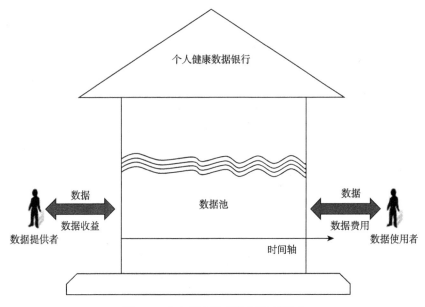

图 6-4　个人健康数据银行盈利模式

对照个人健康数据银行和商业银行可以发现，两类系统的共同点是涉及众多用户，包括小型账户持有人、中等用户和大型企业用户，但用户身份明显不同。两类银行在账户类型、银行类型及主要收入来源方面也截然不同。商业银行与个人健康数据银行的区别如表 6-1 所示。

表 6-1 商业银行与个人健康数据银行的区别

类型		商业银行	个人健康数据银行
账户持有人	小型	个人或联合账户	个人、联合或家庭健康档案
	中等	小型和中等企业	独立医师、团体从业者、药房等
	大型	集团公司法人	健康维护组织、医院等
账户类型		储蓄账户、经常账户、安全保证金服务账户、个人退休账户等	文本记录、试听监控设备等，实验室或病理学基因记录等
银行类型		储蓄银行、储蓄贷款社、贷款协会及投资银行等	全面服务银行、基因业务银行、医疗服务银行等
主要收入来源		投资、贷款业务等	会员服务、健康数据处理服务、健康数据租赁/出售服务等

6.1.2 个人健康数据银行服务策略

为了满足不同用户的需求，个人健康数据银行采用"基本服务+增值服务"的服务策略。个人健康数据银行运营依托账户设置完成"数据池"建设，用户开设账户时可以自由选择普通账户或 VIP 账户，两者对用户上传数据的有效性、完整性、隐私性要求不同，享有的服务也有差别，且在特定情况下可以实现两种用户的相互转化。在此基础上，个人健康数据银行得以开展基本服务及增值服务。

1. 账户设置

个人健康数据银行依据用户需求提供个性化健康管理服务、个性化医疗服务，个性化服务需求意味着差异化、多样化账户类型，可以设置不同类型的账户。具体而言，个人健康数据银行可以设置普通账户和 VIP 账户，普通账户免费开设，VIP 账户通过缴纳一定费用将普通账户升级为 VIP 账户。

1）普通账户

在个人健康数据银行运营过程中，选择成为普通账户的用户，需要保证上传数据的真实性和有效性。在贡献数据稳定期后可参加系统考核，考核合格后就可以将普通账户转变为 VIP 账户。转变为 VIP 账户后仍然需要接受系统考核，并有降级为普通账户的风险，具体规则如下。

（1）升级规则。当普通账户上传的数据具有较强的有效性、连续性和完整性时，即选择上传的数据每天都较完整，所有数据包括用户自身较为隐私的数据具有真实性，则由系统根据数据记录自行实施检验。检验合格后，发送升级通知给对应账户，若用户同意，则普通账户升级为 VIP 账户。

（2）降级规则。系统会定期对 VIP 账户用户上传数据的有效性、连续性和完整性进行考核，如果考核结果连续两次判定为不合格，则系统会给对应账户发送降级通知，并将 VIP 账户降级至普通账户。

2）VIP 账户

若用户通过缴费成为永久 VIP 账户，为了能够实时有效地享用 VIP 账户的服务，需要保证上传数据的真实性、连续性和完整性，且 VIP 账户在选择开通某些增值服务时，可享受一定的价格优惠。

2. 基本服务策略

借鉴健康数据银行服务策略，个人健康数据银行重点提供数据的存取服务、共享服务、增值服务等基本服务，以丰富个人健康数据银行的业务种类，完善个人健康数据银行功能。个人健康数据银行基本服务策略如图 6-5 所示，通过提供数据服务将个人健康数据价值转化为健康价值。

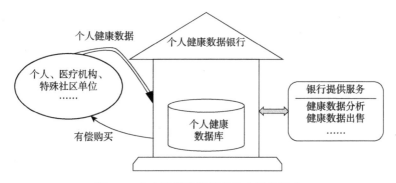

图 6-5　个人健康数据银行基本服务策略

1）个人账户服务功能

个人健康数据银行个人账户主要由个人用户自己管理，个人用户拥有数据所有权，通常个人账户服务功能包含数据存储、数据出售、自助分析、信息订阅等。在个人用户管理个人账户过程中，应注重个人健康数据隐私、数据安全和数据产权保护，注重数据采集、存储的标准化、规范化。

（1）数据存储。用户在个人健康数据银行开设的账户与移动设备、家庭设备及应用软件的账户是一致的，可以通过自己的账户将个人电子健康档案导入个人健康数据库。用户基于无线/有线网络即可实现持续地将个人健康数据添加至电子健康档案，并在系统允许时间内实现对个人健康数据的更正。

（2）数据出售。针对涉及用户重要隐私的数据，个人健康数据银行将有偿购买，并做好用户隐私保障措施。

（3）自助分析。普通用户通过连续真实地贡献个人健康数据，可以免费使用个人健康数据银行提供的人体指标分析工具进行自我健康管理；VIP 用户将享受个人健康数据银行对其健康数据的全面分析服务，定期获取个人健康数据银行发送的个体健康分析报告和健康管理建议。

（4）信息订阅。用户将根据自己的健康关注点，选择性地订阅信息推送服务。

2）个人健康数据银行服务功能

个人健康数据银行通过设置个人账户实现个人账户服务功能，通过持续提供个人健康数据维持个人健康数据银行可持续运营，满足个人健康数据银行公益性和营利性需求。在基本服务策略中，个人健康数据银行主要提供基于贡献度的回馈、用户数据分析和数据共享等基本服务功能。

（1）基于贡献度的回馈。针对用户个人健康数据贡献度，即有效性、真实性、完整性的评价，为用户提供物质上的奖励，包括礼品赠送、购物券发放等。

（2）用户数据分析。对于在个人健康数据银行开设健康账户的个人用户，个人健康数据银行将提供健康数据分析工具，供用户进行自助分析，主动监测个人健康状态。针对 VIP 账户，个人健康数据银行系统将自动对用户的实时数据进行分析，并形成健康报告文档反馈至用户。

（3）数据共享。在个人授权下，个人健康数据银行可与医疗机构、制药公司、保险公司等机构用户进行数据共享。个人健康数据银行给予机构用户个人健康数据库的访问权限，机构用户通过观察患者的日常生活数据，进行个性化的指导和治疗。机构用户可以与个人健康数据银行共享患者的电子健康档案、电子病历，从而使个人健康数据银行的数据具有更好的连续性，并为患者更换就医地点带来便利。

3. 增值服务策略

个人健康数据银行的主要功能在于提供增值服务，包括通过对海量个人健康数据进行大数据分析和数据挖掘，为个人用户提供预防干预与临床干预服务、健康信息推送服务等。以制定个性化健康管理服务匹配不同地区、不同家庭及不同个体的需求，推动个人健康数据价值生成、数据价值传递和数据价值实现。

1）预防干预

针对健康人群，个人健康数据银行通过有效的健康状态监测提供预防干预服务，以改善个人用户生活习惯和行为方式。通过个人健康数据分析研究，确定人群所处环境及其关键影响因素，以便采取可行的、有效的预防干预措施改变个人高危行为，更加精准地改善个人健康状态。

（1）远程监控。个人健康数据银行对个人的营养、锻炼等日常数据、可穿戴设备采集的生理数据进行个人健康评估。若发现用户数据变化异常，个人健康数据银行将通过账户发送消息给用户，提示日常的不良习惯，进行行为干预，持续督促用户改善生活方式，并宣传正确的饮食、穿衣、运动等日常习惯。

（2）健康教育。个人健康数据银行为所有用户提供免费的文字和视频教育知识，同时提供个性化人工对话服务，针对个人健康状况传授相应的护理干预技能和常识，以正确处理不良的身体状况。个人健康数据银行为用户提供人工健康咨询服务，通过远程心理指导疏通个人的心理压力，并提供有效的减压方式。

（3）院前救助。针对个人健康状况较差尤其是丧失自我照顾能力的用户，个人健康数据银行将通知社区服务人员为用户提供帮助，并叮嘱家属监督和协助用户，以帮助用户更好地进行康复治疗。

2）临床干预

针对患病人群和康复人群，个人健康数据银行利用大数据分析、数据挖掘等技术，观察分析个人健康状态，综合个人电子病历和电子健康档案，给予个人用户专业医疗建议，实现临床干预。个人健康数据银行通过提供临床干预服务，指导个人用户及时就医、接受治疗，尽早恢复健康。

（1）拟订治疗方案。针对患病用户，个人健康数据银行通过对个人健康数据和电子健康档案、电子病历进行相关性分析，同时在个人健康数据库中寻找类似的病例，快速为患者拟订最佳的治疗方案。

（2）用药干预。个人健康数据银行通过与医师和医院的数据共享，根据患者日常数据变化趋势分析及电子健康档案的类比分析，结合药效学和药动学制订用药方案，包括使用剂量、最佳服药间隔时间、适宜疗程等。同时，对患者介绍和讲解药物，使其对自己的用药方案有知情权，便于与医疗人员进行理性的沟通与交流。

（3）疗效跟踪。为了保证用户的治疗方案与用药方案的有效性，个人健康数据银行将对用户的生理数据及各项指标进行实时监测对比分析，以确保个人用户能够尽早恢复健康。

3）健康信息推送

无论是健康人群还是患病人群，都需要关注健康领域信息，因此，个人健康数据银行提供健康信息推送服务，以满足个人用户的个性化需求，并帮助个人用户与医疗机构、制药公司、保险公司及健康器材公司等机构用户建立统一便捷的渠道，方便个人用户与机构用户沟通。个人健康数据银行对于机构用户提供的服务和产品拥有一套监督管理机制，以确保个人用户的权益和自身的信誉。

（1）普通推送。根据个人的日常生活、患病经历，持续推送相关的基础理论、需求产品、健康知识等相关服务。

（2）专项推送。如果个人用户需要详细了解某项产品或服务，个人健康数据银行则会为其个人账户开通直接对话机构用户的渠道，以方便个人用户与机构用户的沟通交流。

6.1.3 个人健康数据银行服务绩效

个人健康数据银行实现了个人健康数据的海量累积，通过对个人健康数据的有效分析，可以以个性化健康管理服务提高个人健康状态。个人健康数据银行具有的个人健康数据交易商业化运营模式，可以增加自身的经济利益和用户的健康利益。因此，个人健康数据银行服务绩效重点考察商业化运营模式的可持续性，包括数据源的可持续性和需求端的可持续性。

1. 个人健康数据银行 KPI

关键绩效指标（key performance indicator，KPI）依赖于关键成功要素的提炼与归纳，形成一种用于衡量绩效的目标式量化管理指标。面对 KPI 的价值作用，个人健康数据银行可以应用鱼骨图分析个人健康数据银行 KPI 要素，从而构建一个科学合理的个人健康数据银行 KPI 体系。

1）关键成功要素分析

经过深入系统的分析和论证，个人健康数据银行的关键成功要素包含数据关联、用户黏性、数据质量、服务价值和数据数量五个方面。个人健康数据银行 KPI 要素分解图如图 6-6 所示，该图描述了以可持续的个人健康数据银行为目标的关键成功要素及其要素之间的内在关系，以更加深入地刻画个人健康数据银行服务绩效。

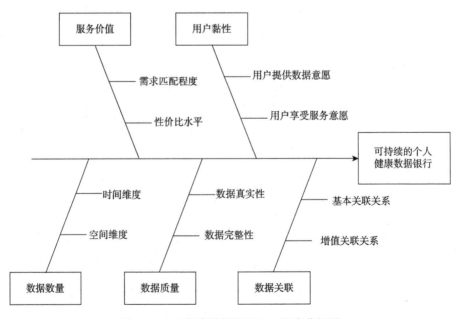

图 6-6 个人健康数据银行 KPI 要素分解图

（1）数据关联 KPI 维度。从"规模"到"价值"，个人健康数据银行数据价值生成关键在于海量数据间的关联性，即数据内核知识之间的关联性，"孤岛式"的数据集合无法赋予个人健康数据银行存在意义和运营价值。关联关系包括基本关联关系和增值关联关系，基本关联关系是指数据间表层的逻辑关系，主要用于解释现实生活中的现象；增值关联关系是指数据间深层的逻辑关系，主要用于挖掘事物间内在关系。

（2）用户黏性 KPI 维度。持续不断的数据提供者和数据使用者是个人健康数据银行得以持续性运营的保障。如何保持用户黏性是个人健康数据银行服务策略中关注的重点问题，因此，应该从用户提供数据意愿和用户享受服务意愿两方面评价个人健康数据银行用户黏性。评价维度是设计个人健康数据银行激励机制和服务定价应该参考的重要指标。

（3）数据质量 KPI 维度。个人健康数据银行数据价值生成模式能否顺利运营取决于数据质量水平。若数据质量低劣，则个人健康数据银行机能将会受损，进而损害个人健康数据银行服务绩效。总的来说，应该从数据真实性和数据完整性两方面衡量个人健康数据银行数据质量绩效。数据真实性影响着个人健康数据银行业务的针对性和有效性，数据完整性影响着个人健康数据银行所提供服务的科学性和可信性。

（4）服务价值 KPI 维度。个人健康数据银行用户依托服务视角评价个人健康数据银行价值，只有当个人健康数据银行提供的服务用最少的资源提供最高质量的服务，个人健康数据银行模式才具有优越性。具体而言，可以从需求匹配程度和性价比水平两个方面评价个人健康数据银行服务价值。需求匹配程度用于衡量个人健康数据银行所提供服务与输入输出两端用户需求的契合程度，性价比水平则用于评价两端用户在个人健康数据银行服务中的实际收益与预期收益间的比例。

（5）数据数量 KPI 维度。个人健康数据银行数据价值生成模式能否成功启动植根于数据数量的累积。单项数据像一滴水，在时间维度上集聚，使得个人健康数据银行具备水库般的蓄水规模；在空间维度上集聚，驱动个人健康数据银行中的水流获得百川入海的动能，因此，应该从时间维度和空间维度两方面衡量个人健康数据银行数据数量绩效。总的来说，时间跨度越长，个人健康数据银行数据数量绩效越高；空间分布越广，个人健康数据银行数据数量绩效越高。

2）KPI 权重及衡量标准

为了实现透明化、可视化的个人健康数据银行绩效评价，需要将以上关键成功要素转化为更具操作性的评估单元级 KPI。对于一个评估单元而言，它的行为是很难衡量和描述的。对于个人健康数据银行服务绩效，个人健康数据银行需要构建业绩类、能力类 KPI 来反映其绩效水平。个人健康数据银行 KPI 权重及衡量标准如表 6-2 所示。

表 6-2　个人健康数据银行 KPI 权重及衡量标准

KPI	权重	标准
时间维度	10%	核算个人健康数据跨度，一年为基准时长，得分为 1；按比例对实际时长计算得分
空间维度	10%	核算数据涉及区域范围，市级范围为基准范围，得分为 1；按比例对实际范围计算得分
数据真实性	15%	各项数据信息源的可信度指数总和
数据完整性	10%	实际数据项数占完整数据集合里的数据项数的比例
基本关联关系	5%	总数据项数减去孤立数据项数的结果除以总数据项数
增值关联关系	20%	规律性数据组总数量减去已知规律数据组数量的结果除以规律性数据组总数量
需求匹配程度	15%	根据用户调查结果进行考核评分
性价比水平	15%	根据用户调查结果进行考核评分
用户提供数据意愿	灵活指标	以提供数据用户数量预测值为基准，根据实际提供数据用户数量转换为百分比
用户享受服务意愿	灵活指标	以享受数据用户数量预测值为基准，根据实际享受数据用户数量转换为百分比

2. 个人健康数据银行服务效益分析

在个人健康数据银行 KPI 分析基础上，可以进一步分析个人健康数据银行服务效益，以更加全面地反映个人健康数据银行服务绩效。通常，个人健康数据银行服务效益包含健康效益、经济效益和社会效益。

1）健康效益

个人健康数据银行的健康效益，用于评价个人健康数据银行对个人健康状态改善带来的健康价值。一方面，个人健康数据银行通过提供预防干预和临床干预服务，为个性化健康管理提供更加准确的信息，为实现更高效精准的个人健康管理创造可能，具有直接提高服务用户健康水平的显著效益；另一方面，个人健康数据银行通过营造个人健康管理氛围，提高了全体用户个人健康管理意识，为实现更具前瞻意识的个人健康管理创造可能，具有间接提高全体用户健康水平的显著效益。

2）经济效益

个人健康数据银行的经济效益，反映了个人享有个人健康数据福利所获得的经济收益。一方面，个人健康数据银行提供的预防干预服务能够显著减少用户的医疗费用，降低不健康状态对个人生活的负面影响和导致的经济损失；另一方面，个人健康数据银行协助医疗机构实现精准化医疗，有效降低了医疗机构运营成本，在全国范围内获得相当可观的经济效益。

3）社会效益

个人健康数据银行的社会效益，更多地反映了个人健康数据银行的公益性，即健康价值的社会影响力。一方面，个人健康数据银行具有显著的健康效益和经济效益，提高了人民生活水平和人们服务社会的能力；另一方面，个人健康数据银行将推动健康管理相关产业发展，进而加快相关技术孵化步伐，进一步促进我国产业体系整体升级。

6.2　个人健康数据银行激励机制

在个人健康数据银行中，个人用户和机构用户提供的个人健康数据都来源于个人，意味着个人用户提供数据意愿的大小成为决定个人健康数据银行成功运营的关键。如何有效激励个人用户持续、高质量地提供个人健康数据，已经成为提升个人健康数据银行运营能力的一个重要问题。个人健康数据银行用户意愿在推广应用个人健康数据银行个性化健康管理服务中发挥着重要作用。

6.2.1　个人健康数据银行用户意愿

个人健康数据银行用户意愿包括提供数据意愿和使用数据意愿。具体而言，与贡献数据用户密切相关的是个人健康数据银行的数据来源管理，而与使用数据用户密切相关的是个人健康数据银行的用户需求分析。因此，将着重介绍个人健康数据银行数据来源管理、用户需求分析和基于技术采纳与利用整合理论（unified theory of acceptance and use of technology，UTAUT）的个人健康数据银行用户意愿等内容。

1. 数据来源管理

个人健康数据银行数据来源管理，以健康账户的个人用户健康数据为主，致力于有效集聚个人健康数据，形成大数据资源优势。为了更好地进行关联分析，还应在个人用户数据基础上收集多场景数据，作为个人健康数据分析、场景关联分析的辅助工具。数据来源管理不但涉及数据种类，而且应该围绕不同来源的个人健康数据进行采集。

1）数据种类

个人健康数据银行将数据存储在个人健康数据库中，主要以电子健康档案为载体记录个人健康信息，包括如下几方面内容。

（1）个人信息档案，如年龄、性别、职业、籍贯、活动地区等。

（2）个人日常基本数据，如饮食、运动、睡眠、健康体征数据等。

（3）个人病历，如医疗记录、用药记录、过敏史、心理疾病史等。

（4）个人状态信息，如在职、出差、休息、聚会、工作等。

2）数据采集

个人健康数据银行通过可穿戴设备智能获取数据，同时整合医疗机构、制药公司、保险公司等机构信息系统，以获得标准化、可视化和规范化的个人健康数据，存储在电子病历和电子健康档案中。数据采集对象主要有个人、医疗机构、特殊社区单位、软硬件公司等，面向不同对象的数据采集方法不同。

（1）个人。通过可穿戴设备、智能环境感知设备等智能设备的辅助，持续收集日常健康数据，以形成连续、有价值的数据。通过智能设备自动收集个人健康数据，有助于提高数据真实性和时效性。可以依托个人用户对社交媒体和动态软件的黏性，鼓励个人用户上传数据，弥补线下个人健康数据采集的局限性。

（2）医疗机构。在征得个人用户和机构用户许可的情况下，个人健康数据银行可以建立个人用户与机构用户之间的关联关系，在需要的时候可以直接应用存储在医疗机构电子病历、电子健康档案中的个人健康数据，以增加个人健康数据使用的可靠性和完整性。以关联关系代替传统的数据采集方式，有助于更好地保护数据隐私、数据安全和数据产权。

（3）特殊社区单位。对于处于特殊时期或者阶段的个人用户，大多数居住于特殊社区单位，如孤儿院、敬老院等。由于受特殊人群数据隐私、数据安全和数据产权的影响，特殊社区单位无法提供智能设备采集方式，可以委托和授权社区单位服务人员统一采集个人健康数据存储在个人账户。

（4）软硬件公司。在健康医疗领域，随着健康管理软硬件的推广应用，相应的软硬件公司积累了丰富的个人健康数据。硬件设备包括健康手环、家用血压计、家用数据监测仪等，软件包括运动记录软件、定位软件等。个人用户可以通过软硬件公司提供的数据管理功能，将个人健康数据传输至个人健康数据银行。

2. 用户需求分析

个人健康数据银行用户需求分析的根本目的，在于了解用户需要数据的种类、使用数据的方式等。显然，只有准确地掌握用户所需要数据的种类及其内在的关联关系，充分了解用户使用数据的方式及其相关的应用领域，才能制定一个有效的激励机制，从而提高用户贡献数据的意愿。

1）功能需求

为了更加清晰地掌握用户需求，个人健康数据银行需要面向不同的用户有针对性地进行功能需求调研，为个人健康数据银行功能设计奠定基础。研究表明，面对健康理念日益提高的现实环境，用户期待个人健康数据银行能够提供具有可追溯性、可视化、专业化和平台化特征的数据服务。各功能需求的具体意义如下。

（1）可追溯性。可追溯性意味着用户可以根据自己的需要查询个人健康数据（如既往疾病史和医疗记录），同时意味着个人健康数据应该具有实时性、准确性和便捷性。

（2）可视化。可视化技术的应用有助于增进用户对数据价值的理解和认识，能够为个人健康数据银行用户数据查询界面提供清晰简洁、便于理解的呈现方式。

（3）专业化。专业化意味着个人健康数据银行提供具有健康医疗数据分析资质和相应能力水平的健康医疗数据分析服务。

（4）平台化。平台化是指提供具有相同健康管理兴趣人群集聚的社交空间，以及提供个人用户与机构用户接洽平台的功能需求。

2）功能设计

个人健康数据银行功能设计，应从个人健康数据使用者的视角进行设计，以使个人健康数据银行能够最大限度地满足用户的功能需求。个人健康数据银行数据使用者用户端功能设计，应该包括健康数据查询、健康数据统计、健康数据分析及用户间沟通交流等功能。

（1）健康数据查询。数据查询是个人健康数据银行的重要功能，在查询功能设计时需要综合考虑用户的感受、应用的效果和可能的改进方式。为了保障个人健康数据隐私、数据安全和数据产权，查询服务需严格验证用户身份并留存查询记录。

（2）健康数据统计。个人健康数据银行可以根据用户需要定期或者不定期地提交个人健康数据统计分析报告，包括数据使用情况、健康状态改善情况等。健康数据统计功能能够以定性与定量、文字与图表、静态与动态相结合的方式展现数据统计结果，及时将异常信息、变化趋势和基本结论真实准确地反馈给用户。

（3）健康数据分析。借助大数据分析、数据挖掘等技术，个人健康数据银行能够深层次挖掘健康数据价值、健康影响因素、健康状况及其演化趋势等，为用户提供健康风险预警、健康状态评价依据、健康管理建议与决策支持，提高用户自我健康管理能力。

（4）用户间沟通交流。一方面，打造健康管理志趣相投人群的社交平台，在增加用户黏性的同时扩大个人健康数据银行的社会影响力；另一方面，提供个人用户与机构用户间的接洽平台，在为机构用户提供决策支持数据的同时提高个人健康数据银行的社会信用。

3. 基于 UTAUT 的个人健康数据银行用户意愿

Venkatesh 等（2003）结合技术采纳模型、计划行为理论和社会认知理论等，提出了 UTAUT，其核心思想表明技术采纳与利用程度受绩效期望、努力期望、社会影响和促进条件影响。个人健康数据银行用户意愿可以应用技术采纳与利用整合理论进行分析，即分析绩效期望、努力期望、社会影响和促进条件（图 6-7）。

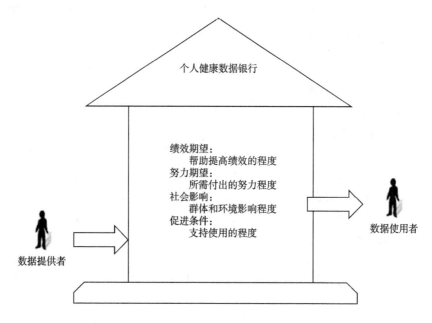

图 6-7　基于 UTAUT 的个人健康数据银行用户意愿

1）绩效期望

绩效期望是指用户对个人健康数据银行的绩效预期，可以应用个人健康数据银行关键成功要素进行评估，即从数据关联、用户黏性、数据质量、服务价值和数据数量等 5 个方面评价用户绩效预期。个人健康数据银行的绩效预期直接影响用户意愿，影响用户提供数据和使用数据的意愿。

个人健康数据银行的绩效预期越高，个人健康数据银行的用户意愿越高。为了提高个人健康数据银行用户意愿，个人健康数据银行应致力于提高绩效预期。一方面，提高个人健康数据提供者和数据使用者的用户意愿，提高个人健康数据价值；另一方面，提高个人健康数据银行的竞争优势，提高个人健康数据价值转化为健康价值的能力。

2）努力期望

努力期望用于描述个人健康数据银行用户所需付出的努力程度，用户意愿直接受所需付出的努力程度影响。个人健康数据银行应为用户提供便捷、低成本的数据提供和数据使用方式，以良好的体验降低个人健康数据银行用户所需付出的努力程度，提高数据提供者和数据使用者的用户意愿。

个人健康数据银行用户的努力期望，受到运营信息、运营资源和运营能力等环境因素影响，不同程度地影响用户为之而付出的努力水平。个人健康数据银行应致力于为用户营造一个便捷、低成本的运营环境，增强用户努力程度的感知体验，从而降低用户努力期望、提高用户意愿。

3）社会影响

社会影响反映了个人健康数据银行用户受社会网络人群和环境影响的程度，一定程度上反映了社会关注度的高低。个人健康数据银行用户受社会网络人群和环境影响越大，个人健康数据银行用户意愿越强烈，用户越愿意为个人健康数据银行提供数据和使用数据，从而增强个人健康数据银行数据价值。

在社会网络人群和环境中，个人健康数据银行用户融入其中，口碑效应、宣传效应和体验效应成为重要的激励因素，以叠加效应激励用户贡献行为。个人健康数据银行应注重对社会网络人群和环境影响程度的观察分析，深入分析用户在互动交流中的满足感、荣誉感、获得感，以真切的体验激励用户提供数据和使用数据的行为。

4）促进条件

促进条件能够描述个人健康数据银行用户支持个人健康数据银行运营的程度，取决于个人健康数据银行能否提供有效的激励机制。为了提高个人健康数据银行用户意愿，个人健康银行应采取有效的激励措施，以物质激励和精神激励措施提高用户提供数据与使用数据的意愿。

个人健康数据银行提供的物质激励和精神激励，会对个人健康数据银行运营产生不同程度的激励作用和不同的促进条件。物质层面的激励措施，如提高数据利息，可以直接激励数据提供者提供数据的意愿；精神层面的激励措施，如赠送增值服务，可以增强数据使用者的成就感和荣誉感。

6.2.2　个人健康数据银行激励策略

研究表明：在解决资源共享问题时，如果没有一个有效的激励策略，资源共享参与者很容易会减少对资源共享的贡献。在个人健康数据银行体系中也是如此，个人提供数据意愿的大小决定了健康数据银行可持续运营的基础。因此，个人健康数据银行应深入探讨有效的激励策略，以提高个人用户贡献个人健康数据的意愿。

1. 自我激励

在社会环境中，人们社会责任感的增加、对健康管理的重视和对科学技术发展的支持奠定了自我激励的基础。个人用户主动参与个人健康数据银行的活动，代表着他们对于健康或者公益活动参与的积极性。在个人成为个人健康数据银行用户后，在持续的自我激励下不断地改善生活习惯、提高自我健康管理水平，也是提高个人参与意愿的体现。

2. 个人健康数据银行激励

个人健康数据银行作为个人健康数据运营管理的主体，应该建立有效的激励机制，用于提高用户贡献数据和使用数据的意愿。个人健康数据银行激励可以采用经济利益激励和非经济利益激励两种策略，均需综合考虑激励措施的有效性，即能否唤醒用户正确的行为，提高贡献数据和使用数据意愿。

1）经济利益激励

在个人健康数据银行运营过程中，如果想要提高用户贡献数据和使用数据的意愿，个人健康数据银行必须给个人健康数据提供者带来经济收益、给个人健康数据使用者带来健康收益，从本质上讲来源于数据收益的健康收益也是一类经济收益。在经济利益和健康利益驱动下，用户能够更真实地感受到数据价值，从而提高贡献数据和使用数据的意愿。

基于用户数据贡献度，个人健康数据银行设置数据利息激励机制，以达到有效激励用户持续贡献数据的目的。具体而言，个人健康数据银行可以按照一定利率支付用户贡献数据的费用，激励用户将个人健康数据存入个人账户。数据利息收益与用户贡献数据量和数据时间跨度长短正相关，能够激励用户按照要求贡献数据。

基于用户潜在的健康收益，个人健康数据银行设置健康改善激励机制，以达到有效激励用户持续使用数据的目的。具体而言，个人健康数据银行可以按照一定比例奖励用户健康状态改善，激励用户更多地使用个人健康数据。潜在的健康收益与用户健康状态改善程度正相关，与消耗时间跨度长短负相关，能够激励用户按照规范使用数据。

2）非经济利益激励

由于个人健康数据银行的公益性，除了必要的经济利益激励之外，也需要采取非经济利益激励措施提高用户贡献数据和使用数据意愿，如会员制度、签到制度、流量效应等。

（1）会员制度。个人健康数据银行采用会员制，根据需要设置普通账户和 VIP 账户两个等级，普通账户在有限期内免费试用会员服务，VIP 会员可享受增值服务优惠。免费会员服务的发放资格，主要基于用户的活跃度和数据的贡献度，主要针对提供数据意愿和使用数据意愿强的用户。

普通账户可以通过付费方式升级为 VIP 账户，享受 VIP 会员增值服务优惠，个人健康数据银行根据会员等级提供差异化服务，利用用户对自身健康的关注程度或者对于差异化服务的体验追求吸引用户。

（2）签到制度。签到制度旨在鼓励用户连续上传数据的行为，即用户每天上传数据时都需要签到，并获得一定积分，连续天数越多，每次签到获得的积分就越多。具体可采用如下规则：第一次签到获得 5 个积分，连续一次，积分增加一倍，当积分增至 30 个积分即用户连续签到 6 天时，之后连续签到，将保持 30 个积分的奖励。

考虑用户每天的忙碌状态不同，在用户连续签到 6 天后，签到系统将保留奖励的 30 个积分记录一段时间。在此期间内，若用户继续上传数据并签到，则用户获得的积分为系统保留的积分记录 30 个，超出此期限，连续签到累计天数重新计算。

（3）流量效应。商业银行运作离不开品牌宣传和推广，个人健康数据银行可类比商业银行，通过商业广告、形象代言等线上线下推广活动，以便更好地吸引用户注意力。个人健康数据银行在网络环境中加大宣传力度，有助于以流量效应增进用户黏性，从而形成有效的激励机制鼓励用户贡献数据和使用数据。

3. 社会激励

个人健康数据银行兼具公益性和营利性。为了提高用户参与意愿，除了自我激励和个人健康数据银行激励之外，还需要采取有效的社会激励机制。在社会激励体系中，包含公益道德、社会标杆和政府参与等，充分展现了个人健康数据银行的公益性价值，有助于激励用户正确的行为。

1）公益道德

个人健康数据银行集聚了来自个人和机构用户的个人健康数据，应该成为公益服务的载体，依托个人建立数据资源面向社会提供公益服务，为医疗、医药和保险发展做出贡献。在社会群体中，当人们可以为社会发展做出贡献时，都会在自己能力范围内努力，从而推动公益事业发展。所以，个人健康数据银行公益性会增强用户的参与意愿。

2）社会标杆

标杆人物、标杆机构的社会影响力不容小觑，个人和机构用户容易受到标杆的影响，模仿标杆的行为。如果让标杆人物、标杆机构首先参与个人健康数据银行活动，产生的社会影响力会极大激励用户参与的意愿。例如，注重发挥关键意见领袖（key opinion leader，KOL）的价值作用，邀请他们在个人健康数据银行建立自己的健康账户，从而带动粉丝贡献数据和使用数据。

3）政府参与

在个人健康数据银行运营过程中，政府职能部门通过监管和提供运营服务参与运营，有利于提高个人健康数据银行的权威性。在政府法律法规的支持下，个人健康数据银行运营更加规范、更加透明，有助于提高个人健康数据银行信用和公信力。用户对个人健康数据银行的信任将大大增强，从根本上提高用户参与意愿。

6.2.3　个人健康数据银行激励模型

个人健康数据银行作为个人健康数据运营主体，应该建立有效的激励机制以提高用户参与意愿，最大限度地贡献数据和使用数据。个人健康数据银行应建立基于用户数据贡献度的个人健康数据银行激励模型——利息激励模型和信用激励模型，从物质和服务层面给用户带来收益，如为贡献者提供健康管理建议、预防和临床干预服务等健康医疗服务。

1. 利息激励模型

对于个人健康数据银行用户而言，物质层面激励是一种直接而有效的激励方式。然而，如何科学合理地设置个人健康数据银行利息激励模型，有效激励用户持续贡献数据的意愿，值得个人健康数据银行设计者深入思考、细致规划。类比于商业银行系统，个人健康数据银行应该从利率设置和支付方式设置两方面着手建立利息激励模型。

1）类比存款利息的利率

个人用户通过与个人健康数据银行签订协议，确定数据贡献期限，进而享受该贡献期限对应的数据贡献利率。类比商业银行存款利息=本金×存款利率×时间，个人健康数据银行个人用户收益模型如式（6-1）所示。

$$个人用户收益=贡献数据量×数据贡献利率×时间 \qquad (6\text{-}1)$$

其中，数据贡献利率类似于商业银行的存款利率，用于表达数据贡献的单位利息。

由此可见，用户贡献数据量越大，收益越高；贡献数据时间跨度越长，收益越高。类比商业银行不同存款时间的存款利息，个人健康数据银行根据贡献数据时间跨度设置不同的数据贡献利率，总体呈现贡献数据时间跨度越长，数据贡献利率越高的特征。个人用户收益模型可以显著激发个人用户贡献数据的积极性。

2）类比贷款偿还的支付方式

个人用户与个人健康数据银行签订协议后按照协议实质性贡献数据，个人健康数据银行可提供多种收益支付方式，包括一次性支付和分期支付。分期支付方式指的是预付款支付和严格定期支付的组合，类比房屋租赁中押金和租金的设置，即个人健康数据银行在协议签订初期预付一部分款项，后续分为多次补齐。在分期支付机制下，个人健康数据银行支付费用构成如下：

$$总费用=预付款+第一期费用/贴现率+\cdots+最后一期费用/贴现率 \qquad (6\text{-}2)$$

其中，贴现率指将未来支付改变为现值所使用的利率。

在个人健康数据银行建设初期，一次性支付方式对于用户更具吸引力，更能激发用户贡献数据的积极性，同时个人健康数据银行需要承担更多风险，且数据质量控制难度较大。在个人健康数据银行正常运营后，定期支付方式能够大量减轻个人健康数据银行运营负担，同时能够有效监督用户贡献数据的质量。

2. 信用激励模型

信用激励建立在个人信用基础上，可以作为激励个人健康数据银行用户贡献数据的有效方法，需要建立一种有效的信用激励模型。个人健康数据银行信用激励模型，主要由信用分核算和信用分兑换两种规则组成，用于核算和兑换信用分，以更加充分地展现个人用户信用价值。

1）信用分核算

在个人健康数据银行运营过程中，制定个人健康数据银行所需数据数量、数据质量和真实性评价标准，按照此标准综合评价用户上传数据的绩效，评价结果达到一定阈值后即给予用户个人健康数据银行信用分奖励。个人用户信用分既可以作为绩效奖励依据，也可以作为信用评价依据。具体核算方法如下：

$$总信用分=期初信用分+第一期信用分/折现率+\cdots+最后一期信用分/折现率$$

$$(6\text{-}3)$$

其中，折现率指将未来预期收益折算成等值现值的比率。

2）信用分兑换

在个人健康数据银行运营过程中，当用户信用分达到一定阈值后，就可以依据个人健康数据银行的信用分兑换规则兑换等值个人健康管理服务。个人健康数据银行为用户提供信用分透支业务，即依据与用户签订的数据贡献协议，以未来预期数据贡献作为抵押，用户提前享受个人健康管理服务。

个人健康数据银行还支持个人用户信用分兑换所合作的机构用户健康服务抵用券。例如，信用分达到一定数量后可以兑换单次医院全面体检，或者兑换血压计、智能手环等设备。个人健康数据银行还提供个人健康管理服务"信用分+货币"的混合支付方式，为用户提供更多参与个人健康数据银行活动的机会。

个人健康数据银行信用激励模型，通过信用分核算和信用分兑换建立有效的激励机制，有效提高个人贡献数据和使用数据的意愿。在个人健康数据银行发展的不同阶段，应用信用激励模型可以采取不同的措施。在个人健康数据银行建设初期，可以通过放宽信用激励模型的信用分核算规则，降低信用分兑换个人健康管理服务门槛，激励用户贡献数据积极性。

6.3　个人健康数据银行服务定价

个人健康数据银行服务价格直接影响医疗服务供应链成员利益，影响个人健康数据银行的竞争力。一方面，直接影响用户的需求；另一方面，直接影响成员收益和社会福利。个人健康数据银行服务定价研究，不但需要综合考虑成本与收益的制约关系，而且需要协调公益性与营利性的依存关系，探寻个人健康数据银行长远发展的商业模式和可持续运营的基本保障，探索数据价值、知识价值和服务价值与价格之间的健康关系。

6.3.1　个人健康数据银行服务定价策略

为了维持个人健康数据银行可持续运营，个人健康数据银行必须提供科学合理的服务定价策略，持续推动个人健康数据银行提高服务质量和竞争优势。个人健康数据银行服务定价策略，能够站在全局高度应对个人健康数据银行服务市场竞争和变化，最大限度地满足个人用户健康需要和医疗服务需求。

1. 个人健康数据银行服务定价内涵

在个人健康数据银行提供的产品和服务价值中凝结了无差别的一般人类劳动，具有能够满足人们健康需要和医疗服务需求的使用价值，形成了价值和使用价值的统一体。个人健康数据银行服务定价主要依据个人健康数据银行提供产品和服务的内在价值，即数据/知识资产和知识产权价值、数据服务和增值服务价值，科学合理地确定个人健康数据银行服务价格。个人健康数据银行服务定价概念模型如图 6-8 所示，服务定价主要受产品和服务成本、用户支付意愿、市场需求特性等因素影响。

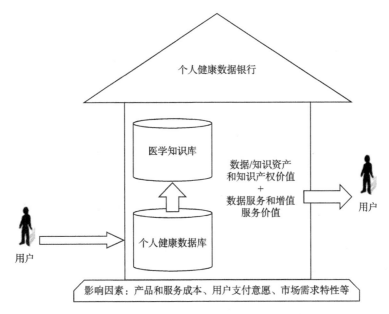

图 6-8　个人健康数据银行服务定价概念模型

1）数据/知识资产和知识产权价值

个人健康数据银行服务定价需要包含产品价值，即数据资产价值、知识资产价值和知识产权价值，以科学合理的产品价格表现产品价值。在数据资产化、知识资产化和知识产权化过程中，个人健康数据银行形成数据资产、知识资产和知识产权等产品及其相应的产品价值，从而奠定个人健康数据银行产品价值定价的基础。

（1）数据资产价值。数据资产价值来自数据资产化过程，即来自数据转化为可用资产的过程。个人健康数据银行利用拥有的个人健康数据资源、专家资源和大数据分析能力，通过深入分析将数据资源转化为可用的数据资产。在数据资产化过程中，大数据分析和数据挖掘等技术成为重要的工具，以此构建个人健康数据价值链基本框架。

个人健康数据资产价值建立在数据价值基础上，依托拥有的数据数量、数据质量和内核知识，综合考虑市场需求、竞争状况、用户特性等因素，分析、评估和评价个人健康数据资产价值。通过个人健康数据资产价值生成、数据价值传递和数据价值实现，形成一个更加科学精准的数据资产价值评估结果。

（2）知识资产价值。知识资产价值来自知识资产化过程，即来自知识转化为可用知识的过程。个人健康数据银行的专家团队应用人工智能技术，进行知识发现和知识提炼，将知识转化为可用的知识资产。在知识资产化过程中，知识发现和知识提炼更多地融入了人类知识和经验等人类智慧，更多地展现了个人健康数据银行的知识资产价值。

个人健康数据银行的知识资产价值依托医学知识库中的医学知识，融合人类智慧和人工智能进行知识发现和知识提炼，综合考虑市场需求、竞争状况、用户特性等因素，深层次分析、评估和评价个人健康数据银行的知识资产价值。在个人健康数据银行中，通过数据挖掘、知识发现和知识提炼，使知识资产价值远大于数据资产价值。

（3）知识产权价值。知识产权价值来自知识产权化过程，即来自知识产权创造和积累过程。在个人健康数据银行运营过程中，通过长期的知识产权创造和积累等知识产权化过程，获得具有法律授权的知识产权。在知识产权化过程中，数据资产价值和知识资产价值逐步提升，充分融入知识产权价值之中。

个人健康数据银行的知识产权价值，不但远大于知识资产价值和数据资产价值，而且在一定范围内、一定程度上增加了知识产权价值的可比性。在法律保护框架下的知识产权，能够在各级知识产权交易平台进行价值评估和综合评价，从而形成一个可视化知识产权价值评估体系，以更加科学精准地确定知识产权价值。

2）数据服务和增值服务价值

个人健康数据银行服务定价需要包含服务价值，即数据服务价值和增值服务价值，以科学合理的服务价格表现服务价值。在个人健康数据银行提供服务过程中，能够形成数据服务价值和增值服务价值等服务及其相应的服务价值，从而奠定个人健康数据银行服务价值定价的基础。

（1）数据服务价值。数据服务价值来自数据服务过程，即数据价值转化为健康价值的过程。在个人健康数据银行提供数据服务过程中，随着个人健康数据资源的集聚，推动着数据价值生成、数据价值传递和数据价值实现的实现。个人健康数据银行数据服务价值，借助个人健康数据银行交易平台从数据提供者向数据使用者转移，维持个人健康数据银行可持续运营。

个人健康数据银行数据服务价值，通过用户获得的健康价值进行衡量，如用户健康状态改善程度、疾病诊断准确性等，以间接的、可量化的指标进行衡量。个人健康数据银行可以通过观察分析数据服务给用户带来的效益确定数据服务价值，即分析用户获得的健康效益、经济效益和社会效益，从用户的综合效益中计量获得的数据服务价值。

（2）增值服务价值。增值服务价值来自增值服务过程，即数据价值转化为附加价值的过程。个人健康数据银行为个人用户提供预防干预与临床干预服务、健康信息推送服务等增值服务，从而使个人健康数据银行获得由数据价值转化的附加价值，附加价值成为个人健康数据银行提供增值服务价值衡量的核心指标。

个人健康数据银行增值服务价值，通过用户获得的附加价值进行衡量，如预防干预的有效性、临床干预的及时性等，仍然以间接的、可量化的指标进行衡量。个人健康数据银行通过汇总分析用户反馈信息获取具体的增值服务价值，综合反映在增值服务的有效性、及时性和可靠性等指标中，从用户的真实感受中计量获得的增值服务价值。

2. 个人健康数据银行服务定价策略分析

个人健康数据银行服务定价内涵分析可知，个人健康数据银行服务定价应真实地反映产品价值和服务价值。个人健康数据银行服务定价策略，可以参考先低后高定价策略、先高后低定价策略、差别定价策略、捆绑定价策略、灵活定价策略和平坦式定价策略等基本定价策略，根据不同的场景选择适合的定价策略。

1）先低后高定价策略

先低后高定价策略常用于开拓市场阶段的产品和服务定价，用于吸收用户、增强用户自我存在感。初始设定的产品和服务价格低于成本甚至免费，然后再根据市场需求量和用户反馈情况逐渐提高价格。先低后高定价策略增加了用户对产品和服务的体验，以最大限度地获取市场份额、稳定的预期收益。

个人健康数据银行采取先低后高定价策略，可以让更多的用户体验数据价值和健康价值，以健康状态改善增加用户黏性、保证服务质量。尽管先低后高定价策略能够增加用户黏性、保证服务质量，但是需要个人健康数据银行预先投入大量资金，从而增加了资金回收风险。

2）先高后低定价策略

先高后低定价策略适用于垄断性产品和服务领域，以期加快投资回报、形成优质优价的品牌形象，一旦产品和服务进入稳定的市场环境再以低价形式推广，从而提高产品和服务的普及程度。先高后低定价策略调高了用户优质优价的预期，有助于产品和服务品牌形象快速在市场中形成定位。

个人健康数据银行采取先高后低定价策略，可以让用户真切地感受到数据价值、健康价值与品牌价值之间的关系，加深对优质优价、健康管理的理解和认识。尽管先高后低定价策略能够快速形成品牌定位、加快投资回报，但是需要个人健康数据银行准确把握产品和服务的市场预期，从而增加了市场定位的风险。

3）差别定价策略

差别定价策略有助于均衡经济效益和社会效益，针对不同的用户实施不同的收费标准。采用这种策略的原因主要有两个：一是用户心理决定他的支付意愿不会超过用户认可的支付能力；二是对于责任范围内部和外部的用户应该收取不同的费用。差别定价策略充分满足了不同群体的需要，有助于体现产品和服务提供商的社会责任。

个人健康数据银行采取差别定价策略，可以让不同群体都能体验数据价值和健康价值，充分展现个人健康数据银行公益性和营利性。尽管差别定价策略能够满足不同群体的需要、履行好社会责任，但是需要个人健康数据银行能够精准地对不同群体进行划分，从而增加了客户细分的风险。

4）捆绑定价策略

捆绑定价策略是一种特殊的差别定价方法，通过将可以独立定价的不同产品或服务捆绑后以统一价格进行销售的一种定价方式，从而形成具有互补性的产品或服务组合优势。捆绑定价策略将多项产品或服务捆绑一起，可以降低消费者对产品或服务估价的差异性，能够以组合优势满足消费者的多样化需求。

个人健康数据银行采取捆绑定价策略，能够以更低的捆绑价格满足用户多样化需求，降低用户的搜索成本、使用难度和交易成本。尽管捆绑定价策略能够以较低的边际成本满足用户多样化需求，但是需要个人健康数据银行能够将适合捆绑的产品或服务捆绑在一起，从而增加用户需求分析的风险。

5）灵活定价策略

灵活定价策略面向产品或服务多方面的异质化，通过提供不同的产品或服务价格组合供消费者选择，致力于满足消费者不同的价格偏好。灵活定价策略在消费者细分的基础上，对不同价格偏好的消费者提供不同的产品或服务价格组合，在最大限度地满足消费者需求的同时实现利润最大化。

个人健康数据银行采取灵活定价策略，能够以灵活的价格组合满足用户不同的价格偏好，从而提高将数据价值转化为健康价值的能力。尽管灵活定价策略能够以产品或服务价格组合满足用户不同的价格偏好，但是需要个人健康数据银行能够提供满足用户不同价格偏好的产品或服务价格组合，从而增加了用户价格偏好细分的风险。

6）平坦式定价策略

平坦式定价策略通常采取两段收费方式，即先向消费者收取使用权费，然后再按小时、月或年等方式收取每单位使用费。平坦式定价策略可以依据基础设施建设、软硬件系统研发等基本建设，以及运营维护、系统运行等使用情况分别定价，有助于最大限度地保障基础设施建设、软硬件系统研发等资金的投入。

个人健康数据银行采取平坦式定价策略，能够按使用权费和使用费分别定价形成两段收费方式，从而保障个人健康数据银行数据库、知识库等软硬件系统研发资金的投入。尽管平坦式定价策略能够有效保障基本建设资金的持续投入，但是需要个人健康数据银行提供用户信服的成本分摊策略，从而增加了用户信任危机。

个人健康数据银行服务定价策略选择决策，依赖于市场环境、用户需求状况、自身服务能力等因素，从多种策略中选择一个或者多个策略组合进行定价。个人健康数据银行服务定价策略遵循"基于数据价值、反映健康价值、瞄准品牌价值"的基本原则，最大限度地实现公益性和营利性的均衡。

6.3.2　个人健康数据银行服务定价模式

个人健康数据银行服务定价策略描述了具体的定价方法，致力于以科学合理的价格表现价值，其核心在于数据价值、健康价值和品牌价值的评估与评价。在现实情景中的定价决策，需要综合考虑内部的成本和外部的竞争因素，因此分别形成以价值、成本和竞争为核心的三种定价模式。个人健康数据银行服务定价模式如图 6-9 所示。

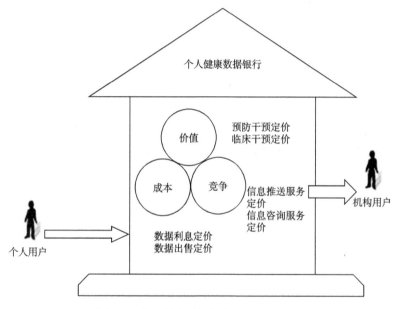

图 6-9　个人健康数据银行服务定价模式

1. 基于价值的定价模式

以用户感知价值为基础的定价方法，需要评价用户需求和价值感知情况，根据用户感知价值制定目标价格。在基于价值的定价模式中，价值和价格决定目标成本，并引导产品和服务的设计开发。个人健康数据银行需要综合考虑用户感知的数据价值、健康价值和品牌价值，根据用户感知价值制定服务目标价格，预防干预定价、临床干预定价直接关联用户健康价值感知，可以采用基于价值的定价模式。

1）预防干预定价

在个人健康数据银行提供个性化健康管理服务过程中，需要通过预防干预提醒用户存在的健康风险，帮助用户改变不良行为、不良生活方式及习惯，从而使用户能够更好地改善健康状态。预防干预定价更多地依赖用户感知的健康价值，以用户健康状态改善程度体现的健康价值制定目标价格。

（1）远程监控服务。面对远程监控服务的连续性，远程监控服务定价可以采用包时收费模式，按一个固定的时间单位（如年、月）收取服务费，意味着不按次数计费且不考虑提供的数据数量、付出的劳动成本等因素。包时收费模式对于有长时间定期或不定期服务需求的用户相对有益，是一种相对容易计量的定价模式。个人健康数据银行远程监控服务采用包时收费定价模式，具体的包时收费价格取决于用户感知的健康价值。

（2）健康教育服务。以科普教育、健康知识传播等为目的的公益性健康教育活动，个人健康数据银行可以提供免费服务。为用户提供健康知识传授、心理辅导等健康教育服务，个人健康数据银行可以采取按时计费的定价方式。按时计费模式体现了健康教育的时间价值，也是一种相对容易计量的定价模式。个人健康数据银行健康教育服务采用按时计费定价模式，具体的按时计费价格取决于用户感知的健康价值。

（3）健康风险管控服务。预防干预的目的在于有效控制健康危险因素，有效降低疾病风险、预防和控制疾病。面对健康风险管控服务，个人健康数据银行可以采用计次收费的定价方式。计次收费模式可以融入用户健康状态改善程度，以用户健康状态改善程度作为计量标准。个人健康数据银行健康风险管控服务采用计次收费定价模式，具体的计次收费价格取决于用户感知的健康价值。

2）临床干预定价

个人健康数据银行提供的预防干预服务可以有效降低疾病风险，临床干预服务可以有效控制病情进展和并发症的出现。个人健康数据银行提供的临床干预服务，以专业人员对原始数据的分析、加工、处理、归纳、提炼、重组为基础。临床干预定价更多地依赖用户感知的健康价值，以用户健康状态改善程度体现的健康价值制定目标价格。

（1）诊疗服务。针对临床用户采取干预措施以控制疾病进展和并发症出现，通过拟订治疗方案、提供诊疗服务为用户降低健康损失。面对拟订治疗方案、提供诊疗服务，个人健康数据银行可以采用计次收费的定价方式，以拟订治疗方案、提供诊疗服务的次数作为定价标准。个人健康数据银行诊疗服务采用计次收费定价模式，具体的计次收费价格取决于用户感知的健康价值。

（2）用药干预服务。用药干预以药物为手段，以减低疾病风险和防止病情进展为目的，用药干预的阶段性指导十分重要。个人健康数据银行的用药干预服务可以采用阶段定价法，即基本的报价很低，但是各种额外事项和后续的阶段性服务则需要较高的服务价格。个人健康数据银行提供的诊疗服务采用阶段定价模式，每一个具体的阶段价格取决于用户感知的健康价值。

（3）疗效跟踪服务。为了保障临床干预服务的效果，疗效跟踪服务成为一个必然阶段。疗效跟踪服务同样可以采用阶段定价法，通常用户在家恢复初期因病情的不稳定，需要个人健康数据银行实时监控，并且检测的指标较多、收费较高，而中后期病情较稳定或基本好转，监测频率降低、监测项目减少，因而收费降低。因此，每一个具体的阶段价格取决于用户感知的健康价值。

2. 基于成本的定价模式

基于成本的定价模式较为常见，成本加期望利润的定价方式成为诸多企事业单位努力的目标和方向。在基于成本的定价模式中，成本决定价格体现了产品和服务的市场优势地位。个人健康数据银行采用基于成本的定价模式，不但有助于明确成本控制的目标，而且能够明确期望利润的目标。

1）数据利息定价

个人健康数据银行获取的个人健康数据存在免费和收费两种类型。免费数据指用户将日常数据无偿贡献给个人健康数据银行，在保护数据隐私、数据安全和数据产权的前提下，给予个人健康数据银行数据处理的完全权限。收费数据指涉及用户数据隐私、数据安全和数据产权的重要数据，个人健康数据银行以支付利息的方式有偿使用数据。

个人健康数据银行数据利息可以采取差别定价策略，即根据数据种类、数据数量、数据质量、内核知识等将涉及数据隐私、数据安全和数据产权的数据划分等级，对不同等级的数据利息依据成本消耗情况采用差别定价模式。个人健康数据银行数据利息定价，还涉及利息种类，即短期利息或者长期利息，通常长期利息定价要远高于短期利息定价。

2）数据出售定价

个人健康数据银行出售的个人健康数据存在原始数据和数据衍生物两种类型。原始数据出售涉及数据隐私、数据安全和数据产权，可以采取平坦式定价策略，即先向机构用户收取数据使用权费，一定使用期限后，随着数据的更新按次收取数据使用费。数据衍生物出售可以采取效益收费策略，根据机构用户新增经济效益收取一定比例的费用，采用效益收费策略需要个人健康数据银行密切关注机构用户使用数据的效益情况。

个人健康数据银行在收集个人健康数据时，无论是原始数据还是数据衍生物都会产生相应成本，因此，在数据出售服务定价时首先需要考虑成本因素。原始数据出售的平坦式定价策略和数据衍生物出售的效益收费策略，都需要在核算成本支出的基础上进行数据出售定价。

3. 基于竞争的定价模式

在激烈竞争的市场环境中，需要根据竞争对手的战略、价格等因素有针对性、策略性地制定自己的产品和服务价格。以竞争为基础的定价模式，需要综合考虑市场竞争性、产品和服务特性等因素。个人健康数据银行采用基于竞争的定价模式，有助于更加清晰地明确自己在市场环境中的定位，形成以价格标识的市场定位。

1）信息推送服务定价

在现实环境中，存在多种相同或者不同信息类型的推送服务，信息推送服务就会采用基于竞争的定价模式。信息推送服务可以采用捆绑定价策略，即将普通推送和专项推送服务捆绑打包以统一价格进行销售，具体以固定时间段为单位收取该段时间内的信息推送费用，推送次数没有限制。

对于接受信息推送服务的用户，个人健康数据银行将收取广告宣传费，具体采用点击收费（cost per click，CPC）方法进行收费，即根据点击量收取费用。个人健康数据银行应用点击收费方式方法，意味着用户仅为自己主动的点击行为付费，而不再为被动的信息显示次数收费。

2）信息咨询服务定价

信息咨询服务也处于激烈的市场竞争环境中，需要采用基于竞争的定价模式。信息咨询服务可以采用灵活定价策略，即根据咨询服务工作量、市场需求情况、市场竞争情况等因素提供不同的价格组合供用户选择，在一个确定的时间段根据用户的选择采用按次收费的方式获取收益。

面对激烈竞争的市场环境，个人健康数据银行需要采用动态定价方式，即随时依据市场供需状况调整信息咨询服务定价，以获取更具竞争优势的价格。灵活定价策略的应用，能够以服务价格组合满足个人健康数据银行用户不同的价格偏好，在最大限度地满足用户需求的同时实现利润最大化。

6.3.3　个人健康数据银行服务定价模型

双边市场又称双边网络（two-sided networks），是具有两个互相提供网络收益的独立用户群体的经济网络。双边市场是一个或几个允许最终用户交易的平台，通过适当地从各方收取费用使双边保留在平台上。个人健康数据银行致力于通过数据处理和深度分析手段有效协调两端用户的资源和需求，符合双边市场的特征。基于双边市场理论建立个人健康数据银行基本定价模型，进而拓展至捆绑定价模型、差别定价模型等，不同模型对应不同的市场类型。因此，从不同角度分析医疗服务市场，需要借助不同的定价模型。

1. 基本定价模型

个人健康数据银行运营模式属于双边市场类型中的受众创造型。在互联网企业中，门户网站、网络视频网站、搜索引擎三类企业属于受众创造型双边市场，受众创造型双边市场的特点是不存在间接网络外部性、交叉网络外部性强、不存在直接交易，其中网络外部性指产品价值随购买产品及其兼容产品的消费者数量的增加而增加的现象。同时，基本定价模型是垄断平台，即双边市场中只存在一家个人健康数据银行。通过双边消费者的效用对其行为的影响，建立最大化个人健康数据银行利润的基本定价模型，从而决定双边市场服务定价。

个人健康数据银行的双边分别是数据提供者和数据使用者，双边双方需求互补，个人健康数据银行即平台企业。双边市场的基础特征：①存在两类（或者多类）不同类型的数据提供者，如个人用户和机构用户；②数据使用者主要是个人用户，存在着不同的需求，而且需求具有不能被个人用户内部化的外部效应；③存在平台企业，能够内部化外部效应，并且从中获取利润。

个人健康数据银行通过支付利息的方式获取数据提供者具有数据隐私、数据安全和数据产权的个人健康数据，通过依托匿名处理的原始数据或者数据衍生物向数据使用者提供数据服务而获取利润。个人健康数据银行提供数据服务的数据量越大单位数据价值越高，意味着个人健康数据银行具有网络外部性。

基于 Rochet 和 Tirole（2003）提出的双边市场模型，重点介绍基于双边市场的个人健康数据银行服务基本定价模型。在基本定价模型中，θ_A 代表数据提供者的保留效用（为激励数据提供者贡献数据，个人健康数据银行提供短期利息、长期利息作为奖励）；θ_B 代表数据使用者接受数据服务的保留效用；λ_{AB} 指数据使用者数量对于数据提供者数量的交叉网络外部性；λ_{BA} 指数据提供者数量对于数据使用者数量的交叉网络外部性；c_A 是个人健康数据银行采集数据提供者个人健康数据的单位成本；c_B 是个人健康数据银行提供数据服务的单位成本；n_A 是交易的数据提供者数量（假定双边交易方的总规模数量都是 1）；n_B 是交易的数据使用者数量（$n_A = \phi(U_A)$，$n_B = \phi(U_B)$，两者均是增函数）；π 代表个人健康数据银行利润；U_A 代表数据提供者效用；U_B 代表数据使用者效用。决策变量：P_A 是个人健康数据银行支付数据提供者收益的利率；P_B 是个人健康数据银行向数据使用者提供数据服务的价格。

个人健康数据银行的利润函数为

$$\pi = (P_B - c_B)n_B - (P_A + c_A)n_A \pi = (P_B - c_B)n_B - (P_A + c_A)n_A \tag{6-4}$$

数据提供者和数据使用者的效用函数分别为

$$U_A = \theta_A + \lambda_{AB}n_B - P_A \tag{6-5}$$

$$U_B = \theta_B + \lambda_{BA}n_A - P_B \tag{6-6}$$

根据现实情况可知，n_A（或 n_B）与 U_A（或 U_B）存在正相关关系。因此假设 $n_i = \zeta U_i$（$i = A$ 或者 B）。在此基础上，可将式（6-4）~式（6-6）联立，并令 $\dfrac{\partial \pi}{\partial U_A} = 0$、$\dfrac{\partial \pi}{\partial U_B} = 0$ 使得个人健康数据银行利润最大化，进而可得均衡价格：

$$P_A = \lambda_{AB} n_B + c_A - \zeta \qquad (6\text{-}7)$$

$$P_B = \zeta + c_B - \lambda_{BA} n_A \qquad (6\text{-}8)$$

对式（6-7）及式（6-8）进行参数分析可以获得一些研究结论，这些研究结论为个人健康数据银行服务定价提供理论依据。

（1）数据提供者数量越多，数据使用者支付费率越低。

（2）数据使用者数量越多，数据提供者收益利率越高。

（3）数据提供者数量关于效用的敏感系数越高，个人健康数据银行双边定价越高。

（4）数据使用者数量对于数据提供者数量的交叉网络外部性越强，数据提供者收益利率越高。

（5）数据提供者数量对于数据使用者数量的交叉网络外部性越显著，数据使用者支付费率越低。

2. 捆绑定价模型

假设个人健康数据银行为数据使用者提供两项数据服务 S_1 和 S_2，单独提供数据服务时的定价分别为 P_1 和 P_2，两项服务的成本分别为 c_1 和 c_2，数据使用者对于两项服务的保留效用分别为 θ_1 和 θ_2，各项服务的数据使用者数量分别为 n_1 和 n_2，数据提供者对各项服务的数据使用者数量的交叉网络外部性分别为 λ_1 和 λ_2（假设 $\lambda_1 \leqslant \lambda_2$），则分别提供两项服务的个人健康数据银行利润为

$$\pi = (P_1 - c_1) n_1 + (P_2 - c_2) n_2 - (P_A + c_A) n_A \qquad (6\text{-}9)$$

现在将两项服务捆绑销售，定价为 P_3，捆绑销售时的成本为 c_3，$\max\{c_1, c_2\} \leqslant c_3 < c_1 + c_2$；数据使用者效用为 U_3；数据使用者对于捆绑服务的保留效用为 θ_3，数据使用者数量为 n_3，数据提供者对数据使用者数量的交叉网络外部性为 λ_3，$\lambda_1 \leqslant \lambda_3 \leqslant \lambda_2$；则两类用户的效用函数分别为

$$U_A = \theta_A + \lambda_{AB} n_3 - P_A \qquad (6\text{-}10)$$

$$U_3 = \theta_3 + \lambda_3 n_A - P_3 \qquad (6\text{-}11)$$

类似于基本定价模型中求解过程，两项服务捆绑销售情形下使得个人健康数据银行利润最大化的均衡价格为

$$P_A = \lambda_{AB} n_3 + c_A - \zeta \qquad (6\text{-}12)$$

$$P_3 = \zeta + c_3 - \lambda_3 n_A \qquad (6\text{-}13)$$

若单独提供某项服务，则使个人健康数据银行利润最大化的均衡支付利率分别为

$$P_{A1} = \lambda_{AB} n_1 + c_A - \zeta \tag{6-14}$$

$$P_{A2} = \lambda_{AB} n_2 + c_A - \zeta \tag{6-15}$$

其中，$n_A = n_1 + n_2$。

在此基础上，比较 P_A、P_{A1} 和 P_{A2}，明显可知 $P_A > P_{A1}$、$P_A > P_{A2}$，意味着若个人健康数据银行提供更多服务，数据提供者收益升高。此外，$P_{A1} + P_{A2}$ 和 P_A 的关系取决于 $c_A - \zeta$ 的正负，这意味着若数据采集成本高于数据提供者数量关于效用的敏感系数，则相比于向一个提供多项服务的个人健康数据银行提供数据，数据提供者向多个提供差别服务的个人健康数据银行提供数据能够获得更高收益；反之则会获得相反的结论。

3. 差别定价模型

不同的数据使用者对于个人健康数据银行的服务偏好和支付能力有所差别，所以个人健康数据银行需要针对不同的数据使用者提供不同等级的服务，进而实施不同的收费标准。

假设有两类数据使用者，第 1 类数据使用者对数据服务要求较高，第 2 类则要求较低，个人健康数据银行需要提供质量较高的服务 q_H（q_H 为服务质量）给第 1 类数据使用者，质量较低的数据服务 q_L 给第 2 类数据使用者，显然 $q_H \geqslant q_L$；提供两类数据服务的成本为 c_1 和 c_2，定价分别为 P_H 和 P_L；数据使用者对于服务质量的边际评估为 $v(v \in [0,1])$；数据使用者的效用为 $U = vq - P$，两类数据使用者进行交易，需满足 $U \geqslant 0$；v_2 是第 2 类数据使用者进行交易的最低边际评估值，即 $U_2 = v_2 q_L - P_L = 0$，同理 v_1 是第 1 类数据使用者进行交易的最低边际评估值；选择交易的第 1 类数据使用者和第 2 类数据使用者的数量分别为 n_1 和 n_2。由于 v 满足均匀分布，则有以下结果：

$$n_1 = P\{v \geqslant v_1\} = 1 - \frac{(P_H - P_L)}{(q_H - q_L)} \tag{6-16}$$

$$n_2 = \frac{(P_H - P_L)}{(q_H - q_L)} - \frac{P_L}{q_L} \tag{6-17}$$

为了使个人健康数据银行实现利润最大化，需要求解以下优化问题：

$$\max_{P_H, P_L} \pi = (P_H - c_1) n_1 + (P_L - c_2) n_2$$

$$\text{s.t. } 0 \leqslant n_1 < 1$$

$$0 \leqslant n_2 < 1 \tag{6-18}$$

$$0 \leqslant n_1 + n_2 \leqslant 1$$

求解可得不同质量等级的服务价格，分别为

$$P_L = \frac{q_L}{2} + \frac{q_L(c_1 - c_2)}{2(q_H - q_L)} + \frac{c_2 q_H - c_1 q_L}{q_H - q_L} \tag{6-19}$$

$$P_H = \frac{q_H}{2} + \frac{c_1 - c_2}{2} + \frac{q_L(c_1 - c_2)}{2(q_H - q_L)} + \frac{c_2 q_H - c_1 q_L}{q_H - q_L} \tag{6-20}$$

比较 P_H 和 P_L 可知 $P_H - P_L = \frac{q_H - q_L}{2} - \frac{c_2 - c_1}{2}$。推断可知，若两类服务质量比例高于成本比例，则高质量服务定价更高；若两类服务成本比例高于质量比例，则高质量服务反而定价更低。这一结论为个人健康数据银行不同质量服务定价提供理论支撑。

6.4　本 章 小 结

个人健康数据银行与商业银行具有不同的服务模式。在对比分析的基础上研究构建了个人健康数据银行概念模型，细化个人健康数据银行服务内容，为增强个人健康数据银行可持续运营能力和提高用户参与意愿奠定基础。本章重点探讨如何激励用户持续、高质量提供个人健康数据，以及如何制定个人健康数据银行服务定价策略和服务定价模式等问题，在双边市场理论指导下构建基本定价模型、捆绑定价模型及差别定价模型等数学模型，为个人健康数据银行成功运营提供理论支撑。

第7章 医学知识数据银行运营模式

医学知识数据银行与个人健康数据银行有着不同的服务对象、服务方式，必然有着不同的运营模式。医学知识数据银行更加关注知识产业化和知识产权化，更加注重人类专家知识与人工智能的集成应用，更加青睐探索未知疾病的挑战。医学知识数据银行运营模式，重点探讨服务模式、激励机制和服务定价。

7.1 医学知识数据银行服务模式

在医学知识数据价值驱动下，医学知识数据银行的服务能力持续提升，主要表现在数据集聚的能力、数据价值转化为健康价值的能力。医学知识数据银行服务模式，能够清晰地展现医学知识数据价值生成、数据价值传递和数据价值实现的过程，为最大限度地提升健康价值奠定了基础。

7.1.1 医学知识数据银行概念模型

医学知识数据银行通过数据整合、数据分析和知识发现等功能实现医学知识数据集聚、数据价值转化为健康价值，通过医学知识数据资产化、知识资产化、知识产权化，全面提升医学知识数据价值增值能力，为医学知识数据提供者、医学知识数据使用者、医学知识数据银行带来可观的经济利益和社会利益。医学知识数据银行概念模型如图 7-1 所示，重点分析医学知识数据来源、医学知识数据用途和医学知识数据银行功能。

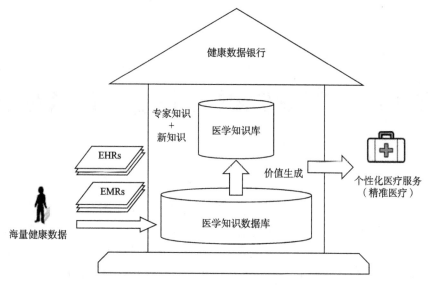

图 7-1　医学知识数据银行概念模型

1. 医学知识数据来源分析

医学知识数据银行的医学知识数据主要来自个人和机构用户，以及开放来源数据。医学知识数据来源广泛，融合了人类专家的知识经验，相对于个人健康数据的内核知识更加丰富、数据价值更大。参照 Miller（2012）关于健康档案银行概念模型中数据来源研究成果，健康医疗数据来源如图 7-2 所示，健康医疗数据分别进入个人健康数据库和医学知识数据库。

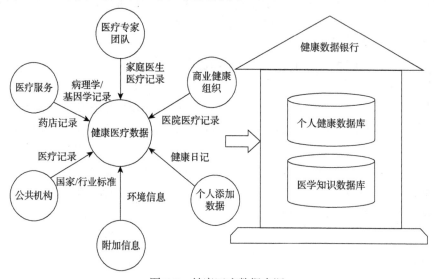

图 7-2　健康医疗数据来源

1）个人用户数据

在医学知识数据银行体系中，能够提供医学知识数据的个人用户主要是医护人员、医学研究人员等医学专家，以及"久病成医"的患者提供的具有医学知识的相关数据。医学专家和"久病成医"的患者提供的医学知识数据具有不同的层次，医学专家提供的医学知识数据主要来自疾病诊断、治疗过程的实践，而类似PatientsLikeMe 的社交平台上"久病成医"的患者提供的医学知识主要来自自我体验的过程。

个人用户可以提供经患病群体授权的基因数据、临床表现数据、诊疗数据等，如胃癌患者的年龄、地域、性别比例、DNA 共性分析结果、治愈比例及方法、用药情况；或者通过招募有具体特征的患者进行临床试验，为招募患者在医学知识数据银行开设账户存储数据，并将临床试验结果返回到患者账户。

个人用户提供的医学知识数据来自个体直接关联的情景，依托电子病历、医学研究报告等载体，充分融合了个人用户的经验知识。由于个人用户提供的医学知识数据来源广泛、渠道复杂，增添了数据存储、管理、分析和使用的难度，需要应用大数据清洗等技术进行规范化处理，提升来源于个人用户数据的应用价值。

2）机构用户数据

在医学知识数据银行体系中，医疗机构、制药公司、保险公司等机构提供医学知识数据，记载了机构用户运营实践中积累的医学知识经验。机构用户提供的医学知识数据以群体数据为主，或者涉及基于群体数据的医学研究报告等数据衍生物，能够用于反映个体或者群体健康状态的医学知识数据。

机构用户提供的医学知识数据覆盖范围和涉及内容广泛，如医院的医疗记录和用药记录，牙科诊所、康复中心、护士之家等专科机构的特定数据，传染病预防与防治中心、公共卫生医疗机构等医学研究机构拥有的大量样本数据。机构用户可以通过在医学知识数据银行建立的健康账户录入，或通过购买协议由专用的数据接口导入。医学知识数据来自医学实践，如医疗机构动态监测、制药公司在社交媒体的帖子，甚至政府职能部门提供的临床信息（Ghassemi et al.，2015）。

在机构用户提供的医学知识数据中，部分数据会关联到个人用户数据，从而形成个体数据和群体数据隐私、数据安全和数据产权保护问题。如果机构用户提供的医学知识数据涉及数据隐私、数据安全和数据产权就必须提供个人用户同意授权书等证明材料，证明机构有权提供医学知识数据。

3）开放来源数据

随着可穿戴设备、远程医疗和移动医疗的广泛应用，以及基于健康医疗数据的精准医疗和疾病预防的推广应用，以开放数据运动拓展健康医疗数据来源成为必然趋势。以移动健康服务为例，移动健康（mobile health, mHealth）将通信技术应用于医疗服务领域，提供健康服务（Reiko and Shintaro，2018），提供实时、连续、长期的移动健康服务。开放数据运动已经涉及每一个行业，要求数据共享和前所未有的跨学科合作（武琳和伍诗瑜，2016），形成了科研众包、数据马拉松和编程马拉松等开放数据趋势。在个人和机构用户数据来源基础上，医学知识数据银行的开放来源数据如图 7-3 所示，涉及心电数据、生命体征参数、运动健康数据等。

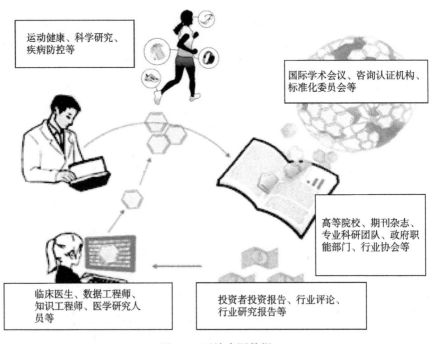

图 7-3　开放来源数据

（1）心电数据。心电图能够反映心脏兴奋的电活动过程，在心脏基本功能及其病理研究方面具有重要的参考价值，用于分析与鉴别各种心律失常，能够反映心肌受损程度与发展过程以及心房、心室的功能结构状况。在日常生活中，可以应用可穿戴设备对患病人群进行心电监护为医生临床诊断提供参考，对健康人群应用心电图进行身体健康状态实时监测。

（2）生命体征参数。医学上称呼吸、体温、脉搏、血压为生命四大体征，是维持生命机体正常活动的支柱，可以用于表征生命机体的健康或者疾病状况。因此，生命体征参数采集对于疾病预防、跟踪治疗具有重要意义。相关机构应用可穿戴式设备、智能终端通过集成的生物传感器实现生命体征参数采集，提升对生命机体健康或者疾病状态的实时监测能力。

（3）运动健康数据。随着运动健康的发展，以生命四大体征数据采集为主的运动健康状态监测得到广泛应用，相关机构可以利用移动终端的定位、记录和交互式功能，实现运动健康数据的有效积累。运动健康数据的采集、存储能力的提高，有助于增强基于运动健康的预防保健能力，以最大限度地提高人们的健康状态。

2. 医学知识数据用途分析

医学知识数据在医学知识数据银行的聚集，产生了临床、科研等多样性的医学知识数据流，可以支持医疗机构、制药公司、保险公司和医学研究机构等主体建立基于医学知识数据的决策模型，从而提高医学决策的科学性和有效性。以医疗机构为例，主要涉及临床决策模型、临床数据动态分析模型、重症监护模型和不良事件预警模型等。

1）临床决策模型

临床决策建模依赖于大量的医学知识数据，不但需要医疗机构提供的相关医学知识数据，而且可以考虑公认的、可获得的临床路径知识源（唐慧等，2015）。因此，临床决策建模需要综合考虑如下数据源。

（1）医学专家相关领域知识，包括临床医生、医学研究人员、临床路径研发人员，记载在文献、学术报告、医学研究报告等载体中的医学知识数据。

（2）国内外已经成功开发的临床路径本体原型，值得借鉴的相关研发经验知识数据。

（3）已经公开发表的相关病种的文献资料，经深入调研获得的研发过程数据。

（4）医疗机构正在应用的临床路径方案，可以深入剖析方案应用效果。

医学知识数据银行可以涉猎更广泛的医学知识数据，依赖于拥有的医学专家资源可以覆盖上述数据源，创建一个完整的面向不同病种的临床决策建模数据源。在医学知识数据基础上，医学知识数据银行应建立相应的临床知识代码体系、临床决策标准体系、相关病种知识体系，从而形成临床推理、决策流程、诊疗任务等临床路径和临床知识分类方法。

医疗机构可以依托医学知识数据银行的数据资源，通过临床医生、临床路径研发人员等深入地理解分析，研究建立自己的临床路径知识分类体系架构，在临床病种诊疗流程抽象的基础上建立临床决策模型。在医学知识数据银行的支持下，医疗机构能够更有效地建立临床决策模型，支持临床医生更加科学精准地进行临床决策。

2）临床数据动态分析模型

临床数据动态挖掘系统依赖于临床数据动态分析模型，医学知识数据银行能够依托医学知识数据提供动态分析模型建立所需要的数据资源，帮助医疗机构提高临床数据动态分析模型的有效性。Celi 等（2014b）利用随机对照试验

（randomized controlled trial，RCT）和观察性研究，进行了临床数据动态挖掘（dynamical clinic data mining，DCDM）研究。Celi 等（2014b）提出的临床数据动态挖掘系统（图 7-4），是一个基于数字化和广义决策的支持系统。

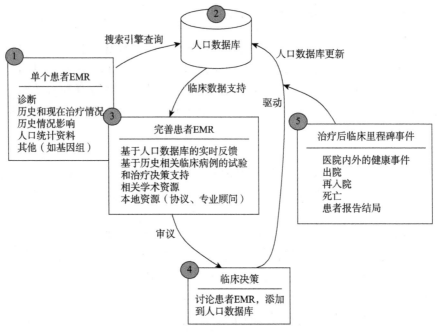

图 7-4　临床数据动态挖掘系统

资料来源：Celi 等（2014b）

　　如图 7-4 所示的临床数据动态挖掘系统，并没有提供有效的临床数据动态分析模型，没有建立不同个体之间的关联关系。临床数据动态挖掘系统聚集了单个患者在诊疗过程中的电子健康数据，包括单个患者的诊断、历史和现在治疗情况、历史情况影响、人口统计资料等相关数据。患者的电子病历数据聚集成一个人口数据库，利用搜索引擎技术可以实时查询患者的有关数据。从而完善患者电子健康档案，支持临床医生临床决策，并将单个患者治疗过程中发生的重要事件，如患者的出院、再入院、死亡、患者报告结局等添加进人口数据库中。

　　在缺乏人口数据库支持的情景下，可以利用医学知识数据银行的医学知识数据，支持医疗机构建立临床数据动态分析模型，支持临床数据动态挖掘系统更加科学精准地运行。基于医学知识数据银行的临床数据动态挖掘系统如图 7-5 所示，医学知识数据银行不但成为替代人口数据库的数据资源，而且可以应用医学知识库的知识提高临床数据动态分析模型的科学性和有效性。

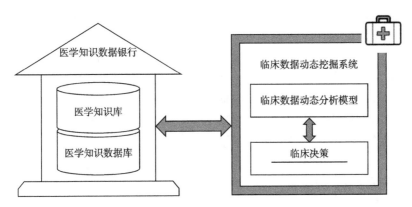

图 7-5　基于医学知识数据银行的临床数据动态挖掘系统

3）重症监护模型

重症监护（Intensive care unit，ICU）依赖于高质量的医学知识数据，涉及多项治疗和干预。麻省理工学院生理实验室利用重症监护医生收集和存储的电子临床记录，结合美国医院电子病历和美国社会安全管理局（Social Security Administration，SSA）的死亡数据，构建了一个开放的多参数智能监测重症监护（multiparameter intelligent monitoring in intensive care，MIMIC）数据库，数据库结构如图 7-6 所示（Ghassemi et al.，2015）。

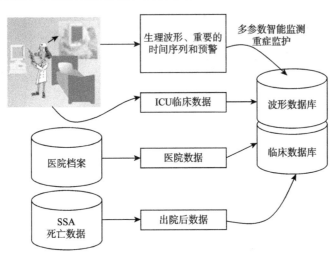

图 7-6　多参数智能监测重症监护数据库
资料来源：Ghassemi 等（2015）

传统的重症监护数据库的目的，在于评估和比较重症监护患者疾病严重程度、治疗效果和治疗成本等。如图 7-6 所示的多参数智能监测重症监护数据库，改变了传统的以人口统计学特征和分布信息归档为主要功能的重症监护数据库，能够提供诸如疾病情况、严重程度、就诊医院和科室等信息（Mohamed et al., 2018）。在多参数智能监测重症监护数据库的支持下，医疗机构的临床医生能够提高重症监护临床决策支持的有效性、准确性和时效性。

多参数智能监测重症监护数据库是一个免费开放的重症监护数据库。医学知识数据银行可以通过生理数据资源网站 PhysioNet（http://www.physionet.org/）访问多参数智能监测重症监护数据库，了解数据库结构和数据资源情况。有针对性地要求个人和机构用户采集、存储重症监护患者的人口统计特征、检验检查结果、基本体征记录、输液和医疗干预记录、护理记录、影像学检查结果、出院记录等临床数据（clinical data），并记录详细的时间信息；要求个人和机构用户采集、存储重症患者的心电、血压、脉搏波、呼吸、血氧、中心静脉压等生理波形数据（physiological waveform data）。

医学知识数据银行提供临床数据和生理波形数据的能力，能够更好地支持重症监护模型建立和多参数智能监测重症监护数据库建设，为临床决策、临床数据动态分析提供丰富的数据集。在医学知识数据银行的支持下，医疗机构能够更加深入地开展临床数据挖掘研究，通过回顾性的临床数据挖掘、分析，发现新知识、新模式，不断提高医疗质量和医疗服务质量。

4）不良事件预警模型

国际协调委员会（International Council for Harmonization，ICH）将不良事件（adverse event，AE）或不良体验（adverse experience）定义为，不良事件指发生在患者或临床研究受试者中的任何不良或不利医疗事件，但事件并不一定同受试药物的使用有因果关系。在临床护理优化方面，Celi 等（2014b）提出了针对不良事件的检测、治疗和预警大数据模型，如图 7-7 所示。

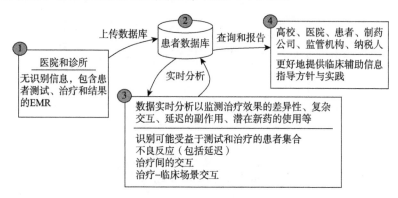

图 7-7　针对不良事件的检测、治疗和预警大数据模型

资料来源：Celi 等（2014b）

（1）不良事件的内涵。临床研究过程中出现的不良事件和实验室检查结果是临床试验安全性评价信息的主要部分。不良事件可以是临床试验过程中任何未预期的体征（包括实验室检查异常等）、症状或疾病，但并不一定与治疗有因果关系。

在一个临床试验中，几乎每个受试者都会发生各种不良事件，而不良事件通常包含着临床试验中最重要的安全性信息，相关管理部门对于不良事件的报告和管理要求十分严格，要尽可能全面、清晰、准确地收集与不良事件相关的信息，同时要高度重视不良事件数据的质量和准确率。

（2）病例报告表。与不良事件人工检查密切相关的病例报告表（case report form，CRF）模块主要包括病史（medical history，MH）、伴随用药/治疗（concomitant medication，CM）、用药记录（drug exposure，EX）、实验室检查（laboratory test results，LB）和试验完成情况总结（disposition，DS）等模块。

第一，病史资料。包括既往疾病史、现病史、药物过敏史等数据。在试验进行时仍存在的疾病即现病史，如果病情严重程度没有改变，则不需当作不良事件报告。因此，需检查现病史是否与不良事件重复记录。

第二，伴随用药/治疗。主要记录受试者在试验期间接受的非试验药物或治疗，包括药物或治疗名称、用药剂量和频率、开始服药时间和停药时间、合并用药原因等。处理不良事件的医疗措施需要记入伴随用药/治疗中，同时不良事件发生时间与合并用药/治疗的起止时间之间的先后顺序也需要检查。

第三，用药记录。包括受试药物的规格、服药剂量、时间及频率、剂量改变或停药原因等。不良事件中用药剂量的改变要与服药记录一致，同时服药时间与不良事件起止时间也是判断不良事件是否由受试药物引起的关键性证据。

第四，实验室检查。其中各项指标的结果通常需要进行临床意义判断，对于偏离正常值范围的检查结果需要进行确认和判断，有临床意义的情况需要记入不良事件。

第五，试验完成情况总结。主要记录受试者的最终完成情况，包括完成时间、中止时间及中止原因。因不良事件退出的受试者，在不良事件表中需有相应的记录。

医学知识数据银行应结合不良事件的内涵、病例报告表等基本内容，要求个人和机构用户注重相关数据的采集和存储，为医疗机构提供真实性、有效性数据。在人类专家和人工智能指导下，建立针对不良事件的检测、治疗和预警大数据模型，持续优化不良事件检测、治疗和预警大数据模式，帮助个人和机构用户提高医疗质量安全监控能力。

3. 医学知识数据银行功能分析

健康数据银行具有健康医疗数据价值生成、数据价值传递和数据价值实现功能，但是个人健康数据银行和医学知识数据银行的功能有所不同，医学知识数据银行侧重于健康医疗数据价值生成。医学知识数据银行重点通过知识资产化和知识产权化过程，将医学专家知识转化为新知识存入医学知识库，实现医学知识数据价值生成（图 7-8）。医学知识数据银行功能，主要集中在医学知识数据库管理和医学知识库管理。

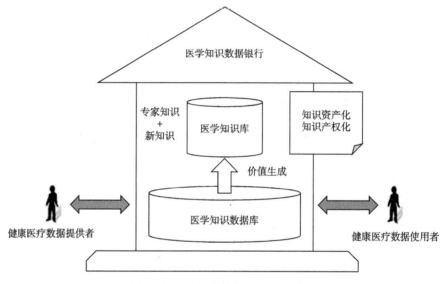

图 7-8　医学知识数据银行功能结构

1）医学知识数据库管理

医学知识数据库管理重点关注医学知识数据库的完整性和安全性。医学知识数据库的完整性是指数据库内容的正确性和一致性；医学知识数据库安全性，在于保证医学知识数据库不被非法使用，避免数据库内容泄露、更改和破坏，保证医学知识数据库的数据隐私、数据安全和数据产权不受侵犯。

（1）医学知识数据库完整性。在医学知识数据银行运营过程中，保证医学知识数据库内容的正确性和一致性，能够避免产生错误的推理结果，避免引起整个医学知识数据库的全面崩溃。在临床应用中，一旦产生错误的推理结果，影响十分巨大，甚至直接关系到患者的生命健康。

医学知识数据银行应建立医学知识数据正确性和一致性校验功能，以确保医学知识数据库完整性。面对来源广泛、复杂的医学知识数据渠道，医学知识数据银行应建立一个开放透明、规范标准的医学知识数据采集、存储、管理、分析和使用机制，用于约束个人和机构用户的数据管理行为。

（2）医学知识数据库安全性。在医学知识数据银行运营过程中，除了应用必要的防火墙软硬件资源之外，为了确保医学知识数据库安全，每个用户都必须拥有合法的用户名和口令才能进入自己的健康账户进行相应的操作。医学知识数据银行可以对不同的用户授予不同的操作权限，使用户只能在自己权限允许的范围内进行操作，拒绝任何超越权限范围的操作。

医学知识数据银行是医学知识数据库安全保护的第一责任人。医学知识数据银行应建立健全与个人和机构用户之间数据隐私、数据安全和数据产权安全保障机制，建立健全共同保障医学知识数据库安全的协商机制和奖惩机制。医学知识数据银行应实现以完善的制度机制制约个人和机构用户的行为，形成共筑安全网的安全保障生态环境。

医学知识数据银行充分利用自己拥有的专家资源，在保持医学知识数据库完整性和安全性的前提下，持续提升医学知识数据资产带来健康价值和经济价值（社会价值）的能力。一方面，充分挖掘医学知识数据内核知识，将数据资源转化为更具价值的数据资产；另一方面，合理配置数据资产经营管理和服务资源，提升数据资产控制力和价值增值能力。

2）医学知识库管理

医学知识数据银行专家团队对获取的各类数据进行大数据挖掘、知识发现和知识提炼转换成科学知识，如胃癌的基本特征、诱发原因等，生成标准的医学知识存入医学知识库。医学知识库管理需要从医学知识、医学专家源头把关，从源头上保障原始数据、数据衍生物的完整性和安全性。

（1）医学知识管理。在医学知识库中包含两类知识：一是科学知识，主要包括认知（cognition）或推理（deduction），如医学知识数据银行专家团队对获取的各类数据应用大数据分析技术进行数据挖掘、知识发现和知识提炼转换成科学知识，如胃癌的基本特征、诱发原因等；二是专家知识，即医学专家的临床经验，可分为两大类，专家知识与识别（recognition）或归纳（induction）有关，如记录完整的患者治疗过程信息和有效的临床指导原则等。医学知识数据银行围绕医学知识管理的重点，在于通过医学知识的深入研究实现医学知识发现目的，具体的医学知识研究和知识发现有两种方式（图 7-9）。

第一，专家团队发起。医学知识数据银行专家团队发起，利用医学知识数据银行拥有的医学知识数据资源开展医学知识研究和知识发现。经过数据挖掘、知识发现和知识提炼形成的知识存入医学知识库，形成的医学知识产权归医学知识数据银行所有，以知识服务和知识产权交易提高知识使用效率。

第二，机构联合发起。医学知识数据银行与医疗机构、制药公司、医学研究机构等机构签署合作协议联合发起，依托拥有的共同资源联合开展医学知识研究

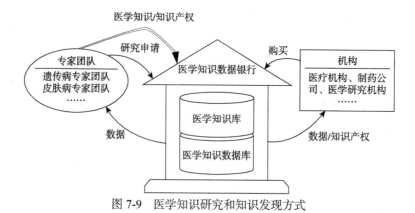

图 7-9　医学知识研究和知识发现方式

和知识发现。经过数据挖掘、知识发现和知识提炼形成的知识存入医学知识库，形成的医学知识产权由医学知识数据银行与机构共享，在医学知识服务和知识产权交易中提升知识价值。

在具体的应用场景，临床医生根据具体患者的症状和体征进行推理时，会综合应用科学知识和专家知识。医学知识数据银行可以将患者的医学知识数据存储在医学知识数据库中，或者将医学知识储存在医学知识库中。在医学知识数据和医学知识进行存储时，都要求进行数据和知识的组织与格式化，形成具有一定规则的数据结构、知识结构以支持辅助决策。

（2）医学专家管理。医学知识数据银行面向医学专家的知识获取方式主要有两大类：一是直接方式，即医学专家直接向医学知识数据库提供一定数量的数据和资料，运用大数据分析、数据挖掘等技术从医学知识数据库中提取出医学知识。二是间接方式，首先，医学专家将自己的医学知识用语言及书面的形式整理出来；其次，数据工程师或者知识工程师在医学专家的帮助下对所提供的医学知识数据进行分析、抽象及简化，将提炼的医学知识数据输入医学知识数据库。

医学专家是医学知识数据银行正常运营的重要基础和保障，需要拥有一支高素质的专家团队，有效地开展医学知识管理。医学知识数据银行的医学专家，分为内部专家和外部专家两种类型。医学知识数据银行聘请的医学专家负责将医学知识数据库中的数据转化为医学知识库中的知识，大部分为拥有大数据分析能力的数据工程师和知识工程师；作为个人用户的外部医学专家，可以根据医学知识数据银行提供的标准和要求向医学知识数据库提供医学知识数据。为了扩大内外部医学专家之间的沟通与交流，医学知识数据银行应研发和应用医学专家系统，以更好地管理医学专家、更好地获取医学专家知识、更好地转化健康价值。

（3）医学知识库维护。医学知识库包括三部分内容：一是规则库，存储将问题域的医学知识和专家的临床试验知识形式化的规则；二是条件库，只有当规则的条件/前提表中的每个事实都成立且其结论的权值大于预先设定的阈值时该规则才为真；三是动态知识库，包括个人和机构用户输入的数据、系统推理用的规则、根据规则得出的结论，以及在解释用户提问时的运行过程记录等。

医学知识库是医学知识数据银行运营的基础，也是医学知识数据资产化的关键环节。面对采集的个人健康数据和医学知识数据，医学知识数据银行专家团队需要应用大数据分析技术进行数据挖掘、知识发现和知识提炼，如胃癌的基本特征、诱发原因等，将获取的科学知识存储在医学知识库中。医学知识库建设需要遵循基本的知识库建设策略，根据科学的策略建立医学知识库模型。

为了增加医学知识数据银行专家团队参与医学知识库维护的意愿，能够为用户提供更加高效的医学知识数据服务，及时有效地更新医学知识库尤为重要。医学知识库更新包含知识更新和知识扩充两个方面，知识更新和知识扩充均包含两个层次，第一层是系统的周期性更新和扩充，即按照一定期限统一更新和扩充医学知识；第二层是个人即时更新和扩充，专家依据医学领域前沿及其发展动态实时更新和扩充医学知识。

医学知识库保护包括安全登录、访问分类控制、非技术手段保护。设置安全登录机制，以便对访问用户进行控制和管理。医学知识数据访问权限的分类控制，将访问用户根据权责划分为普通用户、专家用户和系统管理员三方，对各类用户赋予不同的权利，划分不同的安全域。采取三方认证机制、合同约束机制、政策法规制定与完善机制等非技术手段，从根本上对医学知识数据隐私、数据安全和数据产权进行保护。

7.1.2　医学知识数据银行服务策略

医学知识数据银行的竞争优势来自知识资产化和知识产权化过程。医学知识数据银行专家团队凭借拥有的医学知识数据资源，应用大数据分析和人工智能等技术进行数据分析、数据挖掘，从医学知识数据中提炼医学知识，并申请获得医学知识产权。在医学知识数据银行运营过程中，医疗机构、制药公司、保险公司和公共机构等机构努力贡献、使用医学知识数据，在医疗服务供应链中发挥重要作用。

1. 医学知识数据银行服务模式概述

医学知识数据银行兼具公益性和营利性，凭借医学知识数据提供的数据服务也应满足公益性和营利性需要。在大数据分析和人工智能技术支持下，医学知识数据银行将集聚的数据价值转化为健康价值，致力于最大限度地提高用户和公众的健康状态。在数据价值和健康价值驱动下，医学知识数据银行持续创新服务模式，形成面向用户的增值服务模式和面向公众的开放服务模式（图 7-10），前者满足营利性需求，后者满足公益性需求。

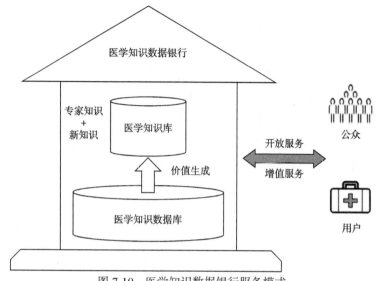

图 7-10　医学知识数据银行服务模式

1）面向用户的增值服务模式

医学知识数据银行拥有个人用户和机构用户，相对于个人健康数据银行，医学知识数据银行更倾向面向机构用户提供数据服务。无论是原始数据还是数据衍生物，医学知识数据银行面向机构用户提供增值服务，存在医学知识数据银行直接提供数据服务和间接提供数据服务两种模式（图 7-11）。在面向用户的增值服务模式中，致力于将医学知识数据价值转化为健康价值，最大限度地实现医学知识数据价值和价值增值服务。

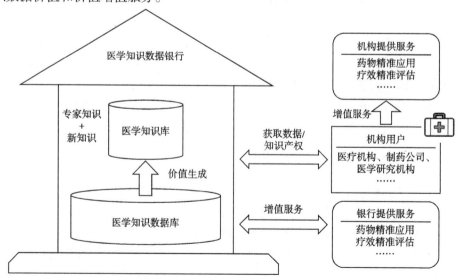

图 7-11　面向用户的增值服务模式

（1）医学知识数据银行直接服务模式。医学知识数据银行直接向医疗机构、制药公司、医学研究机构等机构用户提供增值服务，如药物精准应用、疗效精准评估等增值服务。在医学知识数据银行直接服务模式中，作为最终用户的机构是健康价值的直接受益者，医学知识数据银行直接将数据价值、知识价值转化为机构用户的健康价值，提高机构用户增值服务能力和竞争优势。

（2）医学知识数据银行间接服务模式。医疗机构、制药公司、医学研究机构等机构用户向医学知识数据银行获取数据和知识产权，然后为相关机构提供药物精准应用、疗效精准评估等增值服务。在医学知识数据银行间接服务模式中，机构用户的用户才是健康价值的受益者，机构用户将获取的数据和知识产权蕴含的数据价值、知识价值转化为相关机构的健康价值，提高相关机构增值服务能力和竞争优势。

2）面向公众的开放服务模式

医学知识数据银行的公益性，要求医学知识数据银行能够面向公众提供开放服务，从而更广泛地提高医学知识数据价值。为了最大限度地提高公众的健康利益，医学知识数据银行提供多参数智能监测重症监护、不良事件预警等专业开放服务，以及健康信息服务、用药咨询服务、医疗保险服务、预防保健服务等非专业开放服务（图 7-12）。面向公众的开放服务模式能够以一个更加公开、透明的方式实现数据价值转化，将健康价值渗透到覆盖的每一位受益者。

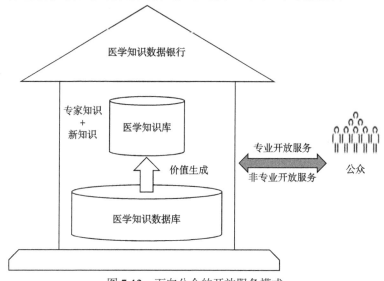

图 7-12　面向公众的开放服务模式

（1）医学知识数据银行专业开放服务。医学知识数据银行专业开放服务主要面向医疗机构、制药公司、医学研究机构等专业机构，如面向医疗机构提供临床决策、临床数据动态分析、多参数智能监测重症监护、不良事件预警等专业开放服务。医学知识数据银行依托自己拥有的医学知识数据价值、知识价值提供专业开放服务，从而提高专业机构的医疗服务能力和竞争优势。

（2）医学知识数据银行非专业开放服务。医学知识数据银行非专业开放服务主要面向个体和群体等非专业机构，如面向公众提供健康信息服务、用药咨询服务、医疗保险服务、预防保健服务等非专业开放服务。相对于专业开放服务，非专业开放服务能够以点滴的数据价值、知识价值渗透到更加广泛的公众范围内，转化为每一位受众点滴的健康价值，有助于以点滴的价值作用满足每一位受众的健康需要和医疗服务需求。

2. 医学知识数据银行服务内容

医学知识数据银行服务主要包含面向用户的增值服务和面向公众的开放服务，具体包括知识产权交易服务、面向个人用户的精准医疗服务、面向机构用户的知识交易服务和面向公众的开放服务等服务内容。

1）知识产权交易服务

医学知识数据银行在数据资产化、知识资产化和知识产权化过程中，创造产生具有创新性智力劳动成果的专有权利，成为医学知识数据银行的合法知识财产。面对自己拥有的专利权、著作权和商标权等相关知识产权，医学知识数据银行可以通过普通许可、排他许可和独占许可等许可方式，授权个人和机构用户使用知识产权进行医学研究、提供个性化医疗服务等用途。

2）面向个人用户的精准医疗服务

精准医疗服务包括以基因测序为代表的疾病精准诊断服务、疾病风险预测等，还包括药物精准应用、疗效精准评估等在内的精准治疗服务（范美玉和陈敏，2016）。医学知识数据银行依托拥有的医学知识数据、医学知识、专家团队和大数据分析技术，以数据价值、知识价值面向个人用户提供精准医疗服务，帮助患者治疗疾病、恢复健康。面向个人用户的精准医疗服务，能够精准地实现数据价值、知识价值向健康价值的转换。

3）面向机构用户的知识交易服务

在医学知识数据银行的医学知识库中，包含科学知识和专家知识。医学知识数据银行面向医疗机构、制药公司、医学研究机构等机构用户提供知识交易服务，出售医学知识库中的科学知识和专家知识。面向机构用户的知识交易服务，能够获得巨大的经济效益和社会效益，一方面医学知识数据银行获取经济收益；另一方面，促进机构用户医学研究进展，扩大知识应用范围，提高知识利用率，获取社会效益。

4）面向公众的开放服务

医学知识数据银行面向医疗机构、制药公司、医学研究机构等专业机构，提供临床决策、临床数据动态分析、多参数智能监测重症监护、不良事件预警等专业开放服务。面向个体和群体等非专业机构，如面向公众提供健康信息服务、用药咨询服务、医疗保险服务、预防保健服务等非专业开放服务。医学知识数据银行面向公众的开放服务，能够最大限度地提高公众的健康利益。

7.1.3　医学知识数据银行服务绩效

健康数据银行的价值主张，在于提高个人用户的健康水平和增强机构用户的健康医疗服务能力。医学知识数据银行与健康数据银行具有相同的价值主张，侧重于增强机构用户的健康医疗服务能力，所以医学知识数据银行服务绩效应重点考察机构服务能力增强情况，能否达到预期的健康收益。

1. 医学知识数据银行 KPI

KPI 依赖于关键成功要素的提炼与归纳，形成一种用于衡量绩效的目标式量化管理指标。面对 KPI 的价值作用，医学知识数据银行可以应用鱼骨图分析医学知识数据银行 KPI 要素，从而构建一个科学合理的医学知识数据银行 KPI 体系。

1）关键成功要素分析

经过深入系统的分析和论证，医学知识数据银行的关键成功要素包含数据价值、创新能力、优质服务、价值网络和专家资源等 5 个方面。关键成功要素是对医学知识数据银行战略的定性描述，具有概括性、抽象性，需要进一步分解为更具体的 KPI 要素。医学知识数据银行 KPI 要素分解图如图 7-13 所示。

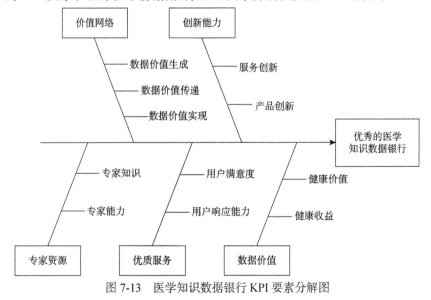

图 7-13　医学知识数据银行 KPI 要素分解图

（1）数据价值KPI维度。医学知识数据价值始终是医学知识数据银行正常运营的基础和可持续运营的重要支撑，主要受到数据价值转化的健康价值和健康收益影响。在医学知识数据银行运营过程中，医学知识数据价值难以量化、难以度量，通过个人和机构用户健康状态改善度量健康价值和健康收益，有助于间接反映医学知识数据价值。

（2）创新能力KPI维度。医学知识数据银行服务绩效受到服务创新、产品创新等创新能力影响，直接或者间接等不同的服务模式，以及原始数据或者数据衍生物等不同的服务产品会产生不同的服务绩效。医学知识数据银行通过创新能力的培养，在数据资产化、知识资产化和知识产权化过程中持续创新服务和产品，以提升自身的服务绩效水平。

（3）优质服务KPI维度。用户满意度和用户响应能力始终影响着各类交易行为，并成为优质服务评价的重要指标。医学知识数据银行提供的数据服务能够获取用户满意度、能否提高用户响应能力，同样具有重要价值，毫无争议地应该成为衡量医学知识数据银行服务绩效的关键成功要素。

（4）价值网络KPI维度。医学知识数据银行致力于通过医学知识数据价值生成、数据价值传递和数据价值实现，实现数据价值向健康价值的转化，实现医学知识数据银行的价值主张。医学知识数据银行价值网络就是一个典型的生态环境，孕育着数据价值、知识价值和健康价值，以提高个人用户的健康水平和增强机构用户的健康医疗服务能力。

（5）专家资源KPI维度。在医学知识数据银行运营过程中，专家资源是一项关键成功要素，涵盖专家知识和专家能力。医学知识数据银行必须重视专家资源管理，注重外部专家人类知识挖掘和内部专家人工智能知识形成，在医学知识数据银行体系中有效融合人类智慧与人工智能。

2）KPI权重及衡量标准

由于关键成功要素不具备可操作性，故它不适合作为绩效考核指标，必须将KPI要素转化为更具操作性的评估单元级 KPI。对于一个评估单元而言，它的行为是很难衡量和描述的。对于医学知识数据银行服务绩效，医学知识数据银行需要构建业绩类、能力类 KPI 来反映其绩效水平。医学知识数据银行 KPI 权重及衡量标准如表 7-1 所示。

表 7-1　医学知识数据银行 KPI 权重及衡量标准

KPI	权重	标准
用户健康状态改善程度	20%	考核用户增加的运动能力水平，每提升一个等级增加 2 分，10 个等级，满分为止
用户降低的医疗费用水平	20%	考核用户医疗费用消耗情况，每降低一个等级增加 2 分，10 个等级，满分为止

续表

KPI	权重	标准
医学知识数据增加水平	10%	考核系统数据可用水平，每提升一个量级增加 2 分，5 个等级，满分为止
医学知识数据转化产权水平	10%	考核系统数据转化为知识产权能力，每增加一个量级加 2 分，5 个等级，满分为止
医学知识专家层次	20%	考核拥有医学专家层次情况，每超出同行一个量级增加 2 分，10 个等级，满分为止
医学知识专家数量	5%	考核拥有医学专家数量情况，每超出同行一个量级增加 1 分，5 个等级，满分为止
用户满意度	10%	根据用户满意度调查结果进行考核，每降低 1 分扣 0.5 分，10 分扣完为止
用户响应能力	5%	目标值 100%；用户响应不及时，视影响程度扣 1~5 分
用户投诉次数	扣分指标	一次投诉扣 5~10 分
产品创新	加分指标	视贡献度加分
服务创新	加分指标	视贡献度加分

2. 医学知识数据银行服务效益分析

医学知识数据银行的价值主张，在于提高个人用户的健康水平和增强机构用户的健康医疗服务能力。医学知识数据银行服务效益分析，能够更加全面地反映医学知识数据银行服务绩效，主要包含健康效益、经济效益和社会效益。

1）健康效益

医学知识数据银行的健康效益，充分反映了医学知识数据银行所能创造的健康价值和健康收益的水平。在提高个人用户健康水平和增强机构用户健康医疗服务能力目标驱动下，个人和机构用户依托医学知识数据银行能够最大限度地改善人们的健康状态，增强医疗机构、制药公司、保险公司等机构用户健康医疗服务能力，并将机构用户的服务能力转化为人们的健康收益。在特定情境下医学知识数据银行健康效益的高低，能够真实反映医学知识数据银行的核心竞争力。

2）经济效益

医学知识数据银行的经济效益，充分反映了医学知识数据银行可持续发展能力，是一类健康收益基础上逐步积累的经济收益。医学知识数据银行获得的经济效益，一方面来自个人用户健康状态改善增强的劳动能力，所能创造的新增社会财富和降低的医疗费用；另一方面，反映了机构用户的经济效益，如医疗机构、制药公司、保险公司、公共机构等所能创造的新增经济收益。

3）社会效益

医学知识数据银行的经济效益，充分反映了医学知识数据银行创造医学知识数据福利的能力，推动国家健康、全民健康覆盖（universal health coverage，

UHC）的能力。医学知识数据银行带来的健康效益、经济效益，不但有助于引导人们对医学知识数据价值、数据福利的关注，而且有助于改善人们的健康文化、健康理念，从社会福利的角度提升整个社会的健康期望水平，从而创造更大的健康效益和经济效益。

7.2　医学知识数据银行激励机制

医学知识数据银行与个人健康数据银行一样都需要激励用户，即激励数据提供者提高数据提供意愿、激励数据使用者提高数据使用意愿，不同的是两者的激励对象不同、激励方式不同，从而实现不同的激励机制。医学知识数据银行激励机制，侧重于激励用户正确使用数据。

7.2.1　医学知识数据银行用户意愿

医学知识数据银行依赖于外部专家提供更加丰富的人类医学知识，以及内部专家通过知识挖掘、知识发现和知识提炼形成人工智能，从而形成人类智慧与人工智能的有机融合。医学知识数据银行用户意愿，包含基于医学专家管理的用户意愿和基于 UTAUT 的医学知识数据银行用户意愿。

1. 基于医学专家管理的用户意愿

医学专家的数据挖掘、知识发现和知识提炼能力，直接决定着医学知识库的完备性和完整性，决定着医学知识数据银行的核心竞争优势。问题的关键在于医学专家是否愿意将海量的医学知识数据转化为医学知识存储在医学知识库中，取决于医学知识数据银行建立的激励机制是否行之有效。

1）医学专家管理模式

医学专家是医学知识数据银行重要的战略资源，它不但决定着医学知识数据集聚能力，而且决定着数据资产化、知识资产化和知识产权化的能力。因此，医学专家管理成为医学知识数据银行一项非常重要的任务。通常，医学专家管理模式主要有集中管理和分散管理两种类型。

（1）医学专家集中管理模式。医学专家集中管理模式指以医学知识数据银行为单元集中进行医学专家管理的一种方式。医学知识数据银行聚集专职专家从事大数据分析、数据挖掘和知识管理，并根据需要维持专家团队的规模和相应的方向领域，从而提升医学知识价值生成能力。

（2）医学专家分散管理模式。医学专家分散管理模式是一个面向任务具有松散型组织结构的专家团队。通常根据突发性任务的需要临时组建，专家团队成员来自不同的医疗机构、制药公司、保险公司等部门，为医学知识数据银行提供大数据分析、数据挖掘和知识管理等服务。类似于医院的专家会诊，来自不同医疗机构的专家共同参与诊疗，目的在于提高医学知识应用能力。

2）医学专家参与意愿影响因素

在医学知识数据银行运营过程中，医学专家参与意愿受到很多因素影响，主要包含隐私安全、信任程度以及感知收益等因素。

（1）隐私安全。医学专家对个人信息隐私安全的担忧会影响他参与医学知识数据银行的意愿，使医学专家在参与医学知识数据银行数据挖掘、知识发现和知识提炼时有所顾虑。从实际角度来看，隐私安全对医学专家参与医学知识数据银行建设不言而喻。医学知识数据产品本质上也是医疗服务的一种，医疗服务涉及的数据隐私问题对医学知识数据银行同样存在。

对医学专家信息的保护，很大程度上是指对专家个人信息隐私的保护。医学专家个人信息隐私的充分保护，会让医学专家对参与医学知识数据银行数据挖掘、知识发现和知识提炼活动产生安全感，对医学专家参与意愿具有正向积极影响。医学知识数据银行应建立健全医学专家信息隐私保护机制，以完善的隐私安全保障能力提高医学专家参与意愿。

（2）信任程度。医学专家参与医学知识数据银行数据挖掘、知识发现和知识提炼活动的意愿，还受到医学专家对医学知识数据银行信任程度的影响。医学知识数据数量、数据质量和内核知识直接影响了医学知识数据价值生成和价值实现，进而影响医学专家智力劳动的价值感知。

医学专家数据挖掘、知识发现和知识提炼需要一个团队成员的共同努力，医学专家团队成员是否信任彼此的专业素养、职业道德，会直接影响医学专家的参与意愿。此外，医学专家对医学知识数据银行运营及提供医学知识数据服务价值的信任程度，也会直接影响医学专家的参与意愿。

（3）感知收益。感知收益指用户在付出一定的时间成本、劳动成本、资金成本后，获得的价值收益、精神收益。医学专家付出精力参与医学知识数据银行的数据挖掘、知识发现和知识提炼活动，需要给予相匹配的物质和非物质报酬。报酬一方面是对医学专家工作成果的肯定，另一方面也是对医学专家积极参与医学知识数据银行运营管理的激励。

医学知识数据银行的知识发现过程与工厂制造标准化的产品很不一样，医学专家参与积极性、投入程度、不同医学专家之间的脑力碰撞会直接影响医学知识服务方案的质量和水平。因此，医学知识数据银行应让医学专家共享医学知识收益，让医学专家直接享受到自己工作的成果收益。

2. 基于 UTAUT 的医学知识数据银行用户意愿

医学知识数据银行更多地依赖专家个人用户和机构用户的医学知识资源，通过集成应用大数据分析和人工智能等技术，提高医学知识数据银行数据价值生成和数据价值实现能力。医学知识数据银行用户意愿就可以应用技术采纳与利用整合理论进行分析，即分析绩效期望、努力期望、社会影响和促进条件。

1）绩效期望

绩效期望是指用户对医学知识数据银行的绩效预期，可以应用医学知识数据银行关键成功要素进行评估，即从数据价值、创新能力、优质服务、价值网络和专家资源等 5 个方面评价用户绩效预期。医学知识数据银行的绩效预期直接影响用户意愿，影响用户提供数据和使用数据的意愿。

医学知识数据银行的绩效预期越高，医学知识数据提供者和数据使用者的用户意愿越高，表明用户愿意为医学知识数据银行做出努力。为了提高医学知识数据银行用户意愿，医学知识数据银行应致力于提高绩效预期，让数据提供者和数据使用者能够通过深层次体验增强用户意愿。

2）努力期望

努力期望用于描述医学知识数据银行用户所需付出的努力程度，用户意愿直接受所需付出的努力程度影响。医学知识数据银行应为用户提供便捷、易用的数据提供和使用渠道，以及标准化数据提供和使用流程。以良好的体验降低医学知识数据银行用户所需付出的努力程度，提高数据提供者和数据使用者的用户意愿。

医学知识数据银行用户的努力期望，体现在时间成本、劳动成本和资金成本等综合成本消耗上，直接引导着用户为之而付出的努力水平。如果医学知识数据银行能为用户营造一个便捷、低成本的运营环境，就有助于增强用户努力程度的感知体验，从而降低用户努力期望、提高用户意愿。

3）社会影响

社会影响反映了医学知识数据银行用户受社会网络人群和环境影响的程度，一定程度上反映了社会关注度的高低。如果医学知识数据银行用户越是深受社会网络人群和环境影响，即影响频率高、时间长、作用大，医学知识数据银行用户意愿就会越强烈，意味着用户在与社会网络人群和环境影响的互动感知中将社会影响转化为激励因素。

在口碑效应的影响下，医学知识数据银行用户在参与过程中获得的满足感、荣誉感、获得感产生逐步递增的宣传效应和体验效应，逐步在激励机制中产生叠加效应。医学知识数据银行应注重对社会网络人群和环境影响程度的观察分析，以更加精准有效地运用社会影响的激励作用，以激励因素提高用户意愿。

4）促进条件

促进条件能够描述医学知识数据银行用户支持医学知识数据银行运营的程度，取决于个人健康数据银行能否提供有效的激励机制。为了提高医学知识数据银行用户意愿，医学知识数据银行应采取有效的激励措施，以物质激励和精神激励促进用户意愿的提高。医学知识数据银行运营离不开数据提供者和数据使用者的支持，医学知识数据银行应采取有效的激励措施，以唤醒的促进条件提高用户意愿。

医学知识数据银行提供的物质激励和精神激励，会对医学知识数据银行运营产生不同程度的激励作用和不同的促进条件。物质层面的激励措施，如提高数据利息，可以直接激励数据提供者提供数据的意愿；精神层面的激励措施，如赠送增值服务，可以增强数据使用者的成就感和荣誉感。

7.2.2　医学知识数据银行激励策略

医学知识数据银行用户提供数据和使用数据意愿的高低，决定了医学知识数据价值生成和数据价值实现能力，决定了医学知识数据银行的核心竞争力。医学知识数据银行激励策略，能够提升医学知识数据银行用户意愿和核心竞争力。在医学知识数据银行信用和公信力基础上，实施基于产权保护、利益共享、权责透明和价值共创的激励策略。

1. 基于产权保护的激励策略

医学知识数据银行运营涉及数据提供者和数据使用者利益，数据隐私、数据安全和数据产权保护能力直接影响用户意愿。医学知识数据资产、知识资产和知识产权保护，有利于医学知识数据资产、知识资产和知识产权所有者、经营者获得合理收益，促进人类医疗事业可持续健康发展。在宏观层面实施基于产权保护的激励机制，涉及医学知识数据银行和政府职能部门。

1）医学知识数据银行层面

在医学知识数据银行数据资产化、知识资产化和知识产权化过程中，形成的数据资产、知识资产和知识产权需要得到应有的保护，需要医学知识数据银行建立专门的数据资产、知识资产和知识产权管理部门。医学知识数据银行数据资产、知识资产和知识产权保护能力的提升，有助于形成激励力量，增强用户提供数据和使用数据的意愿。

医学知识数据银行产权管理部门需要建立一套完整的数据隐私、数据安全和数据产权保护制度，明确不同主体的责权利关系，妥善处置产权保护范围、保护机制、法律责任等重要关系。在共同的责权利驱动下，医学知识数据银行以完善的产权保护能力激励用户提供数据和使用数据，为人类医疗事业发展做出贡献。

2）政府职能部门层面

医学知识数据银行产权保护不但需要内部建立部门、完善制度，而且需要整个社会建立健全产权保护体制机制。在《中华人民共和国专利法》中，疾病诊断和治疗方法、外科手术方法、基因诊断技术等不具有可专利性，一定程度上影响了医学知识数据银行用户提供医学知识数据的意愿。

面对数据资产、知识资产和知识产权的快速发展，我国应逐步完善相关的产权保护法律法规，设计科学合理的专利制度。为了提高我国精准医疗应用能力，实现疾病的精准分类、精准诊断、精准用药、精准康复等，我国应建立健全相应的法律法规，从而提高医学知识数据银行精准医疗服务能力，从而提高医学知识数据银行用户提供数据和使用数据的意愿。

2. 基于利益共享的激励策略

医学知识数据银行数据价值生成、数据价值传递和数据价值实现，是医学知识数据提供者、数据使用者和医学知识数据银行专家团队共同努力的结果，因此医学知识数据银行应建立基于利益共享的激励策略。医学知识数据银行利益共享，涉及上游数据提供者利益共享和下游数据使用者利益共享。

1）数据提供者利益共享

医学知识数据银行依赖于数据提供者提供的医学知识数据运营，医学知识数据提供者提供数据数量、数据质量和内核知识直接影响医学知识数据银行运营能力。医学知识数据银行与数据提供者建立利益共享机制，有助于激励数据提供者更好、更多地贡献数据，提高医学知识数据银行竞争优势。

在科学合理的利益共享机制驱动下，医学知识数据提供者（个人用户和机构用户）能够提供高质量的医学知识数据，从而提高医学知识数据银行数据价值增值能力。随着医学知识数据提供者贡献度的提高，信息、资源和能力共享必将成为提高医学知识数据银行数据服务能力的内在动力，从而提高将数据价值转化为健康价值的能力。

2）数据使用者利益共享

医学知识数据银行数据使用者的贡献，在于支撑数据价值生成、数据价值传递和数据价值实现，即医学知识数据银行反馈数据价值和健康价值增值情况，以经济效益增强医学知识数据银行可持续运营能力。医学知识数据银行与数据使用者建立利益共享机制，有利于激励数据使用者更多、更频繁地使用数据，拓展医学知识数据银行业务范围。

在科学合理的利益共享机制驱动下，医学知识数据使用者（个人用户和机构用户）能够更好地将医学知识数据价值转化为健康价值，从而提高医学知识数据银行数据服务能力。随着医学知识数据使用者参与度的提高，医疗、医保和医药共享必将成为提高医学知识数据银行精准服务能力的外在动力，从而提高将健康价值转化为数据价值的能力。

3. 基于权责透明的激励策略

在医疗服务供应链和健康医疗数据价值链体系中，医学知识数据银行与数据提供者和数据使用者处于不同的环节，三者存在不同的责权利关系。如果三者处于透明化责权利关系中，将激励数据提供者和数据使用者正确的行为。基于权责透明的激励策略，主要涉及数据提供者权责透明和数据使用者权责透明。

1）数据提供者权责透明

在医学知识数据银行体系中，医学知识数据提供者以提供的医学知识数据获取长期利息或者短期利息，享有持续提供医学知识数据的责权利。如果医学知识数据银行与数据提供者之间建立权责透明的关系，有助于更有效地激励数据提供者提高贡献数据的意愿，持续高质量提供数据。

在权责透明的管理体系中，医学知识数据提供者负责管理和维护医学知识数据库中自己提供的医学知识数据资源，以保证医学知识数据始终处于高质量状态。在医学知识数据维护过程中，医学知识数据提供者能够更加清晰地了解医学知识数据使用情况，有助于提高对医学知识数据银行的信任和参与意愿。

2）数据使用者权责透明

在医学知识数据银行体系中，医学知识数据使用者能够给医学知识数据银行带来应有的回报，充分享有医学知识数据价值转化的健康价值。如果医学知识数据银行与数据使用者之间建立权责透明的关系，有助于激励数据使用者提高使用数据的意愿，实现数据价值生成、数据价值传递和数据价值实现。

在权责透明的管理体系中，医学知识数据使用者负责更有效地使用数据、更及时地反馈使用情况，以保证医学知识数据价值更有效地转化为健康价值。在医学知识数据价值转化过程中，医学知识数据使用者能够更加清晰地了解医学知识数据价值及其转化的健康价值，有助于提高对医学知识数据银行的信任和参与意愿。

4. 基于价值共创的激励策略

医学知识数据银行可持续发展建立在医学知识数据价值持续增值基础上，需要持续投入专项经费支持基因、细胞、临床、行为、生理和环境等研究。医学知识数据价值增值依赖于医学知识数据的有效聚集，更依赖于大数据分析、知识发现和知识提炼的价值共创能力。基于价值共创的激励策略，主要涉及数据提供者价值共创和数据使用者价值共创。

1）数据提供者价值共创

在医学知识数据银行体系中，医学知识数据提供者更加熟悉自己所提供数据的属性和价值，能够为医学知识数据价值生成提供可行的方法。如果医学知识数据银行与数据提供者之间建立价值共创的合作关系，有助于更有效地激励数据提供者在价值共创中贡献智慧，更有效地提高医学知识数据价值增值能力。

在价值共创的管理体系中，医学知识数据提供者负责描述自己所提供数据的属性和价值，为价值共创提供可行的数据分析模型和方法，指导医学知识数据银行专家团队的数据挖掘、知识发现和知识提炼行为。医学知识数据提供者的信息、资源和能力在价值共创过程的融合，有助于提高医学知识数据银行竞争力，进一步提高医学知识数据提供者的贡献意愿。

2）数据使用者价值共创

在医学知识数据银行体系中，医学知识数据使用者能够更加清晰、直观地观察分析医学知识数据的使用情况和价值，能够为医学知识数据银行提供可行的改进建议。如果医学知识数据银行与数据使用者之间建立价值共创的合作关系，有助于更有效地激励数据使用者在价值共创中贡献智慧，更有效地挖掘医学知识数据价值和健康价值。

在价值共创的管理体系中，医学知识数据使用者负责反馈医学知识数据使用情况，为价值共创提供可行的改进建议和可行的方法，指导医学知识数据银行专家团队的数据挖掘、知识发现和知识提炼行为。医学知识数据提供者的医疗、医保和医药知识在价值共创过程的融合，有助于提高医学知识数据银行竞争力，进一步提高医学知识数据使用者的贡献意愿。

7.2.3 医学知识数据银行激励模型

医学知识数据银行激励涉及医疗机构、制药公司、保险公司等数据提供者和医疗机构、制药公司、保险公司等数据使用者，形成如图 7-14 所示的医疗服务供应链模型。医学知识数据银行与上下游成员建立双向委托代理关系，增强互信互利合作、信用体系建设的基础。

1. 贡献度评价模型

在医疗服务供应链体系中，医学知识数据银行为委托人、数据提供者和数据使用者为代理人，医学知识数据银行采取激励手段激励数据提供者提供数据、激励数据使用者使用数据。医学知识数据银行应建立有效的贡献度评价模型，形成基于贡献的医学知识数据银行激励机制。研究中建立如下假设：

假设 7-1：上下游成员作为代理人对待风险的态度为风险规避型，医学知识数

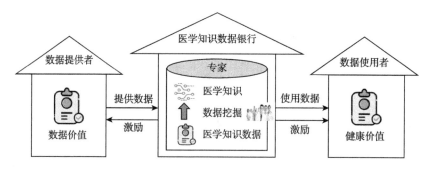

图 7-14　医疗服务供应链模型

据银行作为委托人对待风险的态度为风险中立型。

假设 7-2：所有外生不确定性因素皆为随机变量，服从正态分布（Lee et al., 2016）。

假设 7-3：合作情形下和不合作情形下上下游成员采取其他行动时所能获得最低效用保持不变。

各参数的含义如表 7-2 所示。

表 7-2　参数定义

变量	定义
x	上下游成员提供或者使用医学知识数据的努力水平
y	医学知识数据银行对上下游成员贡献度的评价结果
k	医学知识数据银行对上下游成员贡献度的评价系数
ω	影响上下游成员贡献度评价结果的外生随机变量
a	上下游成员获得的固定报酬
r	上下游成员获得的报酬
β	医学知识数据银行基于上下游成员贡献度设置的激励强度
b	上下游成员提供或者使用医学知识数据的成本系数
π	上下游成员的收益函数
p	上下游成员对风险的规避程度
τ_0	上下游成员的保留效用
u	上下游成员的效用
v	医学知识数据银行的效用

假设医学知识数据银行对上下游成员贡献度的评价结果为

$$y = kx + \omega, \omega \sim N\left(0, \sigma_\omega^2\right) \tag{7-1}$$

其中，$k > 0$，表示当不考虑其他因素影响时，上下游成员越努力，医学知识数据银行的评价结果越好。

上下游成员获得的报酬为

$$r(a,\beta) = a + \beta y \tag{7-2}$$

上下游成员在提供医学知识数据或者使用医学知识数据形成反馈建议时要付出一定的成本，为了简化计算，假设其努力成本等价于货币成本 $c(x)$：

$$c(x) = \frac{bx^2}{2} \tag{7-3}$$

其中，$b > 0$ 表示上下游成员越努力，所付出的成本越大。

因此，上下游成员的收益函数为

$$\pi = r - c(x) \tag{7-4}$$

由于假设上下游成员为风险规避型，对于上下游成员来说，收益与效用之间会存在风险溢价。假设上下游成员对收益的效用函数为 $u(\pi) = e^{p\pi}$，$\pi \sim N(E(\pi), V(\pi))$。对于绝对风险规避程度 $p = D_x(\pi) = -\dfrac{u''(\pi)}{u'(\pi)} > 0$，所以 $u(\pi)$ 为凹函数。令不确定条件下上下游成员收益的确定性等值为 CE。则

$$u(\text{CE}) = E(u(\pi)) = \int_{-\infty}^{+\infty} e^{p\pi} \frac{1}{\sqrt{2\pi V(\pi)}} e^{\frac{(r-E(\pi))^2}{2V(\pi)}} d\pi = e^{p\left[E(\pi) - \frac{pV(\pi)}{2}\right]} \tag{7-5}$$

所以，上下游成员因收益获得的效用为

$$u(x,\beta) = \text{CE} = e^{p\left[E(\pi) - \frac{1}{2}pV(\pi)\right]} = a + k\beta x - \frac{bx^2}{2} - \frac{1}{2}p\beta^2\sigma_\omega^2 \tag{7-6}$$

医学知识数据银行与数据提供者的委托代理关系，以及医学知识数据银行与数据使用者的委托代理关系，分别基于提供数据质量、基于使用数据反馈质量的贡献度评价结果，给予数据提供者和数据使用者相应的奖励。在相应的委托代理关系下，医学知识数据价值可视为医学知识数据银行的所得，扣去给上下游成员的激励，可得医学知识数据银行的效用函数：

$$v(x,\beta) = y - r = kx + \omega - a - \beta(kx + \omega) \tag{7-7}$$

2. 合作激励模型

在个人健康数据银行利息激励模型和信用激励模型基础上，重点探讨合作激励模型。在医疗服务供应链体系中，成员可以选择合作或者不合作。在合作情形下，医疗服务供应链成员之间信息对称、共享信息；在不合作情形下，医疗服务供应链成员之间信息不对称，上下游成员则保留自身的信息优势。医疗服务供应链成员的选择行为会影响其最优努力水平，从而影响自身以及其他成员的效用。

1）医疗服务供应链成员不合作

当医疗服务供应链成员选择不合作时，医学知识数据银行无法直接观察上游

数据提供者提供数据时的努力水平（例如，医院是否努力收集每一位患者的长期诊断记录，是否努力保证电子病历时间和空间的完整性），或者无法直接观察下游数据使用者使用数据时及时反馈的努力水平（例如，医院是否努力收集每一位患者使用医学知识数据银行数据进行精准医疗的情况，是否努力保证信息反馈的及时性），医疗服务供应链成员之间存在着信息不对称。上下游成员的行为对于医学知识数据银行来说是不完全信息。此时上下游成员可以任意选择努力水平来最大化自身效用。博弈模型为

$$\max Ev_1(x_1, \beta_1) = E\big[kx_1 + \omega - a_1 - \beta_1(kx_1 + \omega)\big] \tag{7-8}$$

$$\text{s.t.} \quad u_1(x_1, \beta_1) = a_1 + k\beta_1 x_1 - \frac{bx_1^2}{2} - \frac{1}{2}p\beta_1^2\sigma_\omega^2 \geqslant \tau_0 \tag{7-9}$$

$$\max u_1(x_1, \beta_1) = a_1 + k\beta_1 x_1 - \frac{bx_1^2}{2} - \frac{1}{2}p\beta_1^2\sigma_\omega^2 \tag{7-10}$$

$$k > 0, \ 0 < \beta_1 < 1$$

其中，x_1 表示在不合作情形下，数据提供者提供优质医学知识数据时选择的努力水平，或者数据使用者使用医学知识数据时反馈的努力水平；β_1 表示在不合作情形下医学知识数据银行应设置的激励强度；$v_1(x_1, \beta_1)$，$u_1(x_1, \beta_1)$ 分别表示在不合作情形下，医学知识数据银行和数据提供者或者数据使用者的效用函数；a_1 表示在不合作情形下，医学知识数据银行为数据提供者提供医学知识数据或者数据使用者使用医学知识数据给予的固定报酬。

式（7-9）为模型的参与约束，即 PC 约束（participation constraint），表示只有当数据提供者采取提供优质医学知识数据行动时，所获得的效用大于采取其他行动时所能获得的最低效用，数据提供者才会向医学知识数据银行提供医学知识数据；表示只有当数据使用者采取使用医学知识数据反馈行动时，所获得的效用大于采取其他行动时所能获得的最低效用，数据使用者才会向医学知识数据银行反馈医学知识数据使用情况。

式（7-10）为模型的激励相容约束，即 IC 约束（incentive compatibility constraint），医学知识数据提供者或者医学知识数据使用者会努力使自身效用实现最大化。

根据一阶偏导数 $\dfrac{\partial u_1(x)}{\partial x_1} = 0$，可得不合作时上下游成员的最优努力水平为

$$x_1^* = \frac{k\beta_1}{b} \tag{7-11}$$

将式（7-9）取等号，可得医学知识数据银行给予上下游成员的固定报酬为

$$a_1 = \tau_0 - k\beta_1 x_1^* + \frac{1}{2}p\beta_1^2\sigma_\omega^2 + \frac{1}{2}bx_1^{*2} \tag{7-12}$$

将式（7-11）和式（7-12）代入式（7-8）得

$$\max Ev_1(x_1,\beta_1) = \frac{k^2\beta_1}{b} - \tau_0 - \frac{1}{2}p\beta_1^2\sigma_\omega^2 - \frac{1}{2}\frac{k^2\beta_1^2}{b} \qquad （7-13）$$

根据一阶条件 $\dfrac{\partial Ev_1(x_1,\beta_1)}{\partial \beta_1} = 0$，可以获得不合作情形下的激励强度为

$$\beta_1^* = \frac{k^2}{k^2 + bp\sigma_\omega^2} \qquad （7-14）$$

将各参数的值代回上述表达式，可得

$$x_1^* = \frac{k^3}{b\left(k^2 + bp\sigma_\omega^2\right)}$$

$$\beta_1^* = \frac{k^2}{k^2 + bp\sigma_\omega^2}$$

$$a_1 = \tau_0 - \frac{k^6}{2b\left(k^2 + bp\sigma_\omega^2\right)^2} + \frac{p\sigma_\omega^2 k^4}{2\left(k^2 + bp\sigma_\omega^2\right)^2} \qquad （7-15）$$

$$u_1 = \tau_0, \quad Ev_1 = \frac{k^4}{b\left(k^2 + bp\sigma_\omega^2\right)} - \tau_0 - \frac{k^6}{2b\left(k^2 + bp\sigma_\omega^2\right)^2} - \frac{p\sigma_\omega^2 k^4}{2\left(k^2 + bp\sigma_\omega^2\right)^2}$$

在不合作情形下，医学知识数据银行对上下游成员贡献度的评价结果 y_1 为

$$y_1 = \frac{k^4}{b\left(k_1^2 + bp\sigma_\omega^2\right)} + \omega \qquad （7-16）$$

2）医疗服务供应链成员合作

当医疗服务供应链成员选择合作时，医学知识数据银行可以直接观察上游成员提供医学知识数据时的努力水平（例如，可以直接帮助医院设立电子病历的填写标准以规范化数据），或者直接观察下游成员使用医学知识数据时及时反馈的努力水平（例如，可以直接帮助制药公司制定反馈意见表）。上下游成员不可以任意选择努力水平来最大化自身效用，只能在满足参与约束条件下确定其努力水平（Zissis et al.，2015）。博弈模型为

$$\max Ev_2(x_2,\beta_2) = E\left[kx_2 + \omega - a_2 - \beta_2(kx_2 + \omega)\right] \qquad （7-17）$$

$$\text{S.T. } u_2(x_2,\beta_2) = a_2 + k\beta_2 x_2 - \frac{bx_2^2}{2} - \frac{1}{2}p\beta_2^2\sigma_\omega^2 \geqslant \tau_0 \qquad （7-18）$$

$$k > 0, \ 0 < \beta_2 < 1$$

其中，x_2 表示在合作情形下，数据提供者提供优质医学知识数据时采取的努力水平或者数据使用者使用医学知识数据反馈时采取的努力水平；β_2 表示在合作情形下医学知识数据银行应设置的激励强度；$v_2(x_2,\beta_2)$，$u_2(x_2,\beta_2)$ 分别表示在合作

情形下，医学知识数据银行和上下游成员的效用函数；a_2 表示在合作情形下，医学知识数据银行为数据提供者提供医学知识数据给予的固定报酬，或者为数据使用者反馈医学知识数据使用情况给予的固定报酬。

将式（7-18）取等号，可得合作情形下上下游成员可获得的固定报酬为

$$a_2 = \tau_0 - k\beta_2 x_2 + \frac{bx_2^2}{2} + \frac{1}{2}p\beta_2^2\sigma_\omega^2 \qquad （7-19）$$

将其代入式（7-17），可得合作情形下医学知识数据银行的效用为

$$\max Ev_2\left(x_2, \beta_2\right) = kx_2 - \tau_0 - \frac{bx_2^2}{2} - \frac{1}{2}p\beta_2^2\sigma_\omega^2 \qquad （7-20）$$

根据一阶条件 $\dfrac{\partial Ev_2\left(x_2, \beta_2\right)}{\partial x_2} = 0$，$\dfrac{\partial Ev_2\left(x_2, \beta_2\right)}{\partial \beta_2} = 0$，可得在合作情形下上下游成员的努力水平和医学知识数据银行应设置的激励强度为

$$x_2^* = \frac{k}{b}，\quad \beta_2^* = 0 \qquad （7-21）$$

将求解结果带回到上述表达式，可得

$$a_2 = \tau_0 + \frac{k^2}{2b}，\quad Ev_2 = \frac{k^2}{2b} - \tau_0，\quad u_2 = \tau_0 \qquad （7-22）$$

合作情形下，医学知识数据银行对上下游成员贡献度的评价结果 y_2 为

$$y_2 = \frac{k^2}{b} + \omega \qquad （7-23）$$

医学知识数据银行的最终产品是医疗服务方案和健康管理方案，方案的产出需要基于高质量的医学知识数据和高质量的医学知识数据使用情况反馈信息。在医学知识数据价值实现之前，上下游成员的贡献度越大，医疗服务方案和健康管理方案越优，医疗服务供应链的整体效益越大。

在医疗服务供应链成员选择合作时，医学知识数据银行的效用增加而上下游成员的效用保持不变，在这种情况下上下游成员不一定会选择合作。为了提高医疗服务供应链的整体效益，医学知识数据银行应设计科学合理的激励机制，以促使上下游成员始终选择合作情形下的最优努力水平，以最大化上下游成员的贡献度。

7.3　医学知识数据银行服务定价

医学知识数据银行通过为个人用户提供个性化精准医疗，为制药公司、保险公司和公共机构等机构用户量身制订精准机构服务方案，获取经济利益和社会利

益。为了提高医学知识数据银行可持续运营能力，需要制定科学合理的服务定价策略、模式和模型，形成科学合理的服务定价机制。

7.3.1　医学知识数据银行服务定价策略

医学知识数据银行提供的产品和服务具有二元性，需要坚持公益性与营利性良好结合。在保证公益性的前提下，为了提高医学知识数据银行保值增值能力，能够可持续地为个人和机构用户提供有价值的服务，需要实施科学合理的服务定价策略，以持续增强的营利性，提升医学知识数据银行可持续发展能力和竞争优势。

1. 服务定价影响因素

医学知识数据银行作为一类健康医疗数据服务机构，在为个人和机构用户提供数据服务的过程中，获取将数据价值转化为健康价值的努力收益。医学知识数据银行为个人和机构用户提供的数据服务不同于传统商品服务，利用自己拥有的专家团队、医学知识数据和医学知识满足用户的特殊需求，个人和机构用户向医学知识数据银行支付相应的服务费用。

医学知识数据银行服务定价与传统商品服务定价的最大区别就是考虑特定服务对象的特殊需求，以及产品/服务的"价值感知"。医学知识产品/服务的"价值预期"、医学知识产品/服务研发供求双方的"交易服务关系"、医学知识数据银行"信用体系+"也是医学知识数据银行服务定价的重要因素（图7-15）。

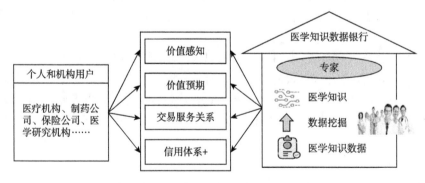

图 7-15　医学知识数据银行服务定价影响因素

在如图7-15所示的医学知识数据银行服务定价影响因素中，价值感知、价值预期体现了个人和机构用户对数据价值的主观判断与期望，交易服务关系、信用体系+体现了个人和机构用户所处的交易环境与生态环境。医学知识数据银行服务定价策略，应综合考虑主客观影响因素以更加真实地反映数据价值和健康价值。

2. 服务定价策略

从医学知识数据银行服务定价影响因素分析可知，价值感知、价值预期、交易服务关系和信用体系+等因素都影响着价格形成机制和定价策略。在综合分析服务定价影响因素的基础上，重点从医学知识数据价值、健康价值的视角进行分析，形成两类医学知识数据银行服务定价策略。

1）基于数据价值的服务定价策略

在数据资产化、知识资产化和知识产权化过程中，数据价值和知识价值融合共生，共同孕育生成了基于数据价值的服务定价策略。医学知识数据银行可以依据医学知识数据价值设定服务价格，通过细分形成相应的服务价格体系。医学知识数据价值是使用价值或者劳动价值转移的过程，在某种程度上价格也是劳动价值的客观体现。

基于数据价值的服务定价策略，充分考虑了由数据数量、数据质量和内核知识孕育的数据价值，以此作为医学知识数据银行服务定价的基准。医学知识数据价值评估是一个复杂的困难过程，难以找到一个科学合理的基准值用于衡量数据价值，而且不同主体对数据价值的主观判断与期望也不同。

在现实环境中，基于数据价值的服务定价策略可以采用成本加成法，重点考虑健康医疗数据价值链成本，即数据采集、存储、管理、分析和使用成本，在此基础上加成形成服务价格。通常，采用成本加成法描述的劳动价值低于数据价值，从而使形成的价格低于直接由数据价值转化的价格。

2）基于健康价值的服务定价策略

由于医学知识数据银行服务的供给和需求状况受多种因素影响，故不能单纯以数据价值为切入点进行服务定价，而应综合考虑个人和机构用户获得的健康价值。在数据价值基础上，医学知识数据银行可以依据个人用户以及医疗机构、制药公司、保险公司等机构用户获得的健康价值进行服务定价，从而形成基于健康价值的服务定价策略。

基于健康价值的服务定价策略，充分考虑了个人和机构用户获得的健康价值，以个体或者群体健康状态改善程度作为医学知识数据银行服务定价的基准。个体或者群体健康状态改善程度难以评估，需要综合考虑个体或者群体差异、交易环境与生态环境等因素的影响，需要一个长期的持续的观察分析过程才能相对准确地评估个人和机构用户获得的健康价值。

在现实环境中，基于健康价值的服务定价策略可以采用平坦式定价法，先向个人和机构用户收取基本服务费，然后再按小时、月或年等方式收取每单位服务费。平坦式定价法所采取的两段收费方式，有效规避了健康价值评估不准确带来的风险，有效保障了医学知识数据银行的基本收益。

医学知识数据银行服务定价策略的合理性，取决于服务价格是否介于数据价值和健康价值之间，服务定价策略既能满足医学知识数据银行劳动价值以及个人和机构用户使用价值的需要，从而满足整个医疗服务供应链的需要。可见，在医学知识数据银行服务定价过程中，应综合考虑医疗服务供应链成员的需要，真实地反映个人和机构用户的需求。

7.3.2　医学知识数据银行服务定价模式

医学知识数据银行更加关注知识资产化和知识产权化过程，形成的知识资产和知识产权相对于数据资产融入了更多的人类劳动和智慧，应该在基于价值、成本和竞争的定价模式基础上形成自己特有的定价模式。医学知识数据银行服务定价模式应综合考虑产品定价和服务定价模式，以更好地激励医疗服务供应链成员的合作意愿、贡献意愿，增强医学知识数据银行的核心竞争力。

1. 数据/知识产品定价模式

数据/知识产品定价可以参考信息产品定价方式，进而参考信息服务定价方式。数据/知识产品定价模式，可以分为固定定价（fixed pricing）模式和动态定价（dynamic pricing）模式。医学知识数据银行数据/知识产品定价模式分析，有助于更加深入地理解和认识医学知识数据银行服务定价模式。

1）固定定价模式

固定定价模式是一种简单的定价方式，价格结构简单直观，便于用户理解和接受。参考信息服务运营商所采用的固定定价模式（Youseff et al., 2008），医学知识数据银行数据/知识产品固定定价模式可以采用三种定价方式，即按使用量付费（pay per use）、认购定价（subscription-based pricing）及分级定价（tiered pricing）。

（1）按使用量付费模式。医学知识数据银行用户可以根据自己的需要和支付能力选择数据/知识产品或者产品组合，并根据选择使用的数据/知识产品数量支付相应的固定价格。Amazon、Google、Microsoft 等都采用这种固定定价方式向用户收取费用。Amazon 提出"只需支付所用"（pay only for what you use）且"不存在最低消费"（there is no minimum fee）的理念。按使用量付费模式是一种直观、便于计算的定价方式，用户能够更明白地进行消费。

（2）认购定价模式。认购定价是指用户通过与医学知识数据银行签订合同（认购），在某段时间内（一般是每月或每年）以某个固定价格使用某种数据/知识产品的一个预选组合。在认购定价中，医学知识数据银行用户需要根据自己的实际情况预测所需数据/知识产品的时间周期，然后交年费或月费使用数据/知识产品。例如，Adobe 向使用 Adobe Creative Cloud 的会员提供 4.99 美元/月的价格订阅 Adobe Creative Suit 6 软件包一年的服务。

（3）分级定价模式。医学知识数据银行采用分级定价模式提供多种层级的数据/知识产品，每一种层级中的数据/知识产品的特征都不一样，如关联产品的种类、产品更新的速度等，医学知识数据银行用户可以根据自己的需要选择相应的层级购买自己真正需要的数据/知识产品。例如，Google 就采用这种分级定价模式，向用户销售不同等级的云计算服务（黎春兰等，2013）。

2）动态定价模式

动态定价模式又称为可变价格定价模式，是指医学知识数据银行根据用户认可的数据/知识产品价值或者供需状况动态调整价格的一种定价模式。动态定价模式允许同样的产品或者服务因用户、时间、空间或者供需状况的不同而给予不同的价格（Buyya et al.，2008），动态定价模式能够给医学知识数据银行带来更高的收益，前提是医学知识数据银行提供的数据/知识产品必须具有竞争力。

动态定价模式主要包括竞拍、期权定价等方式。例如，Amazon 提供的 Spot Instances 服务，就是采用典型的动态定价机制。现货价格由 Amazon EC2 根据供需状况周期性地波动而制定价格（Chun and Choi，2014），用户可以对 Amazon EC2 服务进行竞拍，只要竞拍价格高于当前的现货价格，用户就可以一直使用该项服务。

医学知识数据银行可以采用竞拍、期权定价等动态定价模式，能够更好地反映数据/知识产品的价值感知和价值预期，更好地反映市场交易环境中供需关系的动态变化。在实施动态定价模式前，医学知识数据银行应对数据/知识产品进行评估，选择具有竞争力、能够唤起用户支付意愿的数据/知识产品实施动态定价模式，从而降低数据/知识产品定价风险。

2. 服务定价模式

医学知识数据银行数据/知识产品定价模式为服务定价模式提供了有益的借鉴，但是由于医学知识数据银行提供医疗服务方案和健康管理方案的专属性、方案价值的滞后性等因素影响，医学知识数据银行服务定价呈现特殊性。医学知识数据银行服务定价模式，主要包括基于数据价值和基于健康价值的服务定价模式。

1）基于数据价值的服务定价模式

经济学中产品定价需要确定产品在市场上的供需曲线和成本曲线。医学知识数据银行数据/知识产品和服务的供需状况受多种因素影响，不能按照供需曲线进行服务定价。不同的数据/知识产品和服务凝聚的使用价值不同，衡量使用价值的一个重要指标即所投入的劳动价值，所以可以考虑以数据/知识产品和服务成本为切入点采用成本加成法。基于数据价值的服务定价模式如图 7-16 所示，基于成本加成法确定服务价格下限、基于数据价值确定服务价格上限。

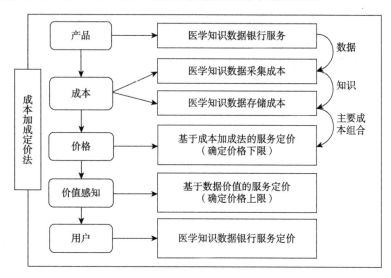

图 7-16　基于数据价值的服务定价模式

　　传统的定价往往以边际成本作为定价的底线，任何低于边际成本的定价将使卖方在交易中利益受损。医学知识数据银行数据/知识产品的最显著特征是其边际成本几乎为 0，使得医学知识数据银行无法参考边际成本定价。基于成本加成法的服务定价重点考虑成本组成，考虑健康医疗数据价值链成本，即数据采集、存储、管理、分析和使用成本，通过成本分析确定医学知识数据银行服务的价格下限。

　　传统的定价通常以用户效用作为产品价格上限，只有消费者剩余保持在正值，用户才有可能进行消费。医学知识数据银行提供的数据/知识产品和服务更具针对性，一方面，提供具有普遍需求的数据/知识产品和服务；另一方面，根据用户需求个性化定制数据/知识产品和服务。医学知识数据银行需要根据特定用户分析评价用户效用，并以此确定医学知识数据银行服务的价格上限。

　　2）基于健康价值的服务定价模式

　　医学知识数据银行作为医疗服务供应链核心企业，不但需要实现数据资产保值增值，而且需要为上下游成员带来收益。因此，医学知识数据银行服务定价需要考虑医疗服务供应链整体效益，需要建立科学合理的增益分配和收益共享机制，以维护和促进医疗服务供应链成员长期的合作共赢关系。为了保证医学知识数据银行的基本收益，可以采取具有基本服务费和单位服务费两段收费方式的平坦式定价法。基于健康价值的服务定价模式如图 7-17 所示，基于平坦式定价法确定服务价格下限、基于健康价值确定服务价格上限。

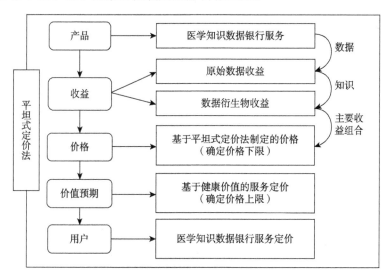

图 7-17　基于健康价值的服务定价模式

基于健康价值的服务定价模式更多地考虑医学知识数据银行用户的收益，依托医学知识数据银行提供的数据/知识产品和服务转化的健康价值，确定医学知识数据银行服务价格。在医学知识数据银行中，无论是原始数据还是数据衍生物，都可以应用平坦式定价法确定医学知识数据银行服务的价格下限，以基本服务费保障医学知识数据银行服务的基本收益，以单位服务费保障医学知识数据银行服务的运营收益。

由于个人用户以及医疗机构、制药公司、保险公司和公共机构等机构用户获取的健康价值需要一个长期的持续的观察分析过程，故健康价值评估来自决策者基于用户良好信用、长期合作的价值预期。在用户价值感知、价值预期基础上，医学知识数据银行能够相对合理地确定用户获取的健康价值，并以此为基准确定医学知识数据银行服务的价格上限，从而制定医学知识数据银行的服务价格。

医学知识数据银行服务定价模式探索，涵盖了数据/知识产品定价模式和服务定价模式，为产品与服务相互融合的综合定价（combination pricing）创造了条件。在基于数据价值的服务定价模式中，基于成本加成法确定服务价格下限、基于数据价值确定服务价格上限；在基于健康价值的服务定价模式中，基于平坦式定价法确定服务价格下限、基于健康价值确定服务价格上限。可见，医学知识数据银行数据价值和健康价值决定着服务价格上限。

7.3.3 医学知识数据银行服务定价模型

医学知识数据银行兼具公益性和营利性，它提供的数据/知识产品和服务具有独创性和非重复性，致力于提升医学知识数据价值转化为健康价值的能力，为医疗服务供应链成员带来可观的经济利益和社会利益。在医学知识数据银行定价策略和模式基础上，应进一步探讨一个科学合理的服务定价模型，以更好地完善服务定价机制。

1. 基于数据价值的服务定价模型

医学知识数据银行不以自身利润最大化作为决策目标，而是致力于以自身最大化的数据价值为用户带来最大化的健康价值。为了保证医学知识数据银行可持续发展，可以考虑以数据/知识产品和服务成本为切入点采用成本加成法，采用基于数据价值的服务定价模式，基于成本加成法确定服务价格下限、基于数据价值确定服务价格上限。

假设医学知识数据银行正在为一批个人用户和机构用户研发健康管理方案和医疗服务方案，综合考虑健康医疗数据价值链成本，即数据采集、存储、管理、分析和使用成本。假设单位成本为 C、成本利润率为 r，那么应用成本加成法可以获得医学知识数据银行服务价格下限为 P_L。

$$P_L = C(1+r) \tag{7-24}$$

医学知识数据银行数据价值体现在个人和机构用户收益的增长，即由健康状态改善程度计量的收益增长。假设在医学知识数据银行服务支持下，个人和机构用户收益的增长为 $V_b - V_a$，则基于数据价值可以确定医学知识数据银行服务价格上限为 P_H。

$$P_H = V_b - V_a \tag{7-25}$$

医学知识数据银行服务最终价格 P 介于 P_L 与 P_H 之间。由于医学知识数据银行与个人和机构用户之间存在信息不对称，价格同时受市场行情波动影响，医学知识数据银行可以考虑机会成本确定最终价格。

假设某种医疗服务方案或者健康管理方案可以由 n 个不同的医学知识数据银行提供，各个医学知识数据银行提供的服务为个人和机构用户带来的效用分别为 $u_1, u_2, \cdots, u_n$。若用户选择医学知识数据银行 i、方案 k、价格为 P_{ik}，则医学知识数据银行 j 的机会成本为 $R = \text{Max}\{u_1, u_2, \cdots, u_n\}$，对应的方案为 h、价格为 P_{jh}，则用户最终选择医学知识数据银行 i 的条件为

$$u_i - R \geqslant P_{ik} - P_{jh} \tag{7-26}$$

即

$$P_{ik} \leqslant u_i - R + P_{jh} \qquad (7\text{-}27)$$

2. 基于健康价值的服务定价模型

在一个由医学知识数据银行、医学知识数据提供者和医学知识数据使用者组成的医疗服务供应链中,医学知识数据提供者将自己的医学知识数据提供给医学知识数据银行,存储在医学知识数据库中。医学知识数据银行的专家团队应用大数据分析等技术,按照医学知识数据使用者的需求将原始数据转化成医学知识数据衍生物。变量及符号说明如表 7-3 所示。

表 7-3　变量及符号说明

变量	含义
α_0	医学知识数据银行投入的产出弹性
α_i	医学知识数据提供者 i 提供的医学知识数据投入的产出弹性
b	医学知识数据银行相对医学知识数据提供者 i 的努力水平系数
A	医学知识数据银行的技术水平
y	利用大数据分析等技术生成的医学知识数据衍生物产出
θ	医学知识数据价值增值的次数(医学知识数据的使用频率)
φ	医学知识数据使用者对医学知识数据衍生物的购买偏好(异质性)
v	医学知识数据使用者获得满足购买偏好数据时的理想效用
l	医学知识数据使用者每单位偏离的效用损失
U	医学知识数据使用者的效用
x_i	医学知识数据提供者 i 的医学知识数据投入(努力水平)
$C(x_i)$	努力水平 x_i 对应的努力成本
k	质量成本参数
x_0	医学知识数据银行用于生成医学知识数据衍生物的投入(努力水平)
w	医学知识数据银行对医学知识数据提供者 i 提供医学知识数据的单位报价
p	医学知识数据衍生物价格
π_i	医学知识数据提供者 i 的期望利润
π_h	医学知识数据银行的期望利润
π	医疗服务供应链整体期望利润

假设 $x_i \in [0,1]$,努力成本 $C(x_i)$ 满足 $C'(x_i) > 0$,$C''(x_i) > 0$。医学知识数据银行将医学知识数据库中存储的医学知识数据与医学知识数据提供者提供的医学知识数据组合起来。根据 Cobb-Douglas 的知识生成函数,利用大数据分析技术等处理后生成的医学知识数据衍生物产出为 $y = Ax_0^{\alpha_0} x_i^{\alpha_i}$。设 $x_0 = bx_i$,$\alpha_0 \in [0,1]$,

$\alpha_i \in [0,1]$，为方便计算，假设规模报酬不变，即 $\alpha_0 + \alpha_i = 1$。

医学知识数据提供者提供的医学知识数据，直接存入医学知识数据银行的医学知识数据库中，与存储的医学知识数据组合起来，应用大数据分析等技术形成若干医学知识数据衍生物，医疗知识数据提供者在医学知识数据衍生物生成中的努力成本为 $\dfrac{C(x_i)}{\theta}$。

在医疗服务供应链中，各主体的决策过程为：医学知识数据银行公布每单位医学知识数据价格为 w，医学知识数据提供者 i 根据报价决定自身的医学知识数据投入（努力水平）x_i。医学知识数据银行专家团队决定相比于医学知识数据提供者 i 的努力水平系数 b，将若干医学知识数据提供者提供的医学知识数据组合起来生成产出为 y 的医学知识数据衍生物，并决定其售价为 p。从售价 p 的形成过程可知，可以将 p 定义为以平坦式定价法确定的服务价格下限 P_{L}。

假设 $\varphi \in [0,1]$，当 $\varphi \in [0,y]$ 时，医学知识数据使用者对医学知识数据衍生物的偏好可以完全被满足；当 $\varphi \in [y,1]$ 时，医学知识数据使用者对医学知识数据衍生物的偏好不能被完全满足。借鉴王灿友等（2018）的研究成果，医学知识数据使用者的效用函数可构造为 $U = v - p - l\max\{0, \varphi - y\}$，医学知识数据衍生物的市场占有率为 $\dfrac{v-p}{l} + y$。基于健康价值可以确定医学知识数据银行服务价格上限为 $P_{\mathrm{H}} = v - U - l\max\{0, \varphi - y\}$。

根据 Gurnani 和 Erkoc（2010）、Kaya 和 Özer（2009）等的研究成果，假设医学知识数据提供者 i 的努力成本为 $C(x_i) = \dfrac{kx_i^{\,2}}{2}$，其中 $k > 0$ 为质量成本参数，因此，医学知识数据提供者 i 的期望利润为

$$\pi_i = wx_i - \frac{kx_i^{\,2}}{2\theta} \tag{7-28}$$

医学知识数据银行的期望利润为

$$\pi_h = p\left(\frac{v-p}{l} + Ax_0^{\,\alpha_0} x_i^{\,\alpha_i} \right) - wx_i - \frac{kx_0^{\,2}}{2} \tag{7-29}$$

医疗服务供应链整体期望利润为

$$\pi = p\left(\frac{v-p}{l} + Ax_0^{\,\alpha_0} x_i^{\,\alpha_i} \right) - \frac{kx_i^{\,2}}{2\theta} - \frac{kx_0^{\,2}}{2} \tag{7-30}$$

基于健康价值的服务定价模式下，医学知识数据银行和医学知识数据提供者以医疗服务供应链整体收益最大化为目标，此时

$$p^* = \frac{\dfrac{kv}{\theta} + vkb^2}{2kb^2 - lA^2b^{2\alpha_0} + \dfrac{2k}{\theta}} \tag{7-31}$$

$$\pi = \frac{v^2}{2l} \cdot \frac{kb^2 + \dfrac{k}{\theta}}{2kb^2 - lA^2b^{2\alpha_0} + \dfrac{2k}{\theta}} \tag{7-32}$$

医学知识数据银行可以根据医学知识数据提供者的期望利润 π_i、自身的期望利润 π_h，并且参考医疗服务供应链整体期望利润 π，以及医疗服务供应链整体收益最大化时的医学知识数据衍生物价格 p^*，确定医学知识数据银行数据存取的利息，并根据用户需求状况分解成长期利息和短期利息。

医学知识数据银行服务定价策略、模式和模型，描述了一个完整的服务定价机制，有助于更好地创新服务模式和支持激励机制，从而增强医学知识数据银行整体运营能力和竞争优势，实现医学知识数据银行数据价值最大化，以及个人和机构用户健康价值最大化。

7.4　本　章　小　结

医学知识数据银行运营模式充分展现了数据价值和知识价值的作用，支持个人和机构用户提高健康收益。医学知识数据银行服务模式清晰地展现了医学知识数据价值生成、数据价值传递和数据价值实现的过程，为最大限度地提升健康价值奠定了基础。医学知识数据银行激励机制为医学知识数据银行运营提供了可持续的医学知识数据来源、医学数据/知识产品和服务创新专家团队。医学知识数据银行服务定价为最大限度地将医学知识数据价值转化为用户的健康价值提供了基本保障。

参 考 文 献

阿尔蒙德 G A，鲍威尔 G B，Jr. 1987. 比较政治学：体系、过程和政策[M]. 曹沛霖，郑世平，公婷，等译. 上海：上海译文出版社.

波特 M. 1997. 竞争优势[M]. 陈小悦译. 北京：华夏出版社.

陈澄. 2016. 知识产权的概念和法律特征探究[J]. 科技展望，（35）：272.

陈鹤群. 2014. 大数据环境下医疗数据隐私保护面临的挑战及相关技术梳理[J]. 电子技术与软件工程，（16）：51-53.

陈君石，李明. 2005. 个人健康管理在健康保险中的应用现状与发展趋势[J]. 中华全科医师杂志，4（1）：30-32.

陈敏，刘宁，肖树发，等. 2016. 医疗健康大数据应用关键问题及对策研究[J]. 中国数字医学，11（8）：2-5.

陈天莹，陈剑锋. 2016. 大数据环境下的智能数据脱敏系统[J]. 通信技术，49（7）：915-922.

陈文捷，蔡立志. 2016. 大数据安全及其评估[J]. 计算机应用与软件，33（4）：34-38.

陈永伟. 2018. 数据产权应划归平台企业还是消费者?[J]. 财经问题研究，（2）：7-9.

陈渝，张枝子，李伟. 2017. 基于 ANT 视角的区域健康信息交换运行机制研究[J]. 图书馆学研究，（14）：24-30.

董诚，林立，金海，等. 2015. 医疗健康大数据：应用实例与系统分析[J]. 大数据，（2）：78-79.

范美玉，陈敏. 2016. 基于大数据的精准医疗服务体系研究[J]. 中国医院管理，36（1）：10-11.

方钦. 2017. 大数据视角下疾病预防控制工作新思路[J]. 电子世界，（10）：67.

方银斌. 2014. 基于移动物联网的健康管理平台设计与实现[D]. 电子科技大学硕士学位论文.

高伟. 2016. 数据资产管理[M]. 北京：机械工业出版社.

古天安. 2012. 云计算与知识产权[J]. 电子知识产权，（3）：64-69.

顾昕. 2017. 走向准全民公费医疗：中国基本医疗保障体系的组织和制度创新[J]. 社会科学研究，（1）：102-109.

郭三强，郭燕锦. 2013. 大数据环境下的数据安全研究[J]. 科技广场，（2）：28-31.

郭鑫鑫，王海燕. 2019. 大数据背景下基于数据众包的健康数据共享平台商业模式构建[J]. 管理评论，31（7）：56-64.

哈贝马斯 J. 1989. 交往与社会进化[M]. 张博树译. 重庆：重庆出版社.

何晓琳，钱庆，吴思竹，等. 2016. 健康医疗可穿戴设备数据安全与隐私研究进展[J]. 中华医学
　　图书情报杂志，25（10）：32-37.

何晓琳，钱庆，吴思竹，等. 2017. 健康医疗可穿戴设备数据隐私相关问题研究[J]. 中国医院管
　　理，（10）：68-70.

洪建，李锐，徐王权. 2015. 医疗健康数据隐私保护技术综述[J]. 中国数字医学，10（11）：
　　83-86.

呼万秀，陆涛，焦强. 2012. 数据挖掘技术在制药行业中的应用[J]. 信息安全与技术，3（10）：
　　63-67.

胡坤，刘镝，刘明辉. 2014. 大数据的安全理解及应对策略研究[J]. 电信科学，（2）：112-117.

蒋立辉，王伟. 2006. 医学知识库与医学知识的获取[J]. 医学信息，19（9）：1500-1502.

鞠晔，凌学东. 2016. 大数据背景下网络消费者个人信息侵权问题及法律救济[J]. 河北法学，
　　34（11）：52-60.

雷光和，张海霞. 2018. 国际健康的公平性探析[J]. 中国全科医学，（8）：882-887.

黎春兰，邓仲华，张文萍. 2013. 云服务的定价策略分析[J]. 图书与情报，（1）：36-41.

李桂林，徐爱国. 2000. 分析实证主义法学[M]. 武汉：武汉大学出版社.

李洁琼. 2016. 国际知识产权制度的当今发展及其对我国的影响[J]. 知识产权，（12）：98-103.

李普塞特 S M. 1997. 政治人：政治的社会基础[M]. 张绍宗译. 上海：上海人民出版社.

李群峰. 2015. 技能偏向型技术进步、教育投入与收入不平等——基于全国数据的实证研究[J].
　　软科学，29（6）：33-36.

刘启，李明志. 2009. 非对称条件下双边市场的定价模式[J]. 清华大学学报（自然科学版），
　　（6）：917-919.

刘洋，潘华峰，刘伟，等. 2019. 互联网+精准医疗视野下中医防治胃癌前病变新诊疗模式探
　　索[J]. 中国中医药信息杂志，26（10）：4-6，7.

刘咏梅，剧晓红. 2018. 量化自我在健康领域的应用——基于大数据的角度[J]. 情报资料工作，
　　（4）：56-63.

刘咏梅，王文韬，李晶，等. 2017. 云计算在电子健康信息服务中的应用前景研究[J]. 现代情
　　报，37（11）：141-146，162.

卢姗. 2015. 面向知识导航的专家库构建机制研究[D]. 河北大学硕士学位论文.

卢周来. 2017-02-19. 收入分配、社会公平与可持续发展 [EB/OL]. https://www.guancha.cn/
　　LuZhouLai/2017_02_19_394950_s.shtml.

罗文俊，闻胜莲，程雨. 2020. 基于区块链的点子医疗病例共享方案[J]. 计算机应用，（1）：
　　157-161.

马费成，王晓光. 2006. 知识转移的社会网络模型研究[J]. 江西社会科学，（7）：38-44.

牛华伟. 2017. 一个连续时间委托代理模型下的私募基金最优激励合约[J]. 系统管理学报，26（3）：485-495.

潘昌霖，应俊，何史林，等. 2013. 基于居民健康卡的健康评估系统的设计与实现[J]. 医疗卫生装备，（3）：41-44.

彭晖，陶洪铸，严亚勤，等. 2015. 智能电网调度控制系统数据库管理技术[J]. 电力系统自动化，39（1）：19-25.

乔宏明，梁央. 2015. 运营商面向大数据应用的数据脱敏方法探讨[J]. 移动通信，39（13）：17-20，24.

全国人大常委会办公厅. 2013. 全国人民代表大会常务委员会关于加强网络信息保护的决定[M]. 北京：中国民主法制出版社.

舍恩伯格 V M，库克耶 K. 2013. 大数据时代[M]. 盛杨燕，周涛译. 杭州：浙江人民出版社.

史宇航. 2016. 个人数据交易的法律规制[J]. 情报理论与实践，39（5）：34-39.

寿步. 2013. 云计算知识产权研究专题[J]. 暨南学报（哲学社会科学版），（4）：1.

思古德 J M. 1997. 什么是政治的合法性[J]. 王雪梅译. 环球法律评论，（2）：12-19.

斯考伯 R，伊斯雷尔 S. 2014. 即将到来的场景时代[M]. 赵乾坤，周宝曜译. 北京：北京联合出版公司.

宋菁，胡永华. 2016. 流行病学展望：医学大数据与精准医疗[J]. 中华流行病学杂志，37（8）：1164-1168.

苏国勋. 1988. 理性化及其限制：韦伯思想引论[M]. 上海：上海人民出版社.

孙敬水，程芳芳. 2016. 起点公平、过程公平、结果公平与分配公平满意度[J]. 经济理论与经济管理，36（10）：25-41.

孙南翔. 2018. 论作为消费者的数据主体及其数据保护机制[J]. 政治与法律，（7）：21-34.

汤莉，杜善重. 2018. 从企业价值角度构建商业模式要素与财务管理活动匹配关系[J]. 财会月刊，（15）：16-25.

唐慧，唐娟，周莉莉. 2015. 支持复杂疾病的临床路径知识库平台的构建及应用[J]. 中国医院管理，35（6）：45-47.

王邦田，孙伦轩. 2017. 教育对健康的影响：国外研究与政策启示[J]. 中国健康教育，（11）：1032-1034.

王灿友，苏秦，赵丁. 2018. 基于 3D 打印平台的产品定价、设计师努力决策及供应链协调策略[J]. 管理学报，15（7）：1059-1068.

王剑，张政波，王卫东，等. 2014. 基于重症监护数据库 MIMIC-II 的临床数据挖掘研究[J]. 中国医疗器械杂志，38（6）：402-406.

王俊艳，张志鹏，姚振杰，等. 2015. 健康医疗大数据的分析[J]. 互联网天地，（9）：4-10.

王若佳，魏思仪，赵怡然，等. 2018. 数据挖掘在健康医疗领域中的应用研究综述[J]. 图书情报知识，185（5）：9，114-123.

王伟辉，耿国华，陈莉. 2008. 数据挖掘技术在保险业务中的应用[J]. 计算机应用与软件，25（3）：123-125.

王文录. 2010. 人口城镇化背景下的户籍制度变迁研究[D]. 吉林大学博士学位论文.

王熙照，杨晨晓. 2007. 分支合并对决策树归纳学习的影响[J]. 计算机学报，（8）：1251-1258.

王雪芬. 2010. 基于社会网络的科技咨询专家库构建及其可视化研究[D]. 南京理工大学硕士学位论文.

王乙红，梁庆宇，谢旭峰，等. 2012. 医疗安全不良事件预警系统的应用探讨[J]. 南京医科大学学报（社会科学版），12（5）：339-342.

伍春艳，焦洪涛，范建得. 2015. 生物银行运作中的知识产权问题探析[J]. 知识产权，（3）：63-69.

武琳，伍诗瑜. 2016. 开放数据服务价值研究——以 Smart Disclosure 为例[J]. 情报杂志，35（1）：171-175.

徐科，张天弓. 2007. 如何建设好专家库[J]. 中国政府采购，（9）：20-21.

严俊哲. 2013. 项目评审专家库的建设及专家管理研究[D]. 武汉理工大学硕士学位论文.

严霄凤，张德馨. 2013. 大数据研究[J]. 计算机技术与发展，（4）：168-172.

颜延，秦兴彬，樊建平，等. 2014. 医疗健康大数据研究综述[J]. 科研信息化技术与应用，5（6）：3-16.

杨光斌. 2016. 合法性概念的滥用与重述[J]. 政治学研究，（2）：2-19.

杨国卿，王勇. 2018. 基于 IIbase 的健康监测大数据平台隐私保护研究[J]. 软件导刊，（17）：1-4.

佚名. 2014. 欧盟大数据发展战略解读[J]. 中国贸易救济，（3）：12-16.

虞维华，张洪根. 2004. 社会转型时期的合法性研究[M]. 合肥：中国科学技术大学出版社.

喻革武，宋继荣. 2007. 本体在数字化医疗专家数据库中的应用研究[J]. 中华医学研究杂志，7（1）：94-95.

张文丽，曾倩，罗忠，等. 2016. 基于数据云的移动健康医疗服务系统功能实践与探讨[J]. 中国数字医学，11（10）：18-20.

张新平，蔡菲，赵圣文，等. 2016. 我国药品供应保障制度的现状、问题及对策[J]. 中国医院管理，36（11）：11-14.

张宇，唐小我，钟林. 2008. 在线信息产品捆绑定价研究[J]. 系统工程学报，23（3）：331-337.

赵林度. 2016. 远与近：远程医疗服务模式创新[M]. 北京：科学出版社.

赵林度. 2019. 数据—价值—驱动：医疗服务资源均等化[M]. 北京：科学出版社.

郑成思. 2006. 信息、知识产权与中国知识产权战略若干问题[J]. 环球法律评论，（3）：304-317.

郑西川，谭申生，于广军. 2012. 医学本体临床路径知识库建设方法学研究[J]. 医疗卫生装备，33（2）：35-36.

庄严. 2011. 纵向数据的实验设计及统计分析理论[J]. 数理医药学杂志，24（1）：75-77.

Abdekhoda M，Dehnad A，Khezri H. 2019. The effect of confidentiality and privacy concerns on adoption of personal health record from patient's perspective[J]. Health and Technology，9（4）：463-469.

Adler-Milstein J，Bates D W，Jha A K. 2013. Operational health information exchanges show substantial growth，but long-term funding remains a concern[J]. Health Affairs，32（8）：1486-1492.

Ajana B. 2017. Digital health and the biopolitics of the quantified self [J]. Digital Health，3（11）：1-18.

Alhussain T. 2018. Medical big data analysis using big data tools and methods[J]. Journal of Medical Imaging and Health Informatics，8（4）：793-795.

Andersohn F，Walker J. 2016. Characteristics and external validity of the German Health Risk Institute（HRI）database[J]. Pharmacoepidemiology & Drug Safety，25（1）：106-109.

Anderson C L，Agarwal R. 2011. The digitization of healthcare：boundary risks，emotion，and consumer willingness to disclose personal health information[J]. Information Systems Research，22（3）：469-490.

Andrews R M. 2015. Statewide hospital discharge data：collection，use，limitations，and improvements[J]. Health Services Research，50（S1）：1273-1299.

Anliker U，Ward J，Lukowicz P，et al. 2004. AMON：a wearable multiparameter medical monitoring and alert system[J]. IEEE Transactions on Information Technology in Biomedicine，8（4）：415-427.

Armstrong M. 2006. Competition in two-sided markets [J]. The RAND Journal of Economics，37（3）：668-691.

Arora P，Boyne D，Slater J J，et al. 2019. Bayesian networks for risk prediction using real-world data：a tool for precision medicine[J]. Value in Health，22（4）：439-445.

Austin C，Kusumoto F. 2016. The application of big data in medicine：current implications and future directions[J]. Journal of Interventional Cardiac Electrophysiology，47（1）：51-59.

Ayadi M G，Bouslimi R，Akaichi J. 2016. A framework for medical and health care databases and data warehouses conceptual modeling support[J]. Network Modeling Analysis in Health Informatics & Bioinformatics，5（1）：1-21.

Ball M J，Gold J D. 2006. Banking on health：personal records and information exchange[J]. Journal of Healthcare Information Management，20（2）：71-83.

Barrett M A，Humblet O，Hiatt R A，et al. 2013. Big data and disease prevention：from quantified self to quantified communities[J]. Big Data，1（3）：168-175.

Beattie V，Smith S J. 2013. Value creation and business models：refocusing the intellectual capital debate[J]. The British Accounting Review, 45（4）: 243-254.

Blumenthal D, Squires D. 2015. Giving patients control of their EHR data[J]. Journal of General Internal Medicine, 30（1）: 42-43.

Blumenthal D, Tavenner M. 2010. The "meaningful use" regulation for electronic health records[J]. New England Journal of Medicine, 363（6）: 501-504.

Burgun A, Bodenreider O. 2008. Accessing and integrating data and knowledge for biomedical research[J]. Yearbook of Medical Informatics, 3: 91-101.

Buyya R, Yeo C S, Venugopal S. 2008. Market-oriented cloud computing: vision, hype, and reality for delivering it services as computing utilities[C]//2008 10th IEEE International Conference on High Performance Computing and Communications. IEEE: 5-13.

Bzowyckyj A S, Aquilante C L, Cheng A L, et al. 2019. Leveraging the electronic medical record to identify predictors of nonattendance to a diabetes self-management education and support program[J]. Diabetes Educator, 45（5）: 544-552.

Celi L A, Csete M, Stone D. 2014b. Optimal data systems: the future of clinical predictions and decision support[J]. Current Opinion in Critical Care, 20（5）: 573-580.

Celi L A, Mark R G, Stone D J, et al. 2013. "Big Data" in the intensive care unit[J]. American Journal of Respiratory & Critical Care Medicine, 187（11）: 1157-1160.

Celi L A, Moseley E, Moses C, et al. 2014c. From pharmacovigilance to clinical care optimization[J]. Big Data, 2（3）: 134-141.

Celi L A, Zimolzak A J, Stone D J. 2014a. Dynamic clinical data mining: search engine-based decision support[J]. JMIR Medical Informatics, 2（1）: 13.

Chauhan R, Kaur H, Alam M A. 2010. Data clustering method for discovering clusters in spatial cancer databases[J]. International Journal of Computer Applications, 10（6）: 9-14.

Chen Y C, Hsieh H C, Lin H C. 2013. Improved precision recommendation scheme by BPNN algorithm in O2O commerce[R]. IEEE 10th International Conference on e-Business Engineering.

Chun S H, Choi B S. 2014. Service models and pricing schemes for cloud computing[J]. Cluster Computing, 17（2）: 529-535.

Cohn S P. 2006-06-22. Privacy and confidentiality in the nationwide health information network[EB/OL]. http://bok.ahima.org/doc?oid=75960#.XMZY5HbAiL0.

Curry E. 2016. The big data value chain: definitions, concepts, and theoretical approaches[C]// Cavanillas J M, Curry E, Wahlster W. New Horizons for a Data-Driven Economy. Berlin: Springer: 29-37.

Davis D, Chawla N V. 2011. Exploring and exploiting disease interactions from multi-relational gene and phenotype networks[J]. PLoS One, 6（7）: e22670.

Delen D, Walker G, Kadam A. 2005. Predicting breast cancer survivability: a comparison of three data mining methods[J]. Artificial Intelligence in Medicine, 34（2）：113-127.

den Dunnen J T. 2015. The DNA bank：high-security bank accounts to protect and share your genetic identity[J]. Human Mutation, 36（7）：657-659.

Detmer D E. 2003. Building the national health-information infrastructure for personal health, health care services, public health, and research[J]. BMC Medical Informatics and Decision Making, 3（1）：1-12.

Dinev T, Albano V, Xu H, et al. 2016. Individuals' attitudes towards electronic health records：a privacy calculus perspective[C]//Gupta A, Patel V L, Greenes R A. Advances in Healthcare Informatics and Analytics. Cham：Springer International Publishing：19-50.

Dinev T, Hart P. 2006. An extended privacy calculus model for e-commerce transactions[J]. Information Systems Research, 17（1）：61-80.

Dodd B. 1997. An independent 'Health Information Bank' could solve data security issues[J]. The British Journal of Healthcare Computing & Information Management, 14（8）：2.

Dontje K, Corser W D, Holzman G. 2014. Understanding patient perceptions of the electronic personal health record[J]. The Journal for Nurse Practitioners, 10（10）：824-828.

Elg M, Engström J, Witell L, et al. 2012. Co-creation and learning in health-care service development[J]. Journal of Service Management, 23（3）：328-343.

Elhoseny M, Ramírez-González G, Abu-Elnasr O M, et al. 2018. Secure medical data transmission model for IoT-based healthcare systems[J]. IEEE Access, 6：20596-20608.

Els F, Cilliers L. 2018. A privacy management framework for personal electronic health records[J]. African Journal of Science Technology Innovation and Development, 10（6）：725-734.

Engström J. 2012. Co-creation in healthcare service development：a diary-based approach[D]. PhD. Dissertation of Linköping University.

Entwistle V A, Watt I S. 2006. Patient involvement in treatment decision-making：the case for a broader conceptual framework[J]. Patient Education and Counseling, 63（3）：268-278.

Esfandiari N, Babavalian M R, Moghadam A M E, et al. 2014. Knowledge discovery in medicine：current issue and future trend[J]. Expert Systems with Applications, 41（9）：4434-4463.

Faught I C, Aspevig J, Spear R. 2014. New means of data collection and accessibility[C]// Magnuson J A, Fu P C. Public Health Informatics and Information Systems. London：Springer：375-398.

Feldman D, Schmidt M, Sohler C. 2013. Turning big data into tiny data：constant-size coresets for k-means, PCA and projective clustering[C]//Proceedings of the Twenty-Fourth Annual ACM-SIAM Symposium on Discrete Algorithms. Philadelphia：Society for Industrial and Applied Mathematics：1434-1453.

Gatta R, Vallati M, Cappelli C, et al. 2016. Bridging the gap between knowledge representation and electronic health records[R]. 9th International Conference on Health Informatics.

Ghassemi M, Celi L A, Stone D J. 2015. State of the art review: the data revolution in critical care[J]. Critical Care, 19（1）: 573-586.

Gittelman S, Lange V, Gotway C A, et al. 2015. A new source of data for public health surveillance: facebook likes[J]. Journal of Medical Internet Research, 17（4）: 98.

Gold J D, Ball M J. 2007. The health record banking imperative: a conceptual model[J]. IBM Systems Journal, 46（1）: 43-55.

Grossman J M, Kushner K L, November E A, et al. 2008. Creating sustainable local health information exchanges: can barriers to stakeholder participation be overcome?[J]. Research Brief, （2）: 1-12.

Guo C, Zhuang R, Jie Y, et al. 2016. Fine-grained database field search using attribute-based encryption for e-healthcare clouds[J]. Journal of Medical Systems, 40（11）: 235.

Gurnani H, Erkoc M. 2010. Supply contracts in manufacturer-retailer interactions with manufacturer-quality and retailer effort-induced demand[J]. Naval Research Logistics, 55（3）: 200-217.

Habetha J. 2006. The MyHeart project—fighting cardiovascular diseases by prevention and early diagnosis[C]//The 28th Annual International Conference of the IEEE Engineering in Medicine and Biology Society: 6746-6749.

Hafen E, Kossmann D, Brand A. 2014. Health data cooperatives-citizen empowerment[J]. Information in Medicine, 53（2）: 82-86.

Health Record Banking Alliance. 2013. Health record banking alliance white paper: a proposed national infrastructure for HIE using personally controlled records[Z].

Hines P. 1993. Integrated materials management: the value chain redefined[J]. International Journal of Logistics Management, 4（1）: 13-22.

Hodge J G, Jr, Gostin L O, Jacobson P D. 1999. Legal issues concerning electronic health information: privacy, quality, and liability[J]. JAMA, 282（15）: 1466-1471.

Hsieh C Y, Chen C H, Li C Y, et al. 2015. Validating the diagnosis of acute ischemic stroke in a National Health Insurance claims database[J]. Journal of the Formosan Medical Association, 114（3）: 254-259.

Hui K L, Teo H H, Lee S Y T. 2007. The value of privacy assurance: an exploratory field experiment[J]. MIS Quarterly, 31（1）: 19-33.

Ibraimi L, Asim M, Petković M. 2009. Secure management of personal health records by applying attribute-based encryption[C]//Wearable Micro and Nano Technologies for Personalized Health （pHealth）, 2009 6th International Workshop on. IEEE: 71-74.

Kaartemo V, Kansakoski H. 2018. Information and knowledge processes in health care value co-creation and co-destruction[J]. Sage Open，8（4）：1-23.

Kaya M，Özer Ö. 2009. Quality risk in outsourcing：noncontractible product quality and private quality cost information[J]. Naval Research Logistics，56（7）：669-685.

Kim E，Rubinstein S M，Nead K T. 2019. The evolving use of electronic health records（EHR）for research[J]. Seminas in Radiation Oncology，29（4）：354-361.

Kim H Y，Park H A. 2012. Development and evaluation of data entry templates based on the entity-attribute-value model for clinical decision support of pressure ulcer wound management[J]. International Journal of Medical Informatics，81（7）：485-492.

Kraus J M，Lausser L，Kuhn P，et al. 2018. Big data and precision medicine：challenges and strategies with healthcare data[J]. International Journal of Data Science & Analytics，（1）：1-9.

Kulkarni P，Öztürk Y. 2007. Requirements and design spaces of mobile medical care[J]. ACM Sigmobile Mobile Computing & Communications Review，11（3）：12-30.

Kuznets S. 1955. Economic growth and income inequality[J]. American Economic Review，45：1-28.

Laidsaarpowell R，Butow P，Charles C，et al. 2017. The TRIO framework：conceptual insights into family caregiver involvement and influence throughout cancer treatment decision-making[J]. Patient Education & Counseling，100（11）：2035-2046.

Lavrač N，Bohanec M，Pur A，et al. 2007. Data mining and visualization for decision support and modeling of public health-care resources[J]. Journal of Biomedical Informatics，40（4）：438-447.

Lee C H，Yoon H J. 2017. Medical big data：promise and challenges[J]. Kidney Research Clinical Practice，36（1）：3-11.

Lee J Y，Cho R K，Paik S K. 2016. Supply chain coordination in vendor-managed inventory systems with stockout-cost sharing under limited storage capacity[J]. European Journal of Operational Research，248（1）：95-106.

Lee L M，Gostin L O. 2009. Ethical collection，storage，and use of public health data：a proposal for a national privacy protection[J]. Jama the Journal of the American Medical Association，302（1）：82-84.

Leimeister S，Böhm M，Riedl C，et al. 2010. The business perspective of cloud computing：actors，roles and value networks[R]. European Conference on Information Systems.

Lenarczyk R，Potpara T S，Haugaa K H，et al. 2016. The use of wearable cardioverter-defibrillators in Europe：results of the European heart rhythm association survey[J]. Europace，18（1）：146-150.

Lerner I，Veil R，Nguyen D P，et al. 2018. Revolution in health care：how will data science impact doctor-patient relationships?[J]. Frontiers in Public Health, 6: 1-5.

Li M, Yu S, Zheng Y, et al. 2013. Scalable and secure sharing of personal health records in cloud computing using attribute-based encryption[J]. IEEE Transactions Parallel and Distributed Systems, 24（1）: 131-143.

Li X W. 2010. A new clustering segmentation algorithm of 3D medical data field based on data mining[J]. International Journal of Digital Technology and Its Applications, 4（4）: 174-181.

Liang F, Yu W, An D, et al. 2018. A survey on big data market: pricing, trading and protection[J]. IEEE Access, 6（99）: 15132-15154.

Liang P F, Zhang L Y, Kang L. 2019. Privacy-preserving decentralized ABE for secure sharing of personal health records in cloud storage[J]. Journal of Information Security and Applications, 47: 258-266.

Liu Z, Li M, Kou J. 2015. Selling information products: sale channel selection and versioning strategy with network externality[J]. International Journal of Production Economics, 166: 1-10.

Lobo S E M, Rucker J, Kerr M, et al. 2015. A comparison of mental state examination documentation by junior clinicians in electronic health records before and after the introduction of a semi-structured assessment template（OPCRIT+）[J]. International Journal of Medical Informatics, 84（9）: 675-682.

Longhurst C A, Harrington R A, Shah N H. 2014. A 'green button' for using aggregate patient data at the point of care[J]. Health Affairs, 33（7）: 1229-1235.

Lynch C. 2008. Big data: how do your data grow?[J]. Nature, 455（7209）: 28, 29.

Madsen L B. 2014. Data-driven Healthcare: How Analytics and BI Are Transforming the Industry [M]. London: John Wiley & Sons.

Magid D J, Green B B. 2013. Home blood pressure monitoring: take it to the bank[J]. Jama the Journal of the American Medical Association, 310（1）: 40-41.

Maglogiannis I, Kazatzopoulos L, Delakouridis K, et al. 2009. Enabling location privacy and medical data encryption in patient telemonitoring systems[J]. IEEE Transactions on Information Technology in Biomedicine, 13（6）: 946-954.

Malhotra N K, Kim S S, Agarwal J. 2004. Internet users' information privacy concerns （IUIPC）: the construct, the scale, and a causal model[J]. Information Systems Research, 15（4）: 336-355.

Martin-Sanchez F J, Aguiar-Pulido V, Lopez-Campos G H, et al. 2017. Secondary use and analysis of big data collected for patient care. Contribution from the IMIA working group on data mining and big data analytics[J]. Yearbook of Medical Informatics, 26（1）: 28-37.

Mathias B, Lipori G, Moldawer L L, et al. 2016. Integrating "big data" into surgical practice[J]. Surgery, 159（2）: 371-374.

McColl-Kennedy J R, Vargo S L, Dagger T S, et al. 2012. Health care customer value cocreation practice styles[J]. Journal of Service Research, 15（4）: 370-389.

Mercuri R T. 2004. The many colors of multimedia security[J]. Communications of the Association for Computing Machinery, 47（12）: 25-29.

Miller K. 2012. Big data analytics in biomedical research[J]. Biomedical Computation Review,（2）: 15-21.

Mohamed W R A, Leach M J, Reda N A, et al. 2018. The effectiveness of clinical pathway-directed care on hospitalisation-related outcomes in patients with severe traumatic brain injury: a quasi-experimental study[J]. Journal of Clinical Nursing, 27（5/6）: e820-e832.

Murphy S, Castro V, Mandl K. 2017. Grappling with the future use of big data for translational medicine and clinical care[J]. Yearbook of Medical Informatics, 26（1）: 96-102.

National Research Council（US）. 2011. Toward precision medicine: building a knowledge network for biomedical research and a new taxonomy of disease[R]. Washington（DC）: National Academies Press（US）.

Nordgren L. 2009. Value creation in health care services-developing service productivity: experiences from sweden[J]. International Journal of Public Sector Management, 22（2）: 114-127.

Osterwalder A, Pigneur Y. 2010. Business Model Generation: A Handbook for Visionaries, Game Changers, and Challengers[M]. London: John Wiley & Sons.

Parker G G, van Alstyne M W. 2005. Two-sided network effects: a theory of information product design[J]. Management Science, 51（10）: 1494-1504.

Pennock M. 2007. Digital curation: a life-cycle approach to managing and preserving usable digitalinformation[EB/OL]. http://www.ukoln.ac.uk/ukoln/staff/m.pennock/publications/docs/lib-arch_curation.pdf.

Plischke M, Wagner M, Haarbrandt B, et al. 2014. The Lower Saxony Bank of Health. Rationale, principles, services, organization and architectural framework[J]. Methods Information Medicine, 53（2）: 73-81.

Polanyi M. 1966. The Tacit Dimension[M]. Chicago: University of Chicago Press.

Raghupathi W, Raghupathi V. 2014. Big data analytics in healthcare: promise and potential[J]. Health Information Science and Systems, 2（1）: 3.

Ramsaroop P, Ball M J. 2000. The "bank of health". A model for more useful patient health records[J]. M.D. Computing: Computers in Medical Practice, 17（4）: 45-48.

Raseena M, Harikrishnan G R. 2014. Secure sharing of personal health records in cloud computing using attribute-based broadcast encryption[J]. International Journal of Computer Applications, 102（16）: 13-19.

Rayport J F, Sviokla J J. 1995. Exploiting the virtual value chain[J]. Harvard Business Review,

73（6）：75-85.

Reiko O, Shintaro S. 2018. Innovation process of mHealth: an overview of FDA-approved mobile medical applications[J]. International Journal of Medical Informatics, 118: 65-71.

Riegman P H J, Dinjens W N M, Oosterhuis J W. 2007. Biobanking for interdisciplinary clinical research[J]. Pathobiology Journal of Immunopathology Molecular & Cellular Biology, 74（4）: 239-244.

Rizwan P, Babu M R, Balamurugan B, et al. 2018. Real-time big data computing for Internet of things and cyber physical system aided medical devices for better healthcare[R]. Majan International Conference.

Rochet J C, Tirole J. 2003. Platform competition in two-sided markets[J]. Journal of the European Economic Association, （4）: 990-1029.

Rolim C O, Koch F L, Westphall C B, et al. 2010. A cloud computing solution for patient's data collection in health care institutions[C]//2010 Second International Conference on eHealth, Telemedicine, and Social Medicine. Piscataway: IEEE: 95-99.

Saskia N, Ursula H, Nicole E. 2019. How to access personal health records? Measuring the intention to use and the perceived usefulness of two different technologies: a randomised controlled study[J]. Studies in Health Technology and Informatics, 267: 197-204.

Shabo A. 2006. A global socio-economic-medico-legal model for the sustain ability of longitudinal electronic health records[J]. Methods of Information in Medicine, 45（5）: 498-505.

Shabo A. 2014. It's time for health record banking![J]. Methods of Information in Medicine, 53（2）: 63-65.

Shabo A, Vortman P, Robson B. 2001. Who's afraid of lifetime electronic medical records?[R]. TEHRE 2001: Proceedings of the Towards Electronic Health Records Conference.

Sibbald S L, Wathen C N, Kothari A. 2016. An empirically based model for knowledge management in health care organizations[J]. Health Care Management Review, 41（1）: 64-74.

Smith H J, Milberg S J. 1996. Information privacy: measuring individuals' concerns about organizational practices[J]. MIS Quarterly, 20（2）: 167-196.

Sofie W, Vivian V. 2019. Same, same but different: perceptions of patients' online access to electronic health records among healthcare professionals[J]. Health Informatics Journal, 25（4）: 1538-1548.

Son S H, Iannacone C C, Poris M S. 1991. RTDB: a real-time database manager for time-critical applications[R]. Proceedings. EUROMICRO'91 Workshop on Real-Time Systems.

Spanò R, Paola N D, Bova M, et al. 2018. Value co-creation in healthcare: evidence from innovative therapeutic alternatives for hereditary angioedema[J]. BMC Health Services Research, 18（1）: 571-583.

Stanford V. 2002. Pervasive health care applications face tough security challenges[J]. IEEE Pervasive Computing, （2）: 8-12.

Stephenson J. 2000. National Library of Medicine to help consumers use online health data[J]. The Journal of the American Medical Association, 283（13）: 1675-1676.

Stewart K A, Segars A H. 2002. An empirical examination of the concern for information privacy instrument[J]. Information Systems Research, 13（1）: 36-49.

Sunyaev A, Chornyi D, Mauro C, et al. 2010. Evaluation framework for personal health records: Microsoft Health Vault vs. Google Health[C]//2010 43rd Hawaii International Conference on System Sciences. Piscataway: IEEE: 1-10.

Swartz P, Veiga A D. 2017. PoPI Act-opt-in and opt-out compliance from a data value chain perspective: a South African insurance industry experiment[R]. Information Security for South Africa.

Szolovits P, Doyle J, Long W J, et al. 1994. Guardian Angel: Patient-centered Health Information Systems[M]. Cambridge: Massachusetts Institute of Technology.

Szulanski G. 1996. Exploring internal stickiness: impediments to the transfer of best practice within the firm[J]. Strategic Management Journal, 17（S2）: 27-43.

Tang P C, Lee T H. 2009. 3 Your doctor's office or the internet? Two paths to personal health records[J]. New England Journal of Medicine, 60（13）: 1276-1278.

Thusoo A, Sen S J, Jain N, et al. 2010. Hive-a petabyte scale data warehouse using hadoop[C]//26th IEEE International Conference on Data Engineering（ICDE 2010）. Piscataway: IEEE: 996-1005.

Timo M, Justin P. 2016. Big Data and Intellectual Property Rights in the Health and Life Sciences[M]. Cambridge: Cambridge University Press.

Toder R. 2002. DNA arrays as diagnostic tools in human healthcare[J]. Expert Review of Molecular Diagnostics, 2（5）: 422.

Tweedie D, Nielsen C, Martinov-Bennie N. 2018. The business model in integrated reporting: evaluating concept and application[J]. Australian Accounting Review, 28（3）: 405-420.

van Gorp P, Comuzzi M, Jahnen A, et al. 2014. An open platform for personal health record apps with platform-level privacy protection[J]. Computers in Biology and Medicine, 51: 14-23.

van Roessel I, Reumann M, Brand A. 2017. Potentials and challenges of the health data cooperative model[J]. Public Health Genomics, 20（6）: 321-331.

Vaught J B, Caboux E, Hainaut P. 2010. International efforts to develop biospecimen best practices[J]. Cancer Epidemiology Biomarkers & Prevention, 19（4）: 912-915.

Vaught J B, Lockhart N. 2012. The evolution of biobanking best practices[J]. Clinica Chimica Acta, 413（19/20）: 1569-1575.

Venkatesh V, Morris M G, Davis G B, et al. 2003. User acceptance of information technology: toward a unified view[J]. MIS Quarterly, 27（3）: 425-478.

Wang X Z, Huang Z X. 2015. Editorial: uncertainty in learning from big data[J]. Fuzzy Sets and Systems, 258: 1-4.

Wei Z, Song X, Wang D. 2017. Manufacturing flexibility, business model design, and firm performance[J]. International Journal of Production Economics, 193: 87-97.

Wherry L R, Burns M E, Leininger L J. 2014. Using self-reported health measures to predict high-need cases among Medicaid eligible adults[J]. Health Services Research, 49（S2）: 2147-2172.

Wicks P, Thorley E M, Simacek K, et al. 2018. Scaling PatientsLikeMe via a "generalized platform" for members with chronic illness: web-based survey study of benefits arising[J]. Journal of Medical Internet Research, 20（5）: e175.

Wilson A M, Thabane L, Holbrook A. 2004. Application of data mining techniques in pharmacovigilance[J]. British Journal of Clinical Pharmacology, 57（2）: 127-134.

Wu P Y, Cheng C W, Kaddi C D, et al. 2017. Omic and electronic health record big data analytics for precision medicine[J]. IEEE Transactions on Biomedical Engineering, 64（2）: 263-273.

Wu W, Ma R T B, Lui J C S. 2014. Exploring bundling sale strategy in online service markets with network effects[C]//IEEE INFOCOM 2014-IEEE Conference on Computer Communications. Piscataway: IEEE: 442-450.

Yasnoff W A. 2016. The health record banking model for health information infrastructure[C]// Ball M, Weaver C A, Kiel J M. Healthcare Information Management Systems: Cases, Strategies, and Solutions. Berlin: Springer-Verlay: 331-354.

Yasnoff W A, Shortliffe E H. 2014. Lessons learned from a health record bank start-up[J]. Methods of Information in Medicine, 53（2）: 66-72.

Youseff L, Butrico M, Da Silva D. 2008. Toward a unified ontology of cloud computing[C]// 2008 Grid Computing Environments Workshop. Piscataway: IEEE: 1-10.

Zheng T, Xie W, Xu L, et al. 2017. A machine learning-based framework to identify type 2 diabetes through electronic health records[J]. International Journal of Medical Informatics, 97: 120-127.

Zissis D, Ioannou G, Burnetas A. 2015. Supply chain coordination under discrete information asymmetries and quantity discounts [J]. Omega, 53: 21-29.